U0240706

全国应用型院校学前教育专业新形态规划教材

总主编 李姗泽 孙亚娟

学前儿童卫生学

主　编　蒋　希　李姗泽

副主编　江　可　虞　杰　朱萌萌　高　星

参　编　邓昌杰　王　丽　黄平丽　杜丽花　曾玲丽

本书配有丰富教学资源

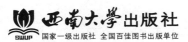

西南大学出版社

国家一级出版社　全国百佳图书出版单位

图书在版编目（CIP）数据

学前儿童卫生学 / 蒋希，李姗泽主编 . -- 重庆：
西南大学出版社，2022.9
全国应用型院校学前教育专业新形态规划教材
ISBN 978-7-5697-1326-8

Ⅰ.①学… Ⅱ.①蒋… ②李… Ⅲ.①学前儿童—卫
生保健—高等学校—教材 Ⅳ.①R179

中国版本图书馆CIP数据核字（2022）第170335号

全国应用型院校学前教育专业
新形态规划教材

学前儿童卫生学

XUEQIAN ERTONG WEISHENGXUE

蒋希　李姗泽◎主编

江可　虞杰　朱萌萌　高星◎副主编

责任编辑：杨光明

责任校对：胡君梅

装帧设计：汤　立

排　　版：王　兴

出版发行：西南大学出版社（原西南师范大学出版社）

地　　址：重庆市北碚区天生路2号

网　　址：http://www.xdcbs.com

邮　　编：400715　市场营销部电话：023- 68868624

经　　销：全国新华书店

印　　刷：重庆天旭印务有限责任公司

幅面尺寸：185 mm×260 mm

印　　张：19.25

字　　数：406千字

版　　次：2022年9月　第1版

印　　次：2022年12月　第2次印刷

书　　号：ISBN 978-7-5697-1326-8

定　　价：58.00元

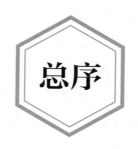

总序

学前教育是每个儿童接受集体教育的开始,是每个人终身学习的开端,是国民教育体系的重要组成部分。进入新时代,人民群众对优质教育的需求不断提升。实现幼有所育,成为满足人民群众日益增长的优质教育需求的重要举措。党的十八大、十九大明确要求"办好学前教育"。2018年,中共中央、国务院发布了《关于学前教育深化改革规范发展的若干意见》,强调把发展学前教育摆在更加重要的位置,明确要大力加强幼儿园教师队伍建设,办好一批幼儿师范专科学校和若干所幼儿师范学院,支持师范院校设立并办好学前教育专业,扩大有质量教师供给。2021年,教育部等九部门印发《"十四五"学前教育发展提升行动计划》,提出要全面提升保教质量,提高教师专业素质和实践能力。由此可见,教师队伍是提高保教质量的关键,是保证学前教育质量的基石。

推动普通本科高校向应用型转变,是党中央、国务院的重大决策部署,是教育领域人才供给侧结构性改革的重要内容。创新应用型技术技能型人才培养模式,建立以提高实践能力为引领的人才培养流程,是实现应用型高素质人才培养的关键。2011年10月,教育部颁布《教师教育课程标准(试行)》,并发文要求各地按照《教师教育课程标准(试行)》的学习领域、建议模块和学分要求,制定有针对性的幼儿园、小学和中学教师教育课程方案。幼儿园教师职前教育课程要帮助未来教师充分认识幼儿阶段的特性和价值,理解"保教结合"的重要性,学会按幼儿的成长特点进行科学的保育和教育;理解幼儿的认知特点和学习方式,学会把教育寓于幼儿的生活和游戏中,创设适宜的教育环境,保护与发展幼儿探究、创造的兴趣,让幼儿在愉快的幼儿园生活中健康成长。

为了适应我国学前教育大发展的改革趋势和高素质应用型人才培养的要求,我们坚持培养实践性、应用型人才的理念,立足于学生学习与发展的需要,增加了学科相关前沿研究以及社会热点问题的讨论,将理论知识与实践案例相融合,同时加强了实训内容;实现理论体系向教材体系转化、教材体系向教学体系转化、教学体系向学生的知识体系和价值体系转化,使教材更加体现科学性、前沿性,以进一步增强教材的应用性和实效性。在开展充分调研的基础上,我们组织了一批业务能力强、理论知识和实践经验丰富的专家、一线教师开展教材编写和建设工作。丛书包括《学前教育学》《学前儿童心理学》《中外学前教育史》《学前教育研究方法》《学前儿童游戏》《学前教育评价》《学前教育管理学》《学前儿童卫生学》《学前儿童体育与健康教育》《学前儿童语言教育》《学前儿童社会教育》《学前儿童科学教育》《学前儿童艺术教育》《幼儿园环境创设》《幼儿园玩教具设计与制作》《幼儿行为观察与评价》《幼儿园课程》《学前儿童文学》《学前教育政策法规与师德修养》等。

本套教材紧密结合《教师教育课程标准(试行)》《3—6岁儿童学习与发展指南》《学前教育专业师范生教师职业能力标准(试行)》等最新国家政策文件精神,立足于应用型院校学前教育专业高素质人才的培养,涵盖学前教育专业的核心课程、基础课程、学科课程和拓展课程。本套教材除了满足内容充实、完整,结构清晰、合理,语言得体、流畅等基本要求外,还力求克服国内已有教材的不足,努力打造自己的优势和特色。

第一,课程思政与育人为本相结合。本套教材的编写注重主流价值观引领,挖掘和拓展课程的育人价值,充分体现了不同课程的特色与优势,形成了特色鲜明、优势突出、交叉互补的教材内容体系,实现了课程思政与立德树人的结合。

第二,理论与实践相结合。本套教材强调深入落实《教师教育课程标准(试行)》"实践取向"的精神,以学生发展为根本,以学习产出为导向,注重实践性教学内容,关注解决教育实践问题。在板块设计上,除了正文的理论阐述,还辅以案例破冰、拓展阅读、人物介绍、经典研究介绍、思考与实训、专题探讨等实践板块,引导学生将理论运用于实践。

第三,基础性与时代性相结合。本套教材吸纳教育学、心理学、学科教学的最新研究成果,坚持呈现各学科领域的基本知识、基本原理,为学生搭建一个全面而扎实的知识体系;及时跟进社会及行业的最新发展动态,将最新、最权威、最具代表性的成果引入教材,实现了基础性与时代性的结合。

第四，学术性与应用性相结合。本套教材既注重学术性，也注重应用性，为支持"立体化"教学，教材编写团队立足于学前教育专业应用型人才培养的需求，注重资源的应用性和实用性，形成了以知识图谱、教学计划、多媒体课件、案例库、习题库、教学视频、教学动画、微课等构成的课程教学资源体系，打造了"纸质教材+数字化教材+在线课程"协同互补的新形态教材体系；形成了教材、文本和网络技术相互交叉、相互融合、相互支撑的立体化、网络化、互动化教学方式，能有效提升教学质量，以期成为学前教育专业学生喜读、乐读的学习素材。

本套教材的编写人员较多，教材的编写与出版是一项艰巨的工程，能顺利付梓得益于所有参编人员的辛勤工作，也得益于西南大学出版社编辑的积极协调与沟通。在此向所有参与此次编写与出版工作的作者及编辑人员表达我们的敬意。由于编者的学术视野及学术能力的限制，本套教材难免存在不足之处，我们将在使用中进一步总结反思，不断修订完善，欢迎广大学界同人和读者朋友不吝赐教，多提宝贵意见。

李姗泽　孙亚娟

2022年6月

前言

全书在内容和体例上力求体现坚持培养实践性、应用型人才的理念，立足于学生学习与发展需要，增加学科相关前沿研究以及社会热点问题的讨论，将理论知识与实践案例相融合，同时加强实训内容。

本书坚持立德树人根本任务，发挥教材育人功能。教材内容不仅体现专业知识与专业技能融合，还深入挖掘课程思政元素，将生命教育、道德教育、社会责任、仁爱之心、健康生活、合作精神、爱岗敬业等思政元素融入其中。形成教材思政教育的主线，将思政教育主线融入教材内容及其他资料编写的全过程，形成知识、技能、思政融为一体的内容体系，实现教材的全过程育人。

教材每章的体例如下：章前设有"学习目标"和"学习重难点"，利于学生了解学习内容，明确学习目标；"案例破冰"是结合章节相关知识点和幼儿园一线工作创设的情境，以激发学生学习兴趣和动机。每章节正文中设有"拓展阅读""经典研究""经典案例""经典实验""学习研究"等板块，向学生介绍重点内容的背景知识、学科前沿观点，引导学生结合案例、相关理论知识，通过收集资料、小组讨论，培养学生自主学习和实践探究的能力。每章节后设有"本章小结"，帮助学生反思和回顾章节主要内容；"思考与实训"包含了重要知识点的思考，同时还结合幼儿园保育工作内容，设置了实践实操，帮助学生夯实基本技能，提升从事学前儿童卫生保健工作的实际能力；"专题探讨"主要涉及与专业知识相关的一些学前儿童保健热点问题，引导学生关注实际工作和生活。

全书共八章，包括学前儿童解剖生理特点及卫生保健、学前儿童生长发育及健康评价、学前儿童心理健康与保健、学前儿童保教活动的卫生保健、学前儿童营养与膳食卫生、学前儿童身体疾病及预防、学前儿童的安全与急救、幼儿园环境与建筑设备的卫生保健。

本书由李姗泽和蒋希担任主编并负责全书的修改和统稿工作。内江师范学院邓昌杰负责第一章第一至五节的编写，成都市双流区黄甲幼儿园总务主任王丽负责第一章第六至八节的编写，成都市双流区九江万科实验幼儿园园长黄平丽负责第一章第九至十节的编写，洛阳幼儿师范学校杜丽花负责第二章的编写,成都双流区实验幼儿园曾玲丽负责第三章的编写,成都双流区实验幼儿园高星负责第四章的编写,重庆航天职业技术学院蒋希负责第五章的编写,重庆青年职业技术学院江可负责第六章的编写,河南省基础教育教学研究室研究员朱萌萌负责第七章的编写,重庆文化艺术职业学院虞杰负责第八章的编写。

由于本教材内容涉及面较广,加之编者水平所限,教材难免存在不足之处,恳请读者在使用中提出宝贵意见。

编者

2022年6月

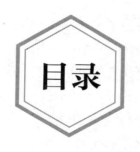

目录

第一章

学前儿童解剖生理特点及卫生保健

学习目标

- 了解人体基本形态。
- 了解人体各系统的组成部分及功能。
- 掌握学前儿童身体各系统的特点及保健要点。
- 能对学前儿童身体各系统进行基本保健操作,如引导幼儿刷牙、穿衣等。

学习重难点

- 重点:掌握学前儿童身体各系统的特点及保健要点。
- 难点:能对学前儿童身体各系统进行基本保健操作,如引导幼儿刷牙、穿衣等。

案例破冰

学前儿童身体由哪些部分组成?

在中班健康活动中,小朋友们正在指认挂图上人体的五官及身体部位。指一下图片上的一个部位,摸一下自己身体的相应部位,明明说:"这是他/她的鼻子(或其他),我自己的在这儿!"接下来,教师带领小朋友做"点鼻子、点眼睛"的游戏,要求小朋友们迅速准确地指出五官及身体各部位。例如,让小朋友们讨论鼻子的作用,每说一个作用,要做出相应的动作,如鼻子可以闻气味,幼儿则做出相应的闻一闻的动作。

　　你了解自己的身体吗？你的身体由哪些部分组成？学前儿童的身体结构和成人的身体结构一样吗？本章将对人体的基本形态及功能、人体各大系统的组成及功能、学前儿童各大系统的基本特点、学前儿童各大系统的卫生保健要点进行阐述，为学前儿童的卫生保健工作奠定基础。

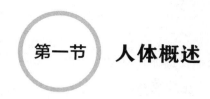

人体概述

一、人体的基本形态

从外在观察人体,人体分为头部、颈部、躯干和四肢四个部分(见图1-1)。它们互相配合,协调运动,使人体能够顺利运行。

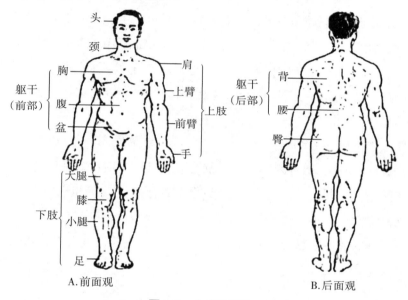

图1-1　人体的划分

头部包括面颅和脑颅。头部的前面是面颅,面颅上面有眼、耳、口、鼻等器官;后上方为脑颅,脑颅内是颅腔,里面装着人脑。

颈部上连头部,下接躯干。

躯干部分为躯干前部和躯干后部两个部分。躯干前部又可分为胸部和腹部,躯干前部内的体腔以膈肌为界,上面是胸腔,下面是腹腔,腹腔下方的骨盆部分是盆腔。胸腔中有心脏、肺、气管、食管等器官,腹腔中有肝脏、胃、脾脏、小肠、大肠等器官,盆腔内有直肠、膀胱、生殖器等器官。躯干后部分为背和腰。

四肢包括上肢和下肢各一对。上肢分为肩、上臂、前臂和手,手又分手掌、手背和手指;下肢分为大腿、膝、小腿和足,足分足心、足背和足趾。

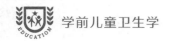

二、人体的基本构成

人体是复杂统一的有机体,构成人体的基本单位是细胞。不同的细胞群和细胞间质共同构成组织。人体有4种基本组织,几种不同的组织组合成具有一定形态和功能的结构,称为器官。若干器官组合起来共同完成的某种生理功能,称为系统。人体有八大系统。

(一)细胞

细胞是人体结构和功能的基本单位。人体内的细胞数量庞大,种类繁多。人体内的细胞可分为肌细胞、骨细胞、神经细胞、上皮细胞、腺细胞和生殖细胞等。细胞的形态和大小千差万别,它们处于不同的位置和担负不同的功能。细胞的内部结构包括细胞膜、细胞质、细胞核三部分。不论什么形状的细胞,都由这三部分组成。

细胞膜主要由蛋白质和类脂物质构成,是细胞的门户。细胞膜是细胞外面的一层薄而略有弹性的膜,具有一定的通透性,控制着物质进出细胞,选择对细胞有利的物质进入,保证细胞内分泌物和代谢物排出。

细胞质位于细胞膜和细胞核之间,是透明的胶状物质,其主要成分是蛋白质、糖、类脂物质、无机盐和水。稳定的细胞质是细胞完成其生命活动的基础。

细胞核是细胞的核心,呈球形,其主要化学成分是蛋白质和核酸(DNA和RNA),对整个细胞的生命活动具有十分重要的意义。它控制着细胞内蛋白质的合成,其内部的染色体所携带的遗传信息与细胞的分化以及机体的生长发育有着密切的关系。

(二)组织

组织是由形态和功能相同或相似的细胞与细胞间质构成的。细胞间质是指细胞与细胞之间的物质。人体有4种基本组织:上皮组织、结缔组织、肌肉组织和神经组织。这4种组织是构成人体各器官和系统的基础。

1.上皮组织

上皮组织由许多排列密集的上皮细胞和少量的细胞间质构成,其特点是细胞排列紧密,细胞间质很少。上皮组织覆盖在身体的表面或体内中空的管、腔、囊(如血管、胃、肠)的内面以及器官的表面,分别具有保护、吸收、分泌、排泄和感觉等功能。机体内外的物质交换都要通过上皮组织来实现。

2.结缔组织

结缔组织包括疏松结缔组织、致密结缔组织、骨组织、网状组织、脂肪组织、血液组织和淋巴组织等。它广泛分布于机体的内部，不直接与外界接触，对维护机体的稳定性具有重要作用。结缔组织有连接、保护、支持、营养、防御、修复、运输等功能。

3.肌肉组织

肌肉组织主要由肌细胞和少量的细胞间质构成。根据其形态结构和功能特点，肌肉组织可分为骨骼肌、平滑肌和心肌三类。骨骼肌分布于躯干和四肢，多附着在骨骼上，特点是收缩迅速而有力；平滑肌分布在胃、肠、血管等器官的管壁里，特点是收缩缓慢而持久，伸展力强；心肌分布在心脏的内壁里，特点是收缩和舒张具有自动节律性。

4.神经组织

神经组织主要由神经细胞(又称神经元)和神经胶质组成。神经元有感受刺激、传导兴奋和产生反应的机能。神经胶质相当于神经组织中的细胞间质，数量比神经元多，对神经元起支持、保护、隔离和提供营养等作用。神经组织在体内分布广泛，遍布于身体各部位的组织和器官，把机体的各部分联系成为一个整体，调节机体的生命活动。

(三)器官

由多种组织相互结合构成的，具有一定位置、形状和生理功能的结构，叫作器官。例如，人的脑、心脏、肺、肠等。这些器官一般由上述四种基本组织构成，并且以某种组织为主。器官的这种结构特点，是与它的生理功能相适应的。例如心脏，它的内、外表面覆盖着上皮组织，里面主要由心肌构成，结缔组织和神经分布在其中，这种结构特点与心脏具有促使血液循环的功能相适应。

(四)系统

系统由共同完成一种或几种生理功能的多个器官构成。如鼻、咽、喉、气管、支气管、肺等器官共同完成人体的呼吸机能，就总称为呼吸系统。人体主要由八个系统构成，分别是运动系统、呼吸系统、循环系统、消化系统、泌尿系统、生殖系统、内分泌系统、神经系统。

综上所述，细胞是人体结构和功能的基本单位。由细胞构成组织，由组织构成器官，再由器官构成系统，进一步由各个系统构成人体。人体的各个系统是互相联系、互相配合，在神经系统的调节支配下进行活动，共同完成人体的各种生理活动，使人体成为一个统一的有机整体。

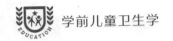

三、人体生理活动规律

人体生理功能研究的是正常人体生命活动的规律,包括正常人体生命活动的过程、机理、意义以及人体内外环境变化对生命活动的影响等。人体生命活动的基本特征有新陈代谢、兴奋性和生殖。

(一)新陈代谢

新陈代谢是指机体与环境之间进行物质和能量交换,实现自我更新的过程,是生命的最基本特征。新陈代谢包括同化作用和异化作用两个方面。机体不断地从环境中摄取营养物质而合成自身新的物质,并贮存能量的过程称为同化作用;机体不断分解自身旧的物质,释放能量供生命活动的需要,并把分解产物排出体外的过程称为异化作用。同化作用会吸收能量,异化作用会释放能量。可见,新陈代谢的过程既有物质的交换,也有能量的交换。机体在与环境进行物质和能量交换的同时,也不断地进行自我更新。

(二)兴奋性

机体对环境条件变化发生兴奋反应的能力或特性称为兴奋性。兴奋性是在应激的基础上发展起来的,使生物体能够对周围的环境做出适宜反应,是生物能够生存的必要条件。能引起人体发生功能活动改变的内外环境变化称为刺激;接受刺激后,人体内部的代谢活动及其外部功能状态的改变称为反应。刺激要引起人体或组织产生反应必须具备三个条件:刺激强度、刺激作用的时间、强度-时间变化率。反应有两种形式,一种是由相对静止状态转变为活动状态,称为兴奋;另一种是由活动状态转变为相对静止状态,称为抑制。兴奋与抑制是机体或组织对刺激发生反应的两种基本表现形式,机体接受刺激后究竟发生兴奋还是抑制,主要取决于刺激的质和量以及机体所处的功能状态。

(三)生殖

人体生长发育到一定阶段后,男性和女性发育成熟的生殖细胞相互结合产生子体、繁殖后代的功能称为生殖。

四、人体生理功能的调节方式

人体生理功能的调节方式主要有神经调节、体液调节和自身调节。

（一）神经调节

神经调节是神经系统的活动对人体生理功能的调节，其基本方式是反射。神经调节是指神经系统的活动对人体功能的调节，它能够将信息从一个部位传到另一个部位，而且各项神经调节相互独立，互不干扰。神经系统的中枢部分包括脑和脊髓，而脑和脊髓发出的神经，组成神经系统的周围部分，分布在人体的各个部分。感受器、传入神经、中枢神经、传出神经、效应器这五个部分组成反射弧。例如，我们的手被石头扎了之后会立马缩回，这是由于手（感受器）受到了石头的刺激而产生兴奋，兴奋沿着传入神经传送给大脑中枢神经，随后中枢神经接收信号并发出神经冲动，神经冲动再沿着传出神经传到手臂等相关肌肉（效应器），引起肌肉收缩，手就缩回来了。神经调节具有反应迅速、作用时间短、作用部位精准等特点，正常机体只要感受到内外的环境变化就会通过一定的反射途径引起有关器官的规律性反应来恢复和维持机体的相对稳定状态。

（二）体液调节

体液调节是人体内的又一种调节方式，是指机体的某些细胞能够产生特异性化学物质而对细胞组织的活动起调节作用。这些物质包括局部细胞组织的一些代谢产物以及某些特殊细胞组织所产生的化学物质。前者达到一定浓度时，能对细胞组织的活动产生影响；后者借助于血液循环的运输，到达体内一些相应的组织器官，调节其活动。这些起调节作用的特殊化学物质称为激素。产生激素的组织或器官称为内分泌腺。激素的作用具有选择性和弥散性，不具体地针对一种类型的细胞，如甲状腺素能刺激机体总代谢的改变。激素在控制机体代谢、生长和生殖活动中发挥着至关重要的作用。

（三）自身调节

自身调节是指许多器官、组织、细胞不依赖于神经或体液调节而自身也能对周围环境变化产生适应性反应。相对其他调节方式，自身调节范围较小，灵敏度比较差。

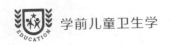

经典案例

主题活动——我们的身体

主题活动主要是通过各领域的活动,引导幼儿关注自己的五官、四肢,知道自己是在逐渐长大,了解让自己身体长大的因素,如营养、运动等,并在活动中,通过测量等游戏,使幼儿意识到我长大了,我本领应该更大了。各领域内容围绕着主题开展,运用多种手段,使幼儿认识自身,增强保护自己的意识,懂得保护自己的方法。在主题实施中,我们应该让幼儿多看、多体验,内容要源于幼儿生活经验。

内容与要求:

1.认识自己身体主要部位的外部特征,体验它们的作用。

2.运用测量及比较的方法,体验自己在长大,并为自己长大而高兴。

3.初步了解和积累爱护身体的基本常识,学习保护身体的方法,体验身体健康的快乐。

身体怎么动

活动目标:

1.能够积极探索自己身体的运动机能。

2.感知自己身体的很多地方都能运动。

活动过程:

1.教师提问哪些部位能动

(1)除了手、脚、脖子、屁股能够动,我们的身体还有哪些地方能动?

(2)引导幼儿自由探索身体的哪些部位能动。

(3)鼓励幼儿经验交流。

2.身体的秘密

(1)将手放在胸口、颈部、手腕处,感觉心脏的跳动。

(2)人体的器官模型,帮助幼儿理解身体的很多部位是可以动的。

3.游戏:请你跟我这样做

第二节 学前儿童运动系统特点及保健

一、运动系统的组成与功能

运动系统被称为人体动作的执行者,由骨、骨连接和骨骼肌三部分组成,在神经系统的调节和各系统的配合下,进行新陈代谢,保持人体健康,维持一定的姿势和进行各种活动,具有保护、支持、运动等功能。

(一)骨

1.骨的组成

骨主要由骨组织(骨细胞、胶原纤维和基质)构成,坚硬而有弹性,具有一定的形态和构造。骨根据所在的位置不同,可分为颅骨、躯干骨和四肢骨;根据形态不同,分为长骨、短骨、扁骨和不规则骨。人体共有206块骨头。

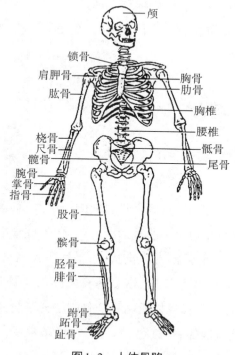

图1-2 人体骨骼

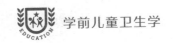

（1）颅骨

颅骨位于脊柱上方，颅顶各骨均为扁骨，各骨之间以结缔组织相连，称为缝，包括冠状缝、矢状缝和人字缝。新生儿颅骨尚未完全骨化，留有结缔组织的膜，称颅囟，主要有前囟和后囟。前囟，出生后1~2岁闭合；后囟，出生2~3个月闭合。

（2）躯干骨

躯干骨包括椎骨、肋骨和胸骨，借骨连接组成脊柱和胸廓。全身骨骼以脊柱为中心，支撑着身体。从正面看，一个人的躯干是挺直的，从侧面看脊柱有4个生理性弯曲，分别为颈曲、胸曲、腰曲和骶曲。这些弯曲可以减轻运动时对脑的冲击力，保护脑组织；能够平衡身体，并能负重。

（3）四肢骨

四肢骨包括上肢骨和下肢骨。其中上肢骨由锁骨、肩胛骨、肱骨（上臂骨）、前臂骨（尺骨、桡骨）、手骨（腕骨、掌骨、指骨）组成，可以使用工具，完成复杂工作。下肢骨由髋骨、股骨、髌骨、小腿骨（胫骨、腓骨）、足骨（跗骨、跖骨、趾骨）组成。用以支撑人体以及完成各种运动。

2.骨的形态

骨根据形态，可分为长骨、短骨、扁骨和不规则骨。

长骨，主要分布于四肢，在肌肉牵引下进行大幅度的运动，如肱骨、股骨等。

短骨，形状近似立方形，多在承受压力较大而运动又较复杂的部位，彼此稳固连接，如腕骨和跗骨等。

扁骨，多呈板状，薄而略有弯曲，组成容纳重要器官的腔壁，起保护作用，如脑颅骨保护脑。

不规则骨，形状不规则，功能多样，如椎骨。

3.骨的结构

骨由骨膜、骨质和骨髓构成。骨膜是骨表面的一层薄膜，含有丰富的神经、血管和淋巴管；骨膜内有一些细胞在幼年期非常活跃，能分化为成骨细胞和破骨细胞，直接参与骨的形成，使骨增粗。成年后转为静止状态，但终生保持分化能力，一旦发生骨损伤，如骨折等，又重新分化为成骨细胞，恢复造骨的能力。骨膜内坚韧的结构就是骨质，为骨的主要成分，有骨密质和骨松质两种。骨髓填充于骨髓腔内，在胎儿和新生儿时期，所有的骨髓均有造血功能，呈红色，称为红骨髓；6岁后，长骨髓腔内的红骨髓逐渐被脂肪组织代替，失去造血功能，呈黄色，称黄骨髓。成年后，红骨髓只见于骨松质的腔隙内，终生保持造血功能。

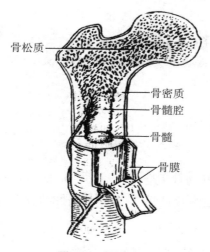

图1-3 骨的结构

4.骨的化学成分

骨由有机质和无机质组成。有机质主要为胶原纤维,约占有机质的95%,赋予骨的基本形态,使骨具有韧性;无机质主要是大量的钙盐,如磷酸钙、碳酸钙等,使骨挺硬坚实。

◎ 拓展阅读

骨的年龄特征

1.骨发育快速期(0~2岁)。

2.骨发育减缓期(男孩2~12岁,女孩2~10岁)是骨营养储备期。期间的骨骼生长相对稳定均匀,正常生长速度应为每年5~7 cm,若小于4 cm,则有必要对骨发育状况进行调整。期间,骨骼营养的充分储备对后期骨骼加速生长意义重大。

3.骨发育加速期(男孩12~16岁,女孩10~15岁):是骨营养消耗期。青春期男孩可长25~28 cm,女孩可长23~25 cm。在有限的生长周期内提高骨骼生长质量、加速骨骼生长;或给予骨骼生长的充足原料、延长生长周期,给予骨骼生长更大空间。期间,骨骼营养的充分供应能加速骨骼生长,营养供应不足将影响骨骼的正常发育。

4.骨发育低潮期(男孩17~18岁,女孩16~17岁)。期间,骨骼发育已趋于成熟,骨骼生长基本停止。

任何一种营养素缺乏,都会影响青少年骨骼的发育。为了让孩子在生长发育期得到足够的营养,平时饮食要注意多吃一些含优质蛋白质及钙、锌和维生素A、D丰富的食品,如肉类、鱼虾、牛奶、鸡蛋、大豆等。

(二)骨联结

骨联结可分为直接联结和间接联结。

1.直接联结

骨与骨之间借膜、软骨或骨相连,称直接联结。例如,前臂骨、小腿骨之间的联结为膜性联结,椎体间的联结为软骨联结,髋骨、颅骨的联结为骨性联结。

2.间接联结

骨与骨之间借关节囊联结起来,联结处有缝隙,称间接联结或有腔隙联结,简称关节。关节是四肢骨之间及躯干骨之间联结的主要形式。

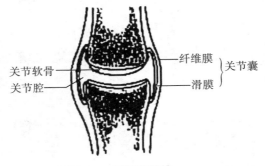

图1-4 关节的结构

关节主要由基本结构(关节面、关节囊和关节腔)以及辅助结构(韧带、关节盘和关节唇)构成。关节面包括关节头和关节窝,两者相互嵌合,表面有软骨,可减少活动时产生的摩擦与振动。包围着关节面的纤维组织,叫关节囊,能保护关节。关节囊外有韧带,起固定关节的作用。关节囊与关节面之间的间隙,称关节腔,充满滑液,能润滑关节。机体不同部位的关节,结构不尽相同,所以,活动范围及牢固程度也不同。

(三)骨骼肌

人体的骨骼肌主要分布于颈部、躯干部和四肢,通常附着于骨骼上,数量众多,全身共有600余块。骨骼肌在人体中的分布极为广泛,约占人体体重的40%。骨骼肌收缩速度快而有力,为肢体的运动提供动力,并可在神经系统的调节下,随着人的意识变化而收缩或舒张,所以又称为随意肌。骨骼肌是运动系统的动力部分,在神经系统的支配下,通过收缩牵引骨骼而产生运动。

二、学前儿童运动系统的特点及保健

（一）学前儿童运动系统的特点

1.骨的特点

（1）学前儿童骨弹性大，易变化

成年人骨组织中有机物与无机物含量的比约为3∶7；与成人相比，学前儿童骨组织中含有较多的有机物和较少的无机物，两者的比约为5∶5。学前儿童骨中有机物较成人多，骨的弹性大，可塑性强，且骨骼中软骨较多，因此，容易因姿势不好等造成骨骼变形。

（2）学前儿童骨再生能力强

学期儿童骨膜较厚，血管丰富，这对骨的生长以及再生都起着重要作用。学前儿童的骨若受到损伤，其血液供应丰富，新陈代谢旺盛，愈合比成人快。学前儿童骨髓里的红骨髓含量高，造血功能强，有利于生长发育。

（3）学前儿童骨骼的钙化时间不同

学前儿童骨骼钙化的时间不同。以腕骨为例：人的腕骨共8块，即舟骨、月骨、三角骨、豌豆骨、大多角骨、小多角骨、头状骨和钩骨；新生儿的腕骨全部是软骨，以后钙化中心依一定顺序出现。正常婴儿在出生4~6个月后，出现头状骨及钩骨，2~3岁时出现三角骨，4~6岁时出现月骨，5~8岁时出现豌豆骨，10~13岁整个腕骨骨化完成，18岁前掌指骨骨化完成。

（4）学前儿童逐渐形成脊柱的生理弯曲

脊柱是人体的主要支柱，是由脊椎骨叠加而成，脊柱的变化能够反映脊椎骨的发育情况。成人的脊柱有4个生理性弯曲，即颈曲、胸曲、腰曲、骶曲（见图1-5）。这些弯曲的形成对保持身体平衡、缓冲对大脑产生的震荡有利。新生儿的脊柱较平直，只有最下方的骶部有弯曲；3个月左右会抬头了，逐渐形成颈前曲；6个月左右能坐，形成胸后曲；1岁左右开始站立行走时，形成腰前曲，以维持行走时身体的平衡。婴幼儿时期，脊椎的生理性弯曲虽已出现，但未完全固定。人一般到23岁左右，脊柱的骨化才会完成，4个生理性弯曲才比较稳定。

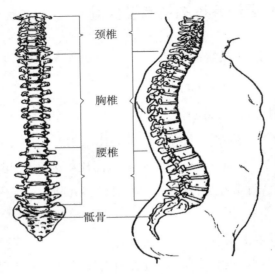

图1-5　人体脊柱

2.肌肉的特点

（1）学前儿童肌肉容易疲劳

学前儿童肌肉中水分较多,蛋白质及储存的糖原较少,因此肌肉柔嫩,肌纤维较细,间质相对较多;在化学组成上,水分较多,而蛋白质、脂肪、糖及无机盐较少,能量储备较差;收缩力较差,力量小,易疲劳,但由于学前儿童新陈代谢旺盛,疲劳后恢复较快。

（2）学前儿童大肌肉群发育早,小肌肉群发育晚

学前儿童肌肉群的发育有一定的规律:上、下肢大肌肉群发育较早,小肌肉群发育较晚。学前儿童时期,支配大肌肉群活动的神经中枢发育较早,故大肌肉动作发育较早,躯干及上、下肢活动能力较强;支配小肌肉群活动的神经中枢发育较晚,手部、腕部小肌肉群活动能力较差。

3.关节的特点

学前儿童的关节窝较浅,周围韧带较松,关节的活动性及伸展性较强,但牢固性较差,在较强外力作用下,容易脱臼。学前儿童时期的关节发育,肌肉起着重要的作用。在肌肉力的作用下,关节可以逐渐改变形态以协助肌肉完成一定的动作。随年龄的增加和功能的不同要求,关节可显示出极大的可塑性。

(二)学前儿童运动系统的保健

1.保持正确的姿势,预防骨骼变形

保持正确姿势,形成良好体态,能够促进学前儿童身心健康发育。不良体态,如驼背、严重脊柱侧弯等,使胸廓畸形,会严重影响学前儿童的心肺发育,易患呼吸系统疾病。体态不良的学前儿童也容易产生自卑感,影响健全性格的形成。

为防止骨骼变形,形成良好体态,学前儿童不宜睡软床和久坐沙发,负重不要超过自身体重的1/8,更不能长时间单侧负重;幼儿园应配备与学前儿童年龄、身材合适的桌椅;教师要随时纠正学前儿童在坐、立、行中的不正确姿势,并为学前儿童做出榜样。

2.组织适宜的体育锻炼和户外活动

体育锻炼和户外活动,可使肌肉更健壮有力,可刺激骨的生长,使身体长高,并促进骨中无机盐的积淀,使骨更坚硬,预防佝偻病。学前儿童应参与多样的户外活动锻炼,要根据学前儿童的年龄特点,选择适当的运动方式及运动量,让学前儿童的大肌肉群、小肌肉群、动作的协调性都能得到发展。

3.衣服和鞋帽要宽松适度

学前儿童不宜穿过于紧身的衣服,以免影响血液循环以及肌肉、骨骼的生长发育,衣服宽松应适度,过于肥大会影响运动,易造成意外伤害,鞋过小会影响足弓的正常发育。

4.提供充足的营养

骨的生长需要大量蛋白质、钙和磷等,还需要维生素D以促进钙、磷的吸收;肌肉生长及能量的储存,需要大量蛋白质和葡萄糖。合理膳食、充足的营养是保证学前儿童骨骼、肌肉发育的重要条件。

第三节　学前儿童消化系统特点及保健

　　消化系统的主要功能是对食物进行消化和吸收,为机体新陈代谢提供物质和能量来源。食物在消化道内被分解为小分子的过程称为消化,包括机械性消化和化学性消化。消化后的营养物质通过消化道上皮细胞,进入血液和淋巴循环的过程,称为吸收。消化和吸收是两个相辅相成、紧密联系的过程。消化吸收后剩下的残渣以粪便的形式排出体外。

　　消化系统由消化道和消化腺组成(见图1-6)。消化道包括口腔、咽、食道、胃、小肠、大肠。消化腺能分泌消化液。消化液含有水、无机盐和多种消化酶,能分别消化、分解不同的营养物质。

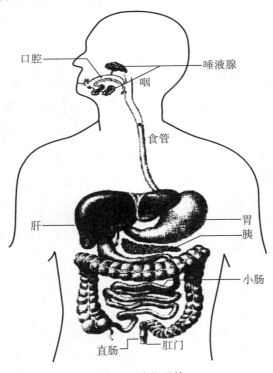

图1-6　消化系统

一、消化系统的组成与功能

（一）消化道

1.口腔

口腔是消化道的起始部分,包括牙齿、舌,以及3对唾液腺的开口。

（1）牙齿

牙齿是人体最坚硬的器官,长在上、下颌骨的牙槽里。婴儿一般从出生后8个月开始长牙,到2岁时长全20颗乳牙;到6~7岁,乳牙开始逐个自然脱落,并逐渐长出恒牙;18~25岁,恒牙全部出齐,共32颗。牙齿的外形包括三部分:长在牙槽骨中的叫牙根,露在口腔中的叫牙冠,牙根与牙冠之间的部分叫牙颈。牙颈表面覆盖着黏膜,叫牙龈。牙齿主要由牙本质构成(图1-7),在牙冠部位,牙本质外层为乳白色的牙釉质,极坚硬,但损坏后不能再生。在牙根部位,牙本质外层是牙骨质。牙齿中央有空腔,称牙髓腔,有丰富的血管和神经。若因患龋齿使牙髓暴露,会引起疼痛。

牙齿的形态可分为切牙、尖牙、双尖牙和磨牙4种类型。成人口腔中一般有32颗牙齿,上下、左右对称。牙齿的主要功能是咀嚼、磨碎食物,使食物与消化液混合。牙齿还能辅助发音。

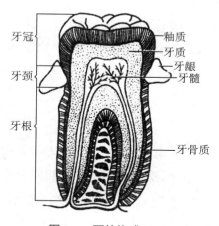

图1-7　牙的构成

（2）舌

舌位于口腔底,是一个肌性器官。舌具有感受味觉、协助咀嚼、吞咽食物、辅助发音等功能。舌表面覆有很多黏膜,布满了味蕾,能辨别味道。舌还有搅拌食物、帮助吞咽及辅助发音。

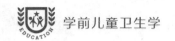

2. 咽

咽是一个上宽下窄、前后略扁的漏斗形肌性管道，是食管与呼吸道的共同通道，长约12 cm，位于第1~6颈椎前方。其上方起自颅底，下方在第6颈椎下缘或环状软骨的高度与食管相续。咽几乎没有前壁，其前方自上而下分别与鼻腔、口腔、喉口相通。咽具有呼吸、吞咽功能。

3. 食道

食道为一段细长的肌性管道，上端与咽相连，下端与胃相连，全长约25 cm。经过口腔初步消化的食物通过吞咽进入食道，再经过食道的蠕动进入胃。食管壁黏膜下层含有血管、神经、淋巴管及食管腺。食管腺分泌黏液，经导管排入食管腔，使食物湿润并润滑管壁。另外，食管还可以防止吞咽期间胃内容物反流。

4. 胃

胃是消化道中最膨大的部分，位于腹腔左上方。其上口通过贲门与食管连接，下口通过幽门与十二指肠连接。胃壁内表面为黏膜层，可分泌胃液。胃能暂时储存食物，并初步消化食物。胃腺分泌的胃液中含有胃蛋白酶和胃酸，胃蛋白酶能初步分解蛋白质。胃酸是浓度很低的盐酸，能刺激胃蛋白酶的活性，帮助溶解食物，促进铁的吸收，并能杀菌和抑菌。胃液将摄入胃里的食物在3~4 h内变成半消化状态的食糜，然后借助胃的运动和幽门的活动将食糜送入十二指肠。食糜全部进入十二指肠的过程称为胃的排空，胃排空后人就开始产生饥饿感。胃排空时间与食物的类型有关。流质食物比固体食物排空快。碳水化合物排空需2 h，蛋白质排空需2~3 h，脂肪需4~6 h才能排空，一般混合食物的排空需4~5 h。胃排空后不久，即出现空胃运动，产生饥饿感。

5. 小肠

小肠是消化道中最长的一段，全长5~7 m，分为十二指肠、空肠和回肠三部分。小肠与胃相连的部分叫十二指肠，这里有胰腺导管和胆总管的开口，胰液和胆汁由此进入小肠。十二指肠向下延续为空肠，空肠向下延续为回肠。

小肠的功能是将分子大而且结构复杂的食物分解成分子小而且结构简单的物质，吸收其营养，并将残渣推送到大肠。食糜进入小肠后一般停留3~8 h，在肠内与消化液充分混合，小肠是人体内消化和吸收的重要场所。

6. 大肠

小肠吸收完大部分的营养物质后，剩余的食物残渣随小肠蠕动进入大肠。大肠上接回肠，终点是肛门，全长1.5 m左右，包括盲肠、阑尾、结肠、直肠和肛管五个部分。

7.肛门

肛门是消化道末端通于体外的开口,平时紧闭呈前后纵裂,排便时扩张呈圆形,直径2~3 cm。肛门部的皮肤呈黑色,皮内有行囊、汗腺及皮脂腺,常因肌肉收缩,形成许多放射形的皱襞。

(二)消化腺

1.唾液腺

在消化系统中,人体口腔内有3对大的唾液腺,即腮腺、下颌下腺和舌下腺;还有无数小的唾液腺,如唇腺、腭腺、颊腺等。通常所说的唾液就是由这些大小唾液腺分泌的混合液。唾液可湿润和清洁口腔黏膜,与食物混合有利于吞咽,并对食物具有初步消化作用。唾液含水分、淀粉酶、溶菌酶等。

2.肝脏

肝脏是人体最大的消化腺,位于腹腔的右上部。肝脏分泌胆汁,暂时储存于胆囊,当进食含有脂肪类的食物时,胆汁即流入小肠,帮助消化脂肪。肝脏把血液中多余的葡萄糖转化为糖原,暂时储存起来,机体需要时又释放出来。肝脏能清除血液中的杂质,并对药物、酒精等有解毒作用。此外,肝脏还是人体的主要解毒器官,肝脏中的吞噬细胞可将代谢过程中产生的有毒胺转化为无毒的尿素,经肾脏排出体外。

3.胰腺

胰位于胃的后方,呈长条形。在胰内有纵贯全长的胰管,与胆总管汇合,共同开口于十二指肠。胰是人体内重要的腺体之一,由外分泌部和内分泌部组成,外分泌部有分泌胰液的功能,胰液中的多种消化酶,能将食物中的蛋白质、脂肪和碳水化合物等复杂的有机物分解成简单的营养成分,可帮助小肠内的消化顺利进行。胰腺内还有一些特殊的腺细胞团,即胰岛。胰岛主要分泌使血糖浓度降低的胰岛素和使血糖浓度升高的胰高血糖素,两者直接进入血液,共同调节血糖浓度。

二、学前儿童消化系统的特点及保健

(一)学前儿童消化系统的特点

1.牙齿

乳牙因牙釉质薄,牙本质较松脆,易生龋齿。乳牙是学前儿童重要的咀嚼器官,能帮助消化、促进下颌骨正常生长、帮助正常发音,以及对恒牙的正常萌出等都有着重要

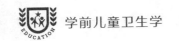

作用。但幼儿乳牙的结构和钙化程度都不成熟,牙釉质薄而牙本质软脆,再加上牙齿咬面的窝沟又较多,容易受致龋因素的影响,患龋齿率高。

2.舌

学前儿童的舌宽而短,舌下系带发育不完善,舌不灵活,搅拌食物和帮助咀嚼、吞咽能力差,辅助发音的功能也不好。所以,学前儿童通常吃饭慢,发音不清楚。

3.食道

人在新生儿期的食管长 10~11 cm,1 岁时约为 12 cm,5 岁时约为 16 cm,学龄期为 20~25 cm,成年后为 25~30 cm。婴儿的食管呈漏斗状,黏膜纤弱、腺体缺乏、弹力组织和肌层不发达,食管下端贲门括约肌发育不成熟,控制能力差,常发生胃食管反流,这种症状一般在出生 8~10 个月后消失。学前儿童的食管比成人短而窄,黏膜柔嫩,管壁较薄且弹力组织发育较差,易受损伤。因此,学前儿童喜欢吃细滑的食物,而不喜欢吃如叶类蔬菜等粗纤维食物。

4.胃

婴儿的胃呈水平位,贲门和幽门几乎水平,如同倒放的水壶,而且其贲门括约肌不够发达。学前儿童胃容量小,后来胃容量会随着幼儿年龄的增长逐渐增大。胃排空时间因食物种类不同而异:水 1.5~2 h,母乳 2~3 h,牛乳 3~4 h。除此之外,学前儿童的胃壁组织正处于发育过程中,胃壁黏膜薄嫩,胃壁肌肉组织、弹性组织及神经的发育都未完善,胃的伸展、蠕动能力差,分泌的消化液酸度低、消化酶少,因此学前儿童胃的消化能力较弱。

5.肠

学前儿童的肠管相对较长,小肠黏膜有丰富的毛细血管和淋巴管,吸收能力较强,但自主神经的调节能力差,容易发生肠道功能紊乱,引起腹泻或便秘。

6.唾液腺

唾液腺在人出生时尚未发育成熟,唾液分泌少,故黏膜干燥,易于受损。至人出生 3 个月后唾液分泌才明显增加,内含唾液淀粉酶及大量黏液素,其分泌随人年龄的增大而增多。在婴儿期,当唾液分泌增多后,由于婴儿口腔较小而浅,又不善于将口内过多的唾液咽下,易表现出流涎现象,称为生理性流涎。

7.肝脏

学前儿童早期肝脏发育不完善,胆汁分泌量较少,因此对脂肪的乳化能力较差,不利于脂肪的进一步消化。肝脏对糖原的储存量太少,容易因饥饿引发低血糖,所以为学前儿童提供的膳食次数要比成人多。另外,肝脏的解毒能力也相对较弱。

8.胰腺

学前儿童的胰腺富有血管和结缔组织,实质细胞较少,分化不全,但已具备成人所有的消化酶,能够完成消化作用。学前儿童时期胰腺对淀粉类和脂肪类的消化能力较弱,主要依靠小肠液的消化。随着年龄增长,胰腺功能日趋完善。

9.幼儿粪便

食物进入消化道至粪便排出时间因学前儿童的年龄及喂养方式的不同而异,母乳喂养儿的粪便呈黄色或金黄色、糊状,偶有细小乳凝块,或稀薄、绿色、不臭,呈酸性;人工喂养儿的粪便呈淡黄色或灰黄色,较干稠,有臭味,呈中性或碱性。混合喂养儿的粪便与人工喂养儿的粪便相似,但软、黄;添加谷类、蛋、肉、菜及水果等食物后,混合喂养儿的粪便逐渐接近成人。

(二)学前儿童消化系统的保健

1.保护牙齿

要定期检查牙齿。至少每半年检查1次,以便及时发现问题,及时矫治。培养学前儿童早晚刷牙、饭后漱口的习惯。指导学前儿童学会正确的刷牙方法。要为学前儿童选择头小、刷毛较软的牙刷,牙刷每3个月左右更换1次。选用牙膏也要根据学前儿童的实际情况,不同种类的牙膏可以辅助预防和治疗各种牙病。为了预防龋齿,最好选用含有一定量氟化物的牙膏。

2.养成良好的进餐习惯

学前儿童应注意养成良好的进餐习惯,饭后擦嘴、漱口,吃完零食也应及时漱口。养成细嚼慢咽的习惯。细嚼慢咽有利于食物与消化液充分混合,能减轻肠胃负担,促进人体对营养素的吸收。细嚼慢咽还可使食欲中枢及时得到饱的信号,避免过量饮食。饮食定时定量,不暴饮暴食。少吃零食,不挑食。不要边吃边说笑,更不要边玩耍边吃零食。

3.饭前饭后禁止剧烈运动

饭前应安排学前儿童进行室内较安静的活动,饭后宜轻微活动,如散步,一两个小时后方可进行体育活动。

4.合理安排膳食

学前儿童的胃容量小,因此要安排多餐。一般为三餐两点或三餐一点,三餐之间的间隔不应少于3.5 h。食物选择、烹调应考虑幼儿消化器官的特点,以利于消化和吸

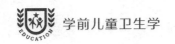

收。进餐环节的组织要科学、有序、符合卫生要求,以利于学前儿童摄取足够的食物,保证充足的营养。

5.培养学前儿童排便的习惯

排便是一种反射活动,当粪便进入直肠,刺激了直肠壁上的感受器,传入神经一方面把消息传至骶髓的低级排便中枢,另一方面上传大脑皮层引起"便意"。有了"便意",应立即排便。应注意培养学前儿童定时排便的好习惯。让幼儿多运动,多吃蔬菜、水果、粗粮等富含纤维素的食物,多喝开水,预防便秘。

第四节 学前儿童呼吸系统特点及保健

人体在新陈代谢过程中,要不断地消耗氧气并产生二氧化碳。机体吸入氧气和排出二氧化碳的过程,称为呼吸。呼吸是通过呼吸系统来完成的。

呼吸系统由呼吸道和肺两部分组成(见图1-8)。呼吸道是气体的通道,它包括鼻、咽、喉、气管和支气管。肺是主要的呼吸器官,是气体进行交换的主要场所。

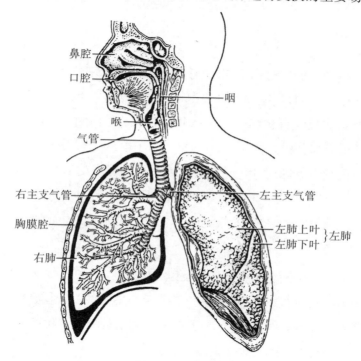

图1-8 呼吸系统

一、呼吸系统的组成与功能

(一)呼吸道

呼吸道包括上呼吸道和下呼吸道。上呼吸道包括鼻、咽、喉,下呼吸道包括气管和支气管。

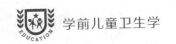

1.鼻

鼻是呼吸道的起始部分,也是嗅觉器官,分为外鼻、鼻腔和鼻旁窦3部分。外鼻孔里面衬以皮肤,生有鼻毛,它能阻挡吸入空气中的灰尘。鼻腔内表面衬以黏膜。鼻腔与鼻中隔上部的黏膜有嗅细胞,为嗅觉感受器,该处黏膜称为嗅黏膜。其余大部分鼻黏膜有丰富的血管和腺体,可以增加吸入空气的温度和湿度,使其和肺泡里面的气体的温度、湿度相近,有利于保持肺泡的健康。因此,要避免张口呼吸。

2.咽

咽是一个前后略扁的漏斗形肌性管道,主要由黏膜和咽肌组成。咽上端附于颅底,下端后方与食管相连。

3.喉

喉是气体的通道,也是发音器官,是呼吸道最狭窄的部位。喉由软骨(甲状软骨、会厌软骨、环状软骨)、韧带、肌肉及黏膜组成。软骨外附有喉肌,喉腔内有黏膜覆盖。软骨构成支架,可以保持气体畅通。甲状软骨最大,位于喉的前上方,呈倒立的盾牌形,其前方最凸出的部分称为喉结。会厌软骨形同树叶,上端游离,下端借韧带连着甲状软骨,为喉口的盖。吞咽时,喉上升,会厌软骨就遮住喉的入口,可防止食物进入喉腔和气管。喉腔中部的侧壁左右各有一条声带,两条声带之间的空隙叫作声门裂。发声时声带拉紧,声门裂缩小,呼出的气流冲击声带引起声带振动而发出声音。

4.气管与支气管

气管呈后面略扁的圆筒形,位于食管前方。管口与喉的环状软骨相接,向下进入胸腔,在胸骨角水平分为左、右支气管。气管和支气管都由“C”形软骨环作支架,使管腔敞开,气流通畅。管壁内覆盖有纤毛的黏膜,黏膜上的纤毛不停地向咽喉方向摆动,将尘粒随黏液一起运送至咽,经咳嗽将痰排出体外。

(二)肺

肺是血液和空气进行气体交换的场所,是呼吸系统最主要的器官,位于胸腔内,左、右各一。肺质地柔软而富有弹性,表面覆盖一层光滑的浆膜。肺尖向上,肺底在下面。左肺分上、下两叶,右肺分上、中、下三叶。支气管入肺后逐级分支,越分越细,最后形成肺泡管,附有很多肺泡。肺泡是进行气体交换的主要场所。人吸气时,气体入肺,肺泡扩张;呼气时,肺泡缩小,排出气体。肺泡壁很薄,外面缠绕着毛细血管网和弹性纤维。弹性纤维使肺泡富有弹性,毛细血管与肺泡紧贴在一起,有利于气体交换。

二、呼吸运动

胸腔有节律地扩大和缩小，就是呼吸运动。呼吸运动是呼吸肌在神经系统支配下，进行有节律的收缩和舒张。外界气体和肺泡内气体的交换是通过呼吸运动来实现的。呼吸运动包括吸气和呼气两个过程。吸气时，肋间外肌收缩使肋骨和胸骨向上向外移动，胸廓的前后径和左右径增大，同时膈肌收缩，使膈顶部下降，胸廓的上下径也增大。这样整个胸腔的容积扩大，肺也随之增大，肺泡内的气压下降而低于外界大气压，外界空气进入肺泡。呼气时，肋间外肌和膈肌舒张，肋骨因重力作用下降，使膈顶部回升，这样胸廓容积缩小，肺借助本身的弹性而回缩，肺泡内气压升高而高于外界大气压，迫使肺泡内的部分气体排出体外。

三、学前儿童呼吸系统的特点及保健

(一)学前儿童呼吸系统的特点

1.呼吸器官的特点

(1)鼻

学前儿童的面颅骨发育不完全，鼻和鼻腔相对短小狭窄。新生儿几乎无下鼻道，以后随着面颅骨、上颌骨的发育，鼻道逐渐加长、增宽，直至4岁时才开始形成。婴儿的鼻黏膜柔嫩且富含毛细血管，缺少鼻毛，故过滤空气的能力差，易受感染。学前儿童的鼻窦尚未发育完全，随着年龄的增长，面颅骨和上颌骨逐渐发育完全，鼻窦才逐渐发育完全。学前儿童的鼻泪管较短，开口位于眼内眦，瓣膜发育不完全。

(2)咽

学前儿童的咽鼓管粗、直、短，处于水平位，当咳嗽或擤鼻涕时，容易出现上呼吸道感染而侵及中耳，引起中耳炎。人的扁桃体从1岁开始随着全身淋巴组织的发育而逐渐变大，4~10岁时发育达到最高峰，14~15岁时又逐渐退化。这也是扁桃体炎常见于学前期的原因。

(3)喉

学前儿童的喉腔相对狭窄，黏膜纤细柔嫩，富有血管和淋巴组织，发生炎症时容易出现喉部肿胀、喉腔变窄，甚至出现呼吸困难。学前儿童喉部的保护性反射机能不完善，如果吃饭时随意说笑，容易将未嚼碎的食物呛入呼吸道。学前儿童的声门短而窄，声带短而薄，所以声调较成人高而尖。学前儿童的声带还不够坚韧，声门肌肉易疲劳。

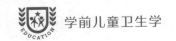

（4）气管和支气管

学前儿童的气管和支气管管腔较狭窄，管壁和软骨柔软，肌肉发育不完善，黏膜血管丰富，黏液分泌不足，管腔较干燥。黏膜上的纤毛运动机能差，不能很好地排出黏液和微生物，因而容易感染而发炎肿胀，导致呼吸道狭窄进而引起呼吸困难。

（5）肺

学前儿童肺的弹力组织发育较差，血管丰富，整个肺含血多，含气少，肺间质发育旺盛，肺泡数量较少，容易出现黏液阻塞，并易出现肺不张、肺气肿和肺瘀血等。

学前儿童的胸腔狭小，但肺相对较大，几乎充满胸廓，加上呼吸肌不发达，肌张力差，呼吸时胸廓的活动范围小，特别是肺的下部受到限制，故吸气时肺扩张有限，换气不够充分。随着学前儿童开始站立、行走，膈肌逐渐下降，肋骨变得倾斜，胸廓横径逐渐大于前后径，胸廓形状逐渐接近成人，呈扁圆状，吸入气体的容积也变大。

2.呼吸运动的特点

（1）呼吸频率快

学前儿童的呼吸肌运动能力较弱，肺泡数量少，呼吸动作较浅，换气不足，但幼儿的新陈代谢旺盛，对氧气的需求量较大，因此只能加快呼吸频率来满足生理需要。年龄越小，呼吸频率越快。

（2）呼吸节律不均匀

学前儿童支配呼吸运动的神经中枢发育不完善，迷走神经兴奋性占优势，因而呼吸运动容易出现深浅交替或呼吸节律不齐、间歇、暂停等现象，这在新生儿期尤为明显。

（3）呼吸类型随年龄不断变化

婴幼儿的呼吸肌发育不全，胸廓活动范围小，呼吸时表现为膈肌上下移动明显，主要表现为腹式呼吸。2岁以后幼儿的膈肌位置下移，肋骨由水平位逐渐变成倾斜位，呼吸肌随学前儿童年龄的增加而逐渐发达起来，幼儿2岁之后才出现胸腹式呼吸。

（二）学前儿童呼吸系统的保健

1.培养学前儿童良好的呼吸卫生习惯

（1）培养学前儿童用鼻呼吸的习惯，可预防上呼吸道感染。应纠正用口呼吸的毛病。

（2）教会学前儿童擤鼻涕。擤鼻涕的正确方法是：先轻轻捂住一侧鼻孔，擤完再擤另一侧；擤时不要太用力，不要把鼻孔全捂上使劲地擤；鼻腔通过鼻泪管与泪囊相通，在鼻腔有炎症时,如果擤鼻涕的方法不正确,就可能把细菌挤进鼻泪管,使鼻泪管、泪囊发炎。

（3）教育学前儿童不要随地吐痰,要养成在咳嗽、打喷嚏时用手绢或纸巾捂住口、鼻的习惯。

（4）教育学前儿童挖鼻孔的正确方法,以防鼻腔感染或出血。

（5）不要让学前儿童蒙头睡觉,以防呼吸不畅。

2.保持室内空气清新

室内空气新鲜,氧气多,病菌就减少,能促进人体新陈代谢,可以增强学前儿童对外界气候变化的适应能力,还可预防呼吸系统疾病的发生。因此,应经常开窗通风换气。

3.组织学前儿童进行体育锻炼和户外活动

经常参加户外活动和体育锻炼,可以加强呼吸肌的力量,促进胸廓和肺的正常发育,增加肺活量。户外活动还能提高学前儿童对冷、热空气的适应能力,增强其抵抗力,降低呼吸道疾病的发生。

4.严防呼吸道异物

培养学前儿童安静进餐的习惯,不要边吃边高声谈笑,防止食物误入气管。教育学前儿童不要边玩边吃小食品。不要让学前儿童玩纽扣、小电池、硬币、玻璃球、豆粒等小东西,并教育学前儿童不要把这些小物件放入鼻孔。

5.保护学前儿童的声带

选择适合学前儿童声音特点的歌曲或朗读材料,每句不要太长,每次练习时,发声时间最多在4~5 min。练习发声的地方应保持空气新鲜,温度、湿度适宜。冬季不要让学前儿童在室外练声。鼓励学前儿童用自然的声音唱歌、说话,避免高声喊叫。

第五节　学前儿童循环系统特点及保健

　　循环系统(见图1-9)由心血管系统和淋巴系统组成,是人体内封闭的连续管道系统。其主要功能是将消化系统吸收的营养物质和肺吸收的氧气运送到全身各器官、组织和细胞,供新陈代谢之用,并将代谢产物输送到肺、肾等器官,最后排出体外,以保证人体新陈代谢的正常进行。心血管系统由心脏和血管组成,血管包括动脉、静脉和毛细血管。血液循环指血液从心脏流向全身,再从全身回到心脏的过程。淋巴循环是指全身淋巴液进入血管,参加血液循环的过程。淋巴系统包括淋巴液、淋巴管和淋巴器官。

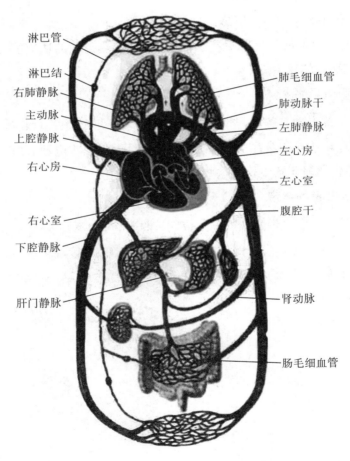

图1-9　循环系统

一、循环系统的组成与功能

（一）血液循环系统

1.心脏

心脏位于胸腔内,位于两肺间偏左前方。心脏的外形略呈倒置、前后略扁的圆锥形,其大小似本人的拳头。心脏是血液循环的动力器官,由于它的收缩、舒张,才把血液送至全身。

2.血管

血管由动脉、静脉和毛细血管组成。血液由心脏搏出,经动脉血管、毛细血管、静脉血管再返回心脏,如此环流不止,完成血液循环。

（1）动脉

动脉是血液从心脏流向全身的管道。连接左心室的是主动脉,管壁很厚,富有弹性,管径较粗大。由于心室收缩的推动力及血管壁的弹性,主动脉内的血流速度很快。

（2）静脉

静脉是血液流回心脏的管道,由毛细血管静脉端逐渐汇集而成。与动脉相反,它是越来越粗,最粗大的是连接右心房的上、下腔静脉。经过物质交换后的血液由静脉进入右心房,再入肺进行气体交换。静脉到老年时容易变形,血容量大,流速慢。

（3）毛细血管

毛细血管由动脉逐级分支后形成。管径极小,管壁极薄。血液流经毛细血管时,速度极慢,使血液中的氧及养料能透出毛细血管壁输送给细胞;同时,细胞代谢的废物又透过管壁进入毛细血管再进入静脉。

3.血液

血液存在于心脏和血管中,由血浆和血细胞组成,正常成年人的血液总量占体重的7%~8%。血浆中90%以上是水分,其他为钙、维生素及各种酶等,主要起运输血细胞、养料和废物的作用。血细胞可分为红细胞、白细胞和血小板。红细胞能把氧气输送到身体各部位,并把二氧化碳运送到肺。白细胞能吞噬病菌,当白细胞数量少于正常值时,机体抵抗力降低,容易感染疾病。血小板很小,能止血和凝血。皮肤上的伤口出血时,血小板与血浆中的纤维蛋白和钙共同作用,凝成血块而堵住伤口。伤口较大时,血小板可使血管收缩,减少出血。

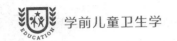

4.血液循环

血液循环分为体循环和肺循环。

（1）体循环

由于左心室收缩,血液进入主动脉、各级动脉、全身毛细血管,再进入各级静脉、上、下腔静脉,流回右心房。主动脉及各级动脉中的血液富含氧,颜色鲜红,是动脉血;静脉血颜色发暗,含较多废物和二氧化碳。

（2）肺循环

由于右心室收缩,血液进入肺动脉,肺动脉内的血液为静脉血。右心室的血液经肺动脉只到达肺毛细血管,在肺内毛细血管中同肺泡内的气体进行气体交换,排出二氧化碳,吸进氧气,血液变成鲜红色的动脉血,经肺静脉流回左心房。

（二）淋巴循环系统

淋巴系统由淋巴管道、淋巴组织、淋巴器官和淋巴液组成,是静脉回流的辅助部分,主要功能是将全身淋巴液运至静脉。淋巴器官包括淋巴结、脾、胸腺和扁桃体等。

1.淋巴管和淋巴液

血液经动脉到达毛细血管后,其中部分血浆成分从毛细血管渗出,进入组织间隙,形成组织液。组织液与细胞进行物质交换后,大部分被毛细血管吸收,进入静脉;小部分进入毛细淋巴管,形成淋巴液。毛细淋巴管分布于全身,逐渐汇合成较大的淋巴管,最后汇集到两根较粗的淋巴干。淋巴干与上、下腔静脉相通,淋巴液由此进入静脉,加入血液循环。

2.淋巴结

淋巴管道上有许多大小不一的扁圆形小体,叫淋巴结。淋巴结大多成群存在,身体浅表部位的淋巴结群主要在颈部、腋窝、腹股沟等处。淋巴结实质中增殖的淋巴细胞和浆细胞,参与细胞免疫和体液免疫,以增强机体的防御能力。不同部位的淋巴结能过滤一定范围的淋巴液,堵截并消灭其中的异常细胞和病菌。

3.扁桃体

口腔内有两种由淋巴组织构成的扁桃体。一种位于舌根背面的黏膜上,为大小不等的小丘,称为舌扁桃体;另一种位于咽部后壁两侧的扁桃体窝内,称为腭扁桃体。扁桃体可产生淋巴细胞,抵御侵入人体的细菌、病毒和其他抗原物质,与机体免疫有密切关系。学前儿童时期,若受到抗原刺激,腭扁桃体迅速增大,引起免疫应答后淋巴组织大量增生这一正常的反应表现。当过度疲劳、受凉和局部受到理化影响后,扁桃体血液减少,腺体分泌机能下降,机体免疫功能减弱。若细菌大量繁殖,毒性强,可引起腭扁桃体的炎症和化脓,而且,病菌还能被带到机体的其他部位,可能引起某些全身性的感染。

4.脾脏

脾位于腹腔左上部,是人体中最大的淋巴器官,形态近似长扁椭圆形,呈紫红色,质软而脆,受打击易破损。脾除储血功能外,胚胎时尚有造血功能。人体出生后能产生淋巴细胞,并产生抗体参与体内免疫反应。脾能吞噬死亡和衰老的红细胞、细菌,清除血液中的异物。

二、学前儿童循环系统的特点及保健

(一)学前儿童循环系统的特点

1.心脏

学前儿童心脏占体重的百分比大于成人。新生儿的心脏重20~25 g,约占体重的0.8%;成人的心脏约300 g,约占体重的0.5%。人1岁时心脏重60~75 g,为出生时的2~3倍;5岁时为出生时的4倍;9岁时为出生时的6倍;青春期后增加到出生时的12~14倍,达到成年水平。

2.心率

学前儿童心输出量少,而新陈代谢旺盛,为满足需要,只有通过加快心率来补偿。年龄越小,心率越快。常以测量脉搏来表示心率。学前儿童的脉搏很容易受内外各种因素的影响而不稳定,如哭闹、进餐、发热、运动等都会影响脉搏。因此,测量脉搏应在学前儿童安静时进行。

3.血液

学前儿童的血量占体重的百分比比成人大。年龄越小,血量占体重的百分比越大。学前儿童的造血器官易受伤害,某些药物及放射性污染对造血器官危害极大。学前儿童生长发育快,血液循环量增加很快,膳食结构不合理或学前儿童严重挑食、偏食容易导致贫血。学前儿童血液中血小板数目与成人相近,但血浆中的凝血物质(纤维蛋白、钙等)较少,因此,一旦出血,凝血较慢。学前儿童血液内红细胞的数量和血红蛋白量不稳定,随着年龄增长而稍有变动。学前儿童白细胞吞噬病菌能力较差,发生感染后容易扩散。

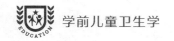

(二)学前儿童淋巴循环系统的特点

淋巴系统在人出生时尚未发育完善,学前儿童时期淋巴系统发育较快,淋巴结的保护和防御机能显著。人在12~13岁时,淋巴结已经发育完善,其防御和保护机能表现比较显著。但学前期儿童淋巴结的屏障功能较差,感染易扩散,局部轻微感染就可导致淋巴结发炎肿大,甚至化脓。人刚出生时淋巴结不易摸到,随着年龄增长,在其颈部、颌下、腋下和腹股沟处均可摸到黄豆大小的单个淋巴结,无压痛。2岁以后,扁桃体增大速度加快,在4~10岁发育达到高峰,14~15岁时退化,故学前儿童时期常见的扁桃体肥大往往是正常的生理现象。

(三)学前儿童循环系统的保健

1.合理安排营养膳食

学前儿童的新陈代谢旺盛,必须要给他们提供充足的营养,尤其要提供富含铁和蛋白质的食物,如瘦肉、动物肝脏、蛋黄等;还要注意纠正幼儿挑食、偏食的毛病,预防缺铁性贫血。同时,要控制学前儿童胆固醇和饱和脂肪酸的摄入,从学前儿童时期就预防动脉硬化。

2.服装和衣帽要宽松适度

学前儿童的服装、鞋、帽不宜过小、过紧,否则会影响血液循环的速度,造成学前儿童不能及时从外界得到氧气,不能及时把体内产生的二氧化碳排出体外。因此,学前儿童的服装、鞋帽要宽松舒适,这样有利于血液循环的畅通。

3.组织合理的体育锻炼和户外活动

学前儿童的一日活动安排要科学合理,要注重劳逸结合、动静交替。对不同体质的学前儿童要因材施教,保证学前儿童有充足的睡眠,消除其疲劳,减轻其心脏负担。要经常组织学前儿童进行适合其年龄特点的体育锻炼,促进其血液循环,增强学前儿童的造血功能。对不同年龄、不同体质的学前儿童,应安排不同时间、不同强度的活动。组织学前儿童运动前应让其先做准备活动,从安静状态转入剧烈的运动状态,需要一个时间段的适应过程。运动时会大量出汗,水、盐流失较多,会出现头晕、眼花、口渴等症状,不宜马上喝大量的水,可饮用少量淡盐水。

第六节　学前儿童神经系统特点及保健

神经系统被称为"人体司令部",对身体其他器官系统的功能起着调节或主导的作用。机体的感觉、运动、消化、呼吸、泌尿、生殖、循环和代谢等功能都是在神经系统的控制和调节下进行的。其重要功能是使体内各器官、系统相互影响、相互协调,形成一个统一的整体,有机地完成各种生理活动,保证机体的相对稳定及其与外界环境的相对平衡。

一、神经系统的组成与功能

神经系统分为中枢神经系统和周围神经系统两部分(如图1-10)。中枢神经系统包括脑和脊髓,周围神经系统包括脑神经、脊神经和自主神经(或内脏神经)。

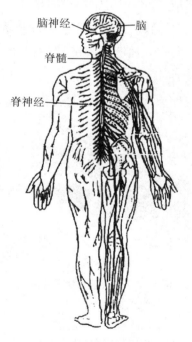

图1-10　人体神经系统示意图

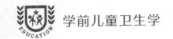

(一)中枢神经系统

1.脑

脑是人体的高级指挥中枢,由大脑、小脑、间脑和脑干组成(如图1-11)。成人脑重为1200~1500 g。

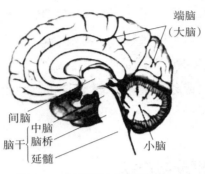

端脑
(大脑)

间脑

中脑
脑干 脑桥
延髓

小脑

图1-11 脑的正中矢状切面

(1)大脑

大脑由左右两个半球构成,左右两个半球借由神经纤维构成的胼胝体相连,进行交流,协调合作,维持大脑正常运转。大脑是中枢神经系统的最高级部分,也是人类进行思维和意识活动的器官。大脑表面凹凸不平,凹陷处称为"沟"(深的称"裂"),隆起处称为"回","沟"与"回"增加了大脑的表面积。大脑表面为灰质,厚度为2~3 mm,是神经元细胞体的集中处,称为大脑皮质。大脑皮质可分为许多功能区,称为中枢(如图1-12)。

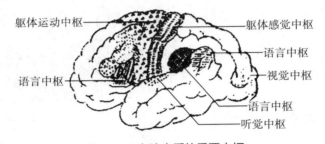

躯体运动中枢

躯体感觉中枢

语言中枢

视觉中枢

语言中枢

语言中枢

听觉中枢

图1-12 大脑皮质的重要中枢

(2)小脑

小脑位于大脑的后下方,有许多神经纤维与脑干、脊髓相连。小脑的主要生理功能是调整运动时躯体的重心,用以维持身体的平衡,协调肌肉运动。如果小脑出现病变,就会导致个体眩晕、运动失调。

（3）间脑

间脑由丘脑和下丘脑等许多部分组成。丘脑是大脑皮层以下较高级的感觉中枢，对传入的神经冲动能进行简单的分析。小丘脑是大脑皮层以下调节植物性神经活动的较高级中枢，是身体对环境刺激发生情绪反应的高级调节部位，并且具有调节体温、食欲、干渴感觉的中枢。

（4）脑干

脑干包括中脑、桥脑、延脑。上连间脑，下接脊髓，背部和小脑相连。脑干中有调节呼吸、血液循环、吞咽等基本生理活动的中枢，脑干受损可危及生命。

经典研究

斯佩里左右脑分工理论

美国心理生物学家斯佩里博士（Roger Wolcott Sperry）通过著名的割裂脑实验，证实了大脑不对称性的"左右脑分工理论"，并因此荣获1981年诺贝尔生理学或医学奖。正常人的大脑有两个半球，由胼胝体连接沟通，构成一个完整的统一体。在正常的情况下，大脑是作为一个整体来工作的，来自外界的信息，经胼胝体传递，左、右两个半球的信息可在瞬间进行交流（每秒10亿位元），人的每种活动都是两个半球信息交换和综合的结果。大脑两个半球在机能上有分工，左半球（左脑）感受并控制右边的身体，右半球（右脑）感受并控制左边的身体。

左脑主要负责逻辑理解、记忆、时间、语言、判断、排列、分类、分析、书写、推理、抑制、五感（视、听、嗅、触、味觉）等，思维方式具有连续性、延续性和分析性。左脑可以称作"意识脑""学术脑""语言脑"。右脑主要负责空间形象记忆、直觉、情感、身体协调、视知觉、美术、音乐节奏、想象、灵感、顿悟等，思维方式具有无序性、跳跃性、直觉性等。右脑又可以称作"本能脑""潜意识脑""创造脑""音乐脑""艺术脑"。

2.脊髓

脊髓位于椎管内，由相互联系的31个脊髓节组成。脊髓是中枢神经系统的低级部位，主要功能是反射和传导。它将接受到的信息刺激传达到脑，再把脑的指令下达到各个器官。

(二)周围神经系统

周围神经系统包括脑神经、脊神经和自主神经(或内脏神经)。

1.脑神经

脑神经共12对,分布在头面部器官、胸腔和腹腔的内脏器官。它把接受的神经冲动传到脑,脑对这些冲动进行分析,产生意识或感觉,并把脑发出的指令传到相应的器官和部位,调节其活动。

2.脊神经

脊神经共31对,分布于皮肤、肌肉、关节、内脏和腺体等。将皮肤的外感受冲动和肌肉、关节的本体感受冲动传入脊髓,或者把来自大脑的信息传到内脏器官和腺体,以调节肌肉运动及内脏和腺体的活动。

3.自主神经

自主神经是脑神经、脊神经中分布到内脏、心血管和腺体的传出神经。支配内脏、心血管和腺体的活动。自主神经包括交感神经和副交感神经两类。通常内脏器官都受交感神经和副交感神经的双重调节。交感神经兴奋一般对器官的活动起加强作用,副交感神经兴奋一般对器官的活动起抑制作用。

二、神经系统结构和功能的基本单位

神经系统结构和功能的基本单位是神经元(又称神经细胞)。神经元的结构分为细胞体和突起两个部分(如图1-13)。细胞体是神经元营养和代谢的中心,并能整合信息。突起分为轴突和树突。轴突较细长,只有一个,分支少,可将神经冲动从细胞体传出;树突一般较短,分支多,能接受刺激,并将刺激传向细胞体。突起又称为神经纤维,许多神经纤维集合成束就成为通常所说的神经。

神经元具有接受刺激、传递信息和整合信息的功能。神经元通过树突和细胞体接受信息,由细胞体对信息进行整合,然后再通过轴突将信息传出去。

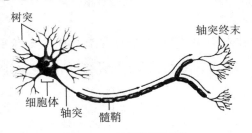

图1-13　神经元模式图

三、神经系统的调节功能

(一)神经系统的活动方式

神经系统活动的基本方式是反射。反射是指在中枢神经系统的参与下,机体对刺激做出的反应。完成反射活动的全部神经结构叫反射弧,它包括感受器、传入神经、神经中枢、传出神经和效应器五部分(如图1-14)。在这五部分中,神经中枢起主要作用,但任何一个部分受到损伤,反射活动都不能完成。

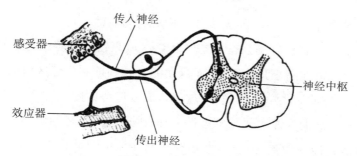

图1-14　反射弧模式图

反射可分为非条件反射和条件反射两种。非条件反射又称先天反射,是人和高等动物的本能,是较低级的神经调节方式,由大脑皮层下中枢(脊髓和脑干)参加完成,反射弧固定。例如,新生儿的吸吮反射、抓握反射等都是非条件反射。条件反射是后天获得的,它建立在非条件反射的基础上,是一种高级神经活动,必须有大脑皮层的参与才能完成。例如,"谈虎色变"就是条件反射。

(二)大脑皮质的功能活动特征

大脑皮质的活动是有规律的,了解和掌握其中的规律,对指导幼儿科学用脑、挖掘大脑的潜力大有益处。

1.保护性抑制

任何活动都伴随有脑皮质功能物质的消耗。通常当大脑工作时,皮质兴奋区代谢旺盛,血流量和耗氧量增加。一旦大脑皮质兴奋区活动耗能超过一定界限后,大脑将出现早期疲劳,皮质反馈性地进入抑制状态,机体各项活动功能暂时降低。皮质反馈性抑制和功能下降,称为保护性抑制。保护性抑制是一种生理功能,它保护大脑皮质进入休息状态,脑细胞和组织得以恢复,以避免脑功能过度使用而出现衰竭。

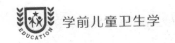

2.动力定型

若一系列的刺激总是按照一定的时间、一定的顺序先后出现,当重复多次以后,这种顺序和时间就在大脑皮质上"固定"下来,形成规律。每到一定时间,大脑就"知道"某种活动该干了,干起来很自然;每当前一个刺激出现,大脑就"知道"下面该干什么,提前做好了准备。这种大脑皮质活动的特性就叫"动力定型"。动力定型建立以后,脑细胞就能以最经济的消耗,收到最好的工作成效。

3.优势原则

人体大脑皮质各有分工,不同皮质分管相对应的活动。每个皮质区工作效率高低取决于皮质区是否具有良好的兴奋状态。若该区域兴奋占优势,将形成优势兴奋灶。优势兴奋灶不但兴奋性高于其他区域,而且还能吸收和抑制其他区域的兴奋以突出其兴奋优势,提高该皮质区大脑工作效率,这就是大脑优势原则。

大脑优势兴奋灶的形成主要与刺激性大小、兴趣、愿望、目的等因素有关。每天感受器官将大量信息传到大脑,但通常大脑有选择性地接受最强或最重要的、符合本身目的、愿望和兴趣的少数信息。因此,培养儿童的学习兴趣,强化教学刺激物,有助于产生优势兴奋灶,提高学习效果。

4.镶嵌式活动原则

人体进行某项活动时,大脑主管该活动的皮质功能区神经细胞处于兴奋状态,其他功能区则处于抑制和休息状态。随着活动性质的改变,大脑皮质的兴奋区和抑制区、工作区和休息区在空间结构、功能定位、时间分配等方面发生相应的轮换,称为镶嵌式活动。镶嵌式活动使各皮质区轮流处于兴奋和休息状态,大脑皮质可保持较长时间的工作。因此,在安排幼儿一日生活和教学活动时,应考虑将不同内容、不同性质、不同形式的活动进行交叉安排。

5.始动调节

大脑皮质的工作能力在刚开始时水平较低,经启动后逐渐提高,这一现象称为始动调节。始动调节产生的原因主要是神经细胞功能的启动以及其他器官系统的功能调节都需要一定的时间。始动调节现象在学日、学周、学期、学年开始时都可看到。因此,组织教学活动刚开始要有引入环节,以完成大脑的始动调节,逐步适应教学。

四、学前儿童神经系统特点及保健

（一）学前儿童神经系统的特点

1.神经系统发育迅速

（1）脑发育迅速

新生儿出生时，脑细胞在数量上已接近成人，但是脑组织的发育尚未完善，脑重量仅相当于成人的1/3。新生儿出生半年后，脑神经细胞数目不再增加，然而细胞的突起由短变长，分支由少变多（如图1-15），神经细胞的体积不断增大，神经纤维不断增长，由此脑的重量也随之迅速增加（如表1-1），脑的功能日趋成熟和完善，为学前儿童智力的发展提供了生理基础。所以，整个学前期是智力发展的重要时期。

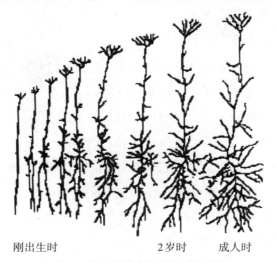

刚出生时　　　　　　　　　2岁时　　　成人时

图1-15　神经细胞的发育模式图

表1-1　不同年龄脑重量的变化

年龄	孕期7个月	新生儿	1岁	2岁	6岁	成人
脑重量/g	200~300	300~390	800~900	1000~1150	约1200	约1450

（2）神经纤维髓鞘化基本完成

髓鞘是套在突起表面的鞘膜，如同套在电线外面的绝缘层一样，能防止"跑电""串电"。神经纤维髓鞘的形成，对神经系统的活动有重要意义。在突起髓鞘还没有完全形成时，当外界刺激由神经传入大脑时，因无髓鞘相隔，兴奋还可传到临近的纤维，在大脑皮层内不能形成一个明确的兴奋区域，同时兴奋在无髓鞘的神经纤维中传导也比较慢，导致对外来刺激的反应慢而且不精确。如新生儿听到铃声会全身发抖等。到了

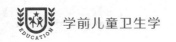

6岁以后,儿童大脑半球神经传导通路完成髓鞘化,对刺激的反应日益迅速、准确,条件反射的形成日益精确。这一阶段是儿童智力发展的重要阶段。

2.中枢神经系统的发育是先皮下,后皮质

新生儿出生时,脊髓和延髓基本发育成熟,这就确保了新生儿的呼吸、消化、血液循环和排泄等器官的正常活动。

1岁后,小脑迅速发育,3~6岁小脑逐渐发育成熟。所以,幼儿1岁左右步履蹒跚;3岁已能稳走、稳跑,但摆臂和迈步还不协调;5~6岁能准确协调进行各种动作,很好地维持身体平衡。

幼儿出生时大脑皮质发育尚不成熟,对外来刺激不能精确地进行传导和分化。大脑皮质的发育随着年龄的增长而逐渐发育成熟,3岁左右大脑皮质细胞体积不断增大,8岁时大脑皮质的发育基本接近成人。

3.大脑皮质兴奋占优势

学前儿童大脑皮质发育尚未完善,兴奋占优势,抑制过程形成较慢,但兴奋持续时间较短,容易泛化,主要表现为好动不好静,容易激动,注意力不易集中,容易随外界刺激而转移。自我控制能力较差,让他干什么,他乐于接受;让他别干什么就难了,因为"别干什么"是一种抑制过程。随着年龄的增长,大脑皮质的功能日趋完善,兴奋过程和抑制过程同步加强。兴奋过程的加强,使学前儿童睡眠时间逐渐减少;抑制过程的加强,使学前儿童逐渐学会控制自己的行为和较精确地进行各种活动,一般在7~8岁时儿童才能较好地控制自己的活动。

4.第一信号系统的发育早于第二信号系统

在6岁前,大脑中的语言中枢还没有完善,对第二信号——语言文字的反应尚未完善,左脑还没有定型,这个时期的孩子主要使用右脑观察和分析事物。他们直观形象模仿能力强,而对抽象概念思维能力差,容易对具体、鲜明、形象的事物感兴趣,并且注意维持的时间相对较长。因此,组织教育活动时,要让孩子在操作中学习,采用直观教学法,便于孩子理解和掌握。

5.容易疲劳,易受毒物伤害

学前儿童大脑皮质的神经细胞很脆弱,容易疲劳,需要较长时间的睡眠进行修整(如表1-2)。同时,大脑皮质也容易受到一些毒物的损害,如有机铅、汞、锡、铝、硫化氢、一氧化碳等都均可损害脑功能。

表1-2　不同年龄所需要的睡眠时间

年龄	新生儿	1岁	2岁	4岁	7~13岁	成人
睡眠时间/h	18~20	14~15	12~13	11~12	9~10	8

(资料来源:麦少美.学前卫生学[M].上海:复旦大学出版社,2005年版)

6.大脑需要充分的氧气和碳水化合物

在神经系统中,脑的耗氧量最高。幼儿脑的耗氧量为全身耗氧量的50%左右,成人为20%。因此,儿童脑的血流量占心脏输出量的比例较成人大。儿童脑组织对缺氧敏感,缺氧的耐受力较差。所以,保持空气新鲜对学前儿童神经系统的正常发育和良好功能状态的维持十分重要。

学前儿童脑组织对血液中的葡萄糖(血糖)变化十分敏感。儿童体内肝糖原的储备量少,饥饿时可使血糖过低,从而造成脑的功能活动紊乱。大脑活动需要的能量只有碳水化合物才能提供,所以学前儿童膳食中应摄入足量的碳水化合物。

7.自主神经发育不完善

学前儿童的交感神经兴奋性强,而副交感神经兴奋性较弱,如心率及呼吸频率较快,但节律不稳定;肠胃消化能力极易受到情绪影响。

(二)学前儿童神经系统的保健

1.保证合理的营养

研究显示,3岁儿童的大脑活跃程度是成人的两倍。儿童的脑细胞不断地生长发育和夜以继日地工作,对各种营养素如优质蛋白质、脂类、无机盐、维生素等的需求量相对比成人多。此外,大脑活动需要消耗大量的能量,需要富含碳水化合物的物质给予供给。若营养不良,将会影响脑细胞的分化和发育。

2.保证空气新鲜

儿童脑组织对缺氧十分敏感,对缺氧的耐受性差,一旦缺氧就会出现头昏、眼花、全身无力、烦躁等症状。因此,儿童生活的环境应保持空气新鲜,如居室要经常开窗通风换气,保证氧气的充分供应。另外,学前儿童的活动室在清扫时要防尘,避免尘土飞扬。

3.保证充足的睡眠

睡眠时脑组织能量消耗减少,脑组织需要的磷脂类等重要物质合成加速,脑垂体进行生长激素的分泌;同时,睡眠能使神经系统、感觉器官、肌肉等得到充分的休息。

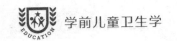

所以,学前儿童应该养成按时睡觉的好习惯,保证充足的睡眠。一方面要保证睡眠的时间,除保证夜晚睡眠外,还应保证午睡2~2.5 h;另一方面要保证睡眠的质量,睡前避免情绪紧张,也不宜吃得过饱过腻,睡眠时要环境安静,温度适宜。通常,年龄越小,需要睡眠的时间越长,托幼园所要妥善安排学前儿童的午睡环节。

4.制订和执行合理的生活制度

合理的生活制度就是要确保幼儿生活中的主要内容(进餐、睡眠、教育活动、游戏等)能合理交替。长期执行合理的生活制度,养成有规律的生活习惯(即形成动力定型),能使幼儿大脑皮质兴奋和抑制过程有规律地进行,更好地发挥神经系统的功能。每到一定的时间,大脑就"知道"该进行某种活动了,并做好了充分的准备。

第七节 学前儿童泌尿系统特点及保健

人体在新陈代谢过程中,不断产生二氧化碳、尿素、尿酸、水、无机盐等代谢最终产物。这些物质在人体内积存过多是有害的,必须及时排出体外。通过排泄器官把体内废物排出体外的过程叫排泄。

排泄的途径包括:肺排出二氧化碳和少量的水;皮肤通过汗液的分泌排出部分水、少量无机盐类和尿素;大部分代谢终产物由泌尿系统以尿液的形式排出。因此,泌尿系统是人体排出代谢产物和水的主要途径,它对保持人体内环境的相对稳定起着重要作用。

一、泌尿系统的组成与功能

泌尿系统由肾、输尿管、膀胱、尿道组成(见图1-16)。

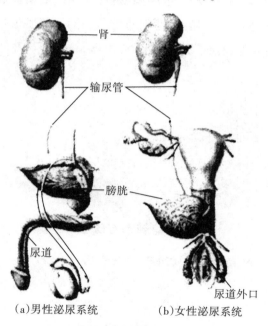

（a）男性泌尿系统　　（b）女性泌尿系统

图1-16 泌尿系统模式图

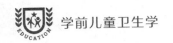

（一）肾脏

肾脏是人体最重要的排泄器官，它位于腹腔后壁，腰部脊柱的两侧，左右各一，重约300 g，形状似蚕豆。

当血液流经肾小球时，除红细胞、白细胞、血小板和大分子的蛋白质外，血浆中的部分水、无机盐、葡萄糖、尿素、尿酸等物质，都可以通过肾小球滤出到肾小囊中，形成原尿。原尿流经肾小管时，对身体有用的物质，如大部分的水分、葡萄糖、无机盐等，被肾小管重新吸收回血液，剩下的部分无机盐、水分及对身体有害的物质（尿素、尿酸）等，则经肾小管、集合管流入肾盂，形成尿液（终尿），完成泌尿功能。健康的人每天形成的原尿约150 L，而实际上每天排出的尿液只有1.5 L左右。

（二）输尿管

输尿管是一对输送尿液的肌性管道，长约30 cm，上端始于肾盂，下端开口于膀胱。输尿管壁由平滑肌组成，从肾盂向下不断蠕动把尿液源源不断地运到膀胱。

（三）膀胱

膀胱位于盆腔内，与输尿管、尿道相通，是储存尿液的肌性囊袋，其大小、形状、位置及壁的厚薄均随充盈程度、年龄和性别而有所不同。肾脏形成的尿液流入肾盂，通过输尿管流入膀胱暂时储存，成人储尿量为350~500 mL。

（四）尿道

尿道是膀胱通向体外的管道，起于膀胱，止于尿道外口。男性的尿道细长，长约20 cm；女性的尿道较短而粗，长3~5 cm。

◎ 拓展阅读

尿的颜色与健康

正常人的尿，因为含有尿黄素而呈淡黄色，但吃了某些药物或食物，尿的颜色就会有所改变。比如，吃了某些含有黄色素的药物或食物，像胡萝卜、维生素B、利福平、金霉素、痢特灵等，尿会变成黄绿色或黄褐色；患急性肾炎、肾结核、肾和膀胱肿瘤或结石时，由于尿中常常带有红细胞，尿液就会呈现淡红色或红色，也叫血尿；如果泌尿系统发生炎症，就会排出浑浊的脓性尿，尿又将呈现乳白色；某些正常的儿童，因磷酸盐类溶解在尿中，有时也会使尿浑浊而呈现乳白色。

除了尿的颜色,尿的数量也会因某些疾病而有所改变。一般正常人,一天一夜内尿量约 1500 mL,即三大碗左右。如果尿量多于 2500 mL,就叫多尿;夜间排尿显著增多,甚至超过白天的数量,称为夜尿。多尿或夜尿表示肾脏本身有病变或患有糖尿病。如果一昼夜内尿量少于 500 mL,称为少尿。少尿多见于急性肾炎、大失血、脱水、心力衰竭或休克的病人。要强调说明的是,上述数据是一般情况而言,不是绝对的。比如,大量饮进啤酒,尿量会显著增多;晚饭后饮进大量茶水,夜间尿量也将明显增加。

二、学前儿童泌尿系统特点及保健

(一)学前儿童泌尿系统的特点

1.肾功能差

新生儿出生时肾脏已能发挥一定的生理功能,但是幼儿肾脏的储备能力差,调节机制不够成熟,在喂养不当、疾病或应急状态时易出现肾功能紊乱。年龄越小,肾小管越短,其重吸收和排泄功能就越差,肾小球过滤率就越低,尿浓缩能力就越差,有大量水负荷时易出现水肿,经常处于负荷过重状态,一旦遇到疾病或应急情况则又容易出现脱水现象。

2.输尿管易感染

学前儿童输尿管长而弯曲,管壁肌肉及弹性纤维发育不全,紧张度较低,弯曲度大,因此,容易扩张、受压及扭曲,导致梗阻,造成尿流不畅,致使细菌容易在该处繁殖而诱发尿路感染。

3.膀胱贮尿机能差,排尿次数多而控制力差

学前儿童新陈代谢旺盛,尿总量较多,而膀胱容量小,黏膜柔弱,肌肉层及弹性纤维发育不完善,储尿功能差。所以,年龄越小,每天排尿次数越多,以后每次尿量逐渐增多,次数逐渐减少。出生后 1 周的新生儿每天排尿 20~25 次,1 岁时每天排尿 15~16 次,2~3 岁时每天排尿 10 次左右,4~7 岁时每天排尿 6~7 次。半岁以内,每次尿量约 30 mL,1 岁时约 60 mL,7~8 岁时约 150 mL。尿量的个体差异很大,受气温、疾病、运动及饮水量等因素的影响。

排尿是一种天生的反射活动,直接受脊髓和大脑皮层的控制。但是,由于幼儿中枢神经系统发育不完善,对排尿的调节能力差,故幼儿在 3 岁以前主动控制排尿能力较差,年龄越小,表现得越突出。尤其是幼儿在摄入大量食物或饮料、过度疲劳、环境

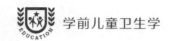

变化、精神刺激等因素的影响下,时常会出现尿裤子、尿床等现象。到2~3岁,幼儿主动控制排尿的能力才基本完善。到5岁左右,尿床的现象通常会自然消失。

4.尿道短,易感染

学前儿童尿道较短。新生男孩尿道长5~6 cm,生长速度缓慢,直至青春期才显著增长;女孩尿道更短,刚出生时仅1~3 cm,15~16岁时才增长至3~5 cm。

学前儿童尿道黏膜柔嫩,弹性组织发育不完全,尿道黏膜容易损伤和脱落。而且女孩的尿道开口接近肛门,不注意保持外阴部的清洁就容易发生尿道感染而引起炎症。男孩尿道虽然较长,但感染后,细菌可以经尿道上行到膀胱、输尿管、肾脏,引起膀胱炎、肾盂肾炎等。

(二)学前儿童泌尿系统保健

1.培养儿童定时和及时排尿的习惯

教师应注意培养学前儿童定时和及时排尿的习惯,不要让小儿长时间憋尿。如果经常憋尿,不仅会使膀胱失去正常的生理功能,难以及时清除废物,还容易发生泌尿道感染。在集体活动前及睡觉之前提醒学前儿童排尿,养成习惯,但必须掌握好时间间隔,不要频繁提醒学前儿童排尿,以免形成尿频。

2.供给充分的水分

每天让学前儿童喝适量的水,不仅能够满足机体新陈代谢的需要,还能够使体内的代谢产物及时随尿液排出体外。其次,通过排尿还能起到清洁尿道的作用,从而减少泌尿道感染。

3.保持会阴部卫生,防止泌尿道感染

(1)让学前儿童养成每晚睡前清洗外阴的习惯。清洗时要用专用的毛巾、洗屁股的盆,毛巾和盆都要经常消毒。

(2)教育学前儿童不要坐地,特别是女孩。1岁后,活动自如的幼儿,不论男孩还是女孩,不要穿开裆裤。

(3)教会学前儿童大便后擦屁股要从前往后擦,以免粪便中的细菌污染尿道。

(4)托幼园(所)的厕所、便盆应每天清洗、消毒。

第八节 学前儿童生殖系统特点及保健

一、生殖系统的组成与功能

生殖系统的主要功能是产生生殖细胞、繁殖后代和分泌性激素以维持性的特征。生殖系统根据性别分为男性生殖系统和女性生殖系统。

（一）男性生殖系统

男性生殖系统（见图1-17）包括内生殖器和外生殖器两个部分。内生殖器包括睾丸、附睾、输精管、射精管及附属腺等，外生殖器包括阴囊和阴茎。

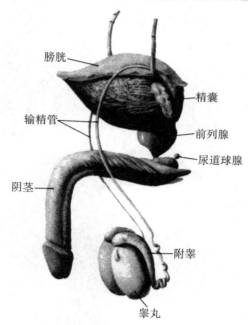

图1-17 男性生殖系统图

1.睾丸

睾丸的主要功能是产生精子和分泌男性激素，前者与卵子结合而受精，是繁殖后代的重要物质基础，后者则是维持男性第二性征（副性征）的重要物质。

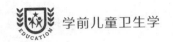
2.附睾

附睾呈半月形,左右各一个,紧贴在睾丸的背面。它的近端与睾丸的输出管相连,远端连接输精管。附睾既是输送精子的通道,又是贮存精子的器官。睾丸产生的精子被运送到附睾贮存,2周后精子发育成熟。此外,附睾还具有吸收衰亡精子的功能。

3.阴囊

阴囊的主要功能是调节温度,保持睾丸处于恒温环境(35 ℃左右)。阴囊皮肤薄而柔软,含有丰富的汗腺和皮脂腺。在寒冷时,阴囊收缩使睾丸上提接近腹部,借助身体热量而提高温度;在炎热时,阴囊松弛使睾丸下降,拉长与腹部的距离,同时分泌汗液以利于阴囊内热量散失,使睾丸温度下降。若阴囊出现问题,恒温环境受到破坏,则不利精子的生成和发育,影响精子的质量。

4.阴茎

阴茎是男性外生殖器的主要部分之一。常态下,成年人阴茎长7.4 cm,直径约2.6 cm,勃起时长度可增加1倍。阴茎的长度与身高无关。过于肥胖的人,阴茎可能短些,这与其有丰厚的脂肪遮盖有关。

(二)女性生殖系统

女性生殖系统(图1-18)由子宫、输卵管、卵巢、前庭小腺、前庭大腺等组成。

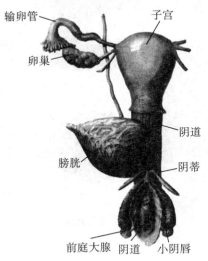

图1-18 女性生殖系统图

1. 子宫

子宫位于骨盆腔内,在膀胱与直肠之间,形状似倒置的梨子,前后略扁。子宫的重要功能就是产生月经和给胎儿提供生长发育的场所。

2. 输卵管

输卵管是输送卵子的弯曲管道,长为10~12 cm,连于子宫的两侧。它执行卵子的运送、受精、营养和胚胎的发育功能,分娩时子宫收缩使胎儿及附属物娩出。

3. 卵巢

卵巢呈卵圆形,左右各一。它的功能是产生成熟的卵子和分泌女性激素(雌激素和孕激素)。雌激素能促进女性生殖器官的生长发育和第二性征的出现。孕激素(也称黄体酮)能促进子宫内膜的生长,从而保证受精卵的植入和维持妊娠。

二、学前儿童生殖系统的特点及保健

(一)学前儿童生殖系统的特点

儿童生殖系统的发育是非常缓慢的,到青春期才迅速发育。男性儿童1~10岁期间睾丸长得很慢,其附属物相对较大,阴茎的海绵体腔较小,包皮包住龟头,包皮口狭窄,包皮系带粘连。女性的卵巢滤泡在胎儿出生后几个月已经成熟,只在性成熟后才开始正常排卵。

新生儿出生后,母体性激素下降,而幼儿本身性腺未发育,没有或很少有雌激素的刺激作用,因而生殖系统没有特殊的发育,只是在儿童身体生长中按比例地增长。

(二)学前儿童生殖系统的保健

1. 保持外生殖器的卫生

要注意保持婴幼儿生殖器官的清洁卫生,让婴幼儿穿封裆裤;擦大便时要自前向后擦;经常用流动水清洗外阴,女孩要注意从前往后清洗,最后清洗肛门;勤换洗内裤。

2. 早发现生殖器官异常情况

婴幼儿生殖器官发育异常较多见于男孩,男孩常见的生殖系统疾病有隐睾和包皮过长等。睾丸是重要的男性生殖器官,它产生雄激素和精子。一般胎儿期,睾丸位于腹腔中。随着孕期增长,睾丸逐渐下降,孕9个月时可降入阴囊内,因此,出生后大多都能在孩子的阴囊内触摸到两个花生米大小的东西,这就是睾丸。只有极少数(约占3%)阴囊里空空如也,但也会在出生后1~2个月能被摸到。假如幼儿出生3个月后,一侧或两侧的阴囊仍是空的,就应诊断为隐睾症。切莫小看隐睾症,它不仅不能产生精子,成年后易丧失生育能力,而且可能会癌变,危及人的生命,故宜及早发现并予以手术治疗。

3.衣服应宽松适度

婴幼儿着装应宽松适度,尤其是内衣裤须宽松,以纯棉质地为最优。男孩内裤、外裤都要宽松,尽量避免穿紧身牛仔裤,尤其在高温季节,过紧的衣裤容易导致局部温度过高,从而影响睾丸的正常发育。

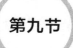

第九节　学前儿童内分泌系统特点及保健

内分泌系统(见图1-19)是人体重要的调节系统,主要包括垂体、甲状腺、肾上腺和胸腺等组织。其主要作用是调节新陈代谢,维持内环境的稳态,促进组织细胞分化成熟,保证各器官的正常生长发育和功能活动,调控生殖器官的生长发育及生殖活动等。

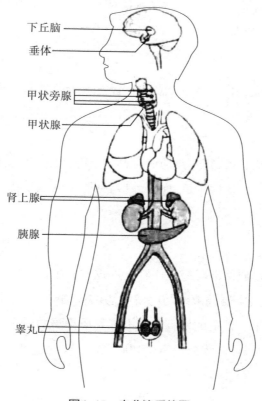

下丘脑
垂体
甲状旁腺
甲状腺
肾上腺
胰腺
睾丸

图1-19　内分泌系统图

一、内分泌系统的组成与功能

(一)垂体

垂体位于颅腔底部,受下丘脑控制,是人体最重要的内分泌器官,出生时已发育良好,其重量有很大的个体差异。垂体一般在4岁以前及青春期生长最为迅速,机能也较活跃。脑下垂体受下丘脑控制,能分泌多种激素,支配着甲状腺、肾上腺、性腺的活动,同时维持这些腺体的正常发育。

脑下垂体前叶分泌的生长激素,是从出生到青春期影响生长最重要的内分泌激素,其控制人体生长发育,促进蛋白质合成、全身软骨增生和所有组织生长,促进细胞增大增多。生长激素的昼夜分泌并不均匀,夜间入睡后,生长激素才大量分泌。此外,脑垂体分泌的抗利尿激素有促进肾小管对水的重吸收作用,从而使尿液浓缩,夜间尿量减少。婴幼儿抗利尿激素分泌量较少,夜间排尿次数多。

成年以后若生长激素分泌过多,身高虽不能再增长,但短骨会进一步生长,使肢体尖端部分肥大,称为"肢端肥大症"。

(二)甲状腺

甲状腺是人体最大的内分泌腺,位于气管上端甲状软骨的两侧。甲状腺在幼儿出生时已经形成,以后逐渐生长,到14~15岁时腺体发育最快,机能也达到最高峰,质量达20~40 g。

甲状腺分泌的甲状腺素,其主要功能有调节新陈代谢、兴奋神经系统、促进骨骼的生长发育,并对软骨骨化、牙齿生长、面部外形、身体比例、脑细胞生成与成熟等方面产生广泛的影响。

(三)肾上腺

肾上腺由皮质及髓质两部分组成。肾上腺皮质分泌糖皮质类固醇、盐皮质类固醇以及雄激素。这些激素主要调节水与电解物质的代谢与平衡,调节糖与蛋白的代谢,调节性器官的发育与第二性征的发育。肾上腺髓质分泌的激素与血压的升高、淋巴系统及心血管系统的兴奋、体温维持都有密切联系。

(四)胸腺

胸腺是一个特殊的器官,它既是人体免疫系统的中枢免疫器官,又是内分泌系统的一个腺体。它位于胸骨后面,紧靠心脏,呈灰赤色,扁平椭圆形,分左、右两叶,由淋巴组织构成。青春期前期发育良好,青春期后逐渐退化并为脂肪组织所代替。它是T细胞分化、发育、成熟的场所,还可以分泌胸腺激素及激素类物质。

二、学前儿童内分泌系统的特点及保健

(一)学前儿童内分泌系统的特点

1.脑垂体分泌较多生长激素

婴幼儿的睡眠时间较长,脑垂体分泌的生长素较多,加速了骨骼的生长发育。如果儿童睡眠时间不够,睡眠不安,生长激素的分泌减少,就会影响身高的增长。

儿童期若生长激素分泌不足,则生长迟缓,身材矮小(但身体各部分比例匀称),甚至会患侏儒症。患侏儒症的小儿,出生时多为正常,2岁以后逐渐显出生长迟缓,年龄越大,差距越明显,除身材矮小,出牙、囟门闭合也明显延迟;智力基本正常。反之,儿童期若脑垂体机能亢进,生长激素分泌过多,则生长速度过快,甚至会患巨人症。

2.甲状腺分泌不足居多

甲状腺能分泌甲状腺素,而碘是合成甲状腺素的主要成分。学前期,若甲状腺机能不足,可发生呆小症(又称克汀病),主要表现为身材矮小,且下部明显短于上部,并有不同程度的听力和言语障碍,基础代谢过慢;若甲状腺分泌激素过多(甲状腺功能亢进,简称甲亢),会使中枢神经系统的兴奋性及感受性增高,影响自主神经系统时,即出现心跳呼吸加快、出汗较多、情绪易激动等,基础代谢就过于旺盛。婴幼儿患甲亢较成人少得多,患者多在6岁以上。

3.幼年时胸腺发育不全会影响免疫功能

由骨髓生成的淋巴干细胞在胸腺素的作用下才具有免疫功能。幼年时,如果胸腺发育不全,会影响机体的免疫功能,以致反复出现呼吸道感染或腹泻等疾病。

(二)幼儿内分泌系统的保健

1.保证充足的睡眠,促进生长发育

婴幼儿应养成良好的睡眠习惯,按时睡觉,按时起床,以保证夜间生长激素的正常分泌,促进婴幼儿生长发育。若婴幼儿睡眠不足,或是睡眠质量不佳,生长激素分泌则减少,生长发育即会减缓。成人应根据婴幼儿的身心发展特点,合理安排一日的生活制度,劳逸结合,才能有效促进婴幼儿内分泌系统的正常发育。

2.合理膳食,防止碘缺乏症

合理的营养能促进婴幼儿内分泌腺功能的提高。碘是合成甲状腺素的必要原料,如果饮食缺碘,甲状腺素合成减少,甲状腺体将出现代偿性肿大,使患者颈部粗大(俗称"大脖子病")。甲状腺分泌不足也会导致婴幼儿甲状腺功能不全,引起疾病。我国

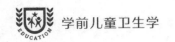

很多地区属内陆地区,土壤和水中缺碘,食用碘盐可有效防止幼儿因碘不足而影响甲状腺素的分泌。婴儿补碘应在医生指导下进行。

3.切忌盲目服用营养品,防止性早熟

如今成人对孩子的身心发展都颇为紧张,常常会为了给孩子补充营养,而让孩子服用营养品。但市面上的有些儿童营养品成分并不明确,有的虽然只含有微量激素,但若长期服用,也有可能积聚于体内,引发孩子"性早熟"。因此,对于生长发育正常的儿童,只需注意保证饮食的营养平衡,不必吃营养保健品。

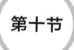

第十节　学前儿童感觉器官特点及保健

人体与外界环境发生联系,并感知周围事物的变化,主要是通过感觉器官来实现的。人体的感觉器官包括眼、耳、鼻、舌和皮肤。

一、眼

眼由眼球及其辅助结构组成。眼球是一个球形器官,由眼球壁和眼内容物构成。眼球能够接受光的刺激,并将这种刺激转变为神经冲动,使大脑视觉中枢产生视觉。眼的辅助结构位于眼球周围,包括眼睑、结膜、泪器、眼肌、眉、睫毛等,对眼球具有保护、运动和支持作用。

(一)学前儿童眼的特点

1.眼球的前后距离较短,呈远视状

学前儿童的眼球前后距离较短,所以物体成像于视网膜后面,呈生理性远视。随着眼球的发育,眼球前后距离变长,一般在5岁左右可达正常视力。

2.晶状体弹性好,调节能力强

由于学前儿童晶状体弹性好,具有很强的调节能力,所以能看清距离很近且细小的物体。但长时间近距离看物体,会使睫状肌过度紧张而疲劳,引起近视。

3.玻璃体的透明度大,视力较敏锐

学前儿童的玻璃体透明度大,所以视力较成人敏锐(视物清晰)。辨色力一般在1岁时出现,3岁时已发育完全,但最初只能辨别红、蓝、绿等基本颜色,对相近的颜色还不能清楚地分辨,必须通过训练来发展辨色能力。

◎ 拓展阅读

如何识别儿童常见眼病和视力异常?

(1)眼红,持续流泪,分泌物多。

(2)瞳孔区发白应高度警示,要尽早去眼科检查。

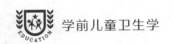

（3）不能追视，视物距离过近，眯眼，频繁揉眼，畏光或双眼大小明显不一致。

（4）眼位偏斜，总是歪头视物，眼球震颤。

（二）学前儿童眼的保健要点

1.养成良好的用眼习惯

阅读时，保持正确的坐姿，不能躺着看书，也不能离得太近；不要在光线太强或太暗的环境下看书、画画；看电子屏幕要有节制；用眼一段时间后，应适当去户外活动，放松眼部。

2.注意眼部安全和卫生

教育幼儿不要用脏手擦眼睛，毛巾要专用，保教人员要定期对其物品消毒，保持清洁；用流动的水洗手、洗脸，以防眼疾；使用剪刀等尖锐物品时要小心，以防伤害眼睛。

3.定期检查视力

学前期是视觉发育的关键时期，也是预防和治疗视觉异常的最佳时期，所以要定期检查学前儿童的视力，以便及时发现，及时矫治。

👆学习研究

儿童为什么要做定期眼睛检查

1.眼外观上无异常的表现；

2.儿童不会表达，或单眼视力异常，另一眼正常，不易觉察；

3.有些眼病从小就有，宝宝没有看清晰的体验，也不会有看不清的表现。

只有通过定期的眼科检查才能及早发现眼睛异常。每个年龄段都有眼保健重点，从宝宝出生就应该开始做定期的筛查。

二、耳

耳由外耳、中耳和内耳三部分组成（图1-20）。外耳包括外耳道和耳郭，中耳包括鼓膜、鼓室和3块听小骨，内耳包括半规管、前庭和耳蜗。外耳和中耳负责传导声波，内耳是听觉器官的主要部分。

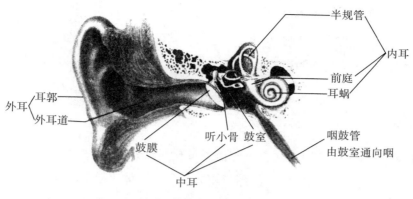

图1-20　耳的构成

（一）学前儿童耳的特点

1.外耳道壁未完全骨化和愈合

学前儿童的耳正在发育过程中，5岁前，外耳道壁还未完全骨化和愈合，因此，如果一旦发生感染，容易扩散到附近其他组织或器官；直到10岁，外耳道壁才骨化完成；12岁时听觉器官发育完全。此外，学前儿童耳廓的皮下组织少，皮肤与鼓膜相连，外耳道炎性肿胀往往会引起剧痛。

2.咽鼓管粗短，倾斜度小

学前儿童的咽鼓管较成人的粗短，且位置水平，因此，咽部感染后，病原体容易从鼻咽部沿咽鼓管进入鼓室，引起中耳炎。

3.耳蜗感受性强

学前儿童耳蜗的感受性强，听觉比成人敏锐。

（二）学前儿童耳的保健

1.严禁用锐利的工具给学前儿童挖耳

挖耳可能引起外耳道感染，造成外耳道和鼓膜损伤，以及导致耳朵疼痛、脑部炎症。

2.避免噪声的影响

教育学前儿童听到过大的声音时要张嘴、捂耳，以免声音过大震破鼓膜，影响听力。

3.慎用药物

庆大霉素、卡那霉素等耳毒性抗生素会损害耳蜗，可导致感音性耳聋。

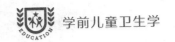

4.发展学前儿童听觉能力

学前儿童耳蜗的感受性强,因此,可适当对其进行听力训练,促进学前儿童听觉的分化,学会分辨细微、复杂的声音。

三、鼻

人体有左右两个鼻腔,这两个鼻腔借着鼻孔与外界相通,中间有鼻中隔,鼻中隔表面的黏膜与覆盖在整个鼻腔内壁的黏膜相连。鼻是人体重要的嗅觉器官,鼻腔上部的黏膜里,有丰富的嗅觉感受器。这些嗅觉感受器可以感受到各种不同气味的刺激,产生行为,并由嗅神经传入大脑,引起嗅觉。

(一)学前儿童鼻的特点

学前儿童的嗅觉较成人更敏锐,但分辨力差。随着年龄的增长,分辨力逐渐增强。

(二)学前儿童鼻的保健

1.发展嗅觉辨别能力

学前儿童的嗅觉较成人更敏锐,但对气味的分辨力差。因此,应通过各种活动引导幼儿认识各种不同味道的物质,以及辨别其散发的气味,发展学前儿童的嗅觉能力。

2.养成良好的卫生习惯

引导幼儿讲卫生,保持鼻腔清洁通畅,不用手挖鼻孔,不向鼻孔中塞入异物。

3.预防感冒

学前儿童感冒时可引起鼻黏膜肿胀,这会损伤鼻腔内的嗅觉细胞,使嗅觉减退,严重时可造成持久性的嗅觉障碍。

四、舌

味觉的感受器是味蕾,主要分布在舌表面和舌缘,口腔和咽部黏膜的表面也有散在分布。味蕾接受食物的刺激后产生兴奋,通过神经传入大脑中枢后,产生味觉。

(一)学前儿童舌的特点

新生儿已有良好的味觉,从出生后就能辨别溶液的滋味。舌可感知酸、甜、苦、咸四种基本味道。其中,对酸味最敏感的是舌两侧,对甜味最敏感的是舌尖,对苦味最敏感的是舌根,对咸味最敏感的是舌尖和舌两侧。

（二）学前儿童舌的保健

1.饮食清淡少盐

婴幼儿的味蕾在舌面的分布比成人更广,味觉更敏感、更丰富,成人不应以自己的喜好或标准为孩子选择和制作食物,以及少给幼儿吃零食。否则,幼儿容易形成过重口味,容易挑食,也不利于营养均衡和健康成长。

2.发展味觉辨别能力

提供给幼儿品种多样、造型美观的饮食,引起幼儿的视觉和味觉冲击,提高幼儿认识各种不同味道的物质及辨别味觉的能力。

五、皮肤

皮肤由表皮层、真皮层、皮下组织和附属物组成。皮肤覆盖在身体表面,具有保护、排泄、调节体温和感受外界刺激的作用,是人的身体器官中最大的器官。

（一）学前儿童皮肤的特点

1.保护功能差

学前儿童皮肤薄嫩,真皮结缔组织和弹性纤维发育差,导致表皮与真皮的联系不紧密,表皮容易脱落。

2.调节体温功能差

学前儿童皮肤中的毛细血管丰富,血管管腔相对较大。和成人相比,每单位面积皮肤上的血流量较多,容易散热,并且,皮肤的表面积也更大,散热更多。但汗腺发育不完善,神经系统对血管运动的调节不灵活。

3.吸收力和渗透力强

学前儿童皮肤表皮薄嫩,血管丰富,有较强的吸收力和渗透力。

（二）学前儿童皮肤的保健

1.培养学前儿童良好的卫生习惯

皮肤表面的皮质和汗液,一方面利于细菌生长繁殖,另一方面积聚过多会堵塞毛孔而影响身体代谢。因此,要培养学前儿童良好的盥洗习惯,勤洗头、洗澡、洗手、剪指甲,保护皮肤清洁。

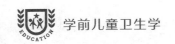

2.组织户外活动锻炼

应当经常组织学前儿童进行户外活动,增强体质。同时多接受阳光、空气、温度等的刺激,提高皮肤对环境冷、热的适应能力。户外运动前应垫汗巾,出汗后及时擦干,避免受凉。

3.使用儿童皮肤适宜的产品

学前儿童皮肤通透性强,吸收力和渗透力强,为保护儿童的皮肤,不要给幼儿使用带有刺激性的护肤品;给幼儿涂抹药物时,也应注意药物的浓度和剂量等,并妥善放置和处理化学药剂和化妆品;选用质地柔软、透气、不掉色的衣物。

✐ 本章小结

1.学前儿童运动系统、消化系统、呼吸系统、循环系统、神经系统、泌尿系统、生殖系统和内分泌系统的共同保健要点:组织适宜的体育锻炼和户外活动;提供充足的营养;保证充足的睡眠,促进生长发育等。

2.学前儿童眼的保健要点:养成良好的用眼习惯;注意眼部安全和卫生;定期检查视力。

3.学前儿童耳的保健:严禁用锐利的工具给学前儿童挖耳;避免噪声的影响;慎用药物;发展学前儿童听觉能力。

4.学前儿童鼻的保健:发展嗅觉辨别能力;养成良好的卫生习惯;预防感冒。

5.学前儿童舌的保健:饮食清淡少盐;发展味觉辨别能力。

6.学前儿童皮肤的保健:培养学前儿童良好的卫生习惯;组织户外活动锻炼;使用儿童皮肤适宜的产品。

◉ 思考与实训

1.举例说明学前儿童各系统的保健要点。

2.请按照巴氏刷牙法进行正确刷牙,并思考如何引导不同年龄的幼儿正确刷牙。

3.观察记录幼儿教师及保育园的一日保育工作,分析哪些行为有利于幼儿身体各系统的发育。

如何正确地刷牙？

刷牙时需要注意哪些呢？你有过这些刷牙误区吗？如冷水刷牙、太过用力、横刷、刷牙时间太短等。

下面介绍两种刷牙法。

1.水平颤动刷牙法

水平颤动刷牙法也叫巴氏刷牙法（图1-21），多用于成人。

刷牙时，要选择合适的牙刷，将刷毛与牙长轴呈45°角，刷毛头指向牙龈方向，刷头放于牙颈部，使牙刷部分刷毛进入龈沟和邻间区（也就是通常所说的牙缝），部分刷毛压于龈沿上，在前后方向短距离来回颤动10次左右，颤动时牙刷仅移动1~2 mm。

每次刷2~3个牙，然后移动牙刷至下一组牙齿，注意每组有重叠放置，重复拂刷。刷上下前牙时，竖起刷头即可。刷咀嚼面时，刷毛应紧压咬合面，使毛端深入裂沟区，作短距离的前后颤动。按一定顺序将全口牙的内外侧面和咬合面刷干净，包括最后一颗牙的后面。

每日早晚刷牙两次为最佳。为了确保刷牙质量，每次刷牙至少要3~5 min，以口腔、牙面不滞留食物残渣为准。晚上睡前刷牙更为重要，因为它能清除当日三餐积存于牙齿上的食物残渣。否则，在夜间睡眠状态下，口腔内易滋生细菌，污物与唾液的钙盐沉积形成菌斑及牙石，日久便会发生龋齿及牙周病。

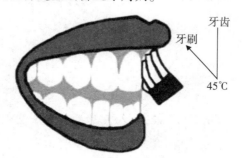

图1-21 Bass刷牙法

每次刷牙后必须用清水把牙刷清洗干净并甩干，将刷头朝上置于通风干燥处。应注意，牙刷使用时间长了，刷毛就会弯曲蓬乱甚至脱落，减弱了洁齿能力。因此，必须每3个月更换一把牙刷，切忌几个人合用一把牙刷。

2.圆弧刷牙法

圆弧刷牙法也叫Fones刷牙法（图1-22），多用于儿童。

刷牙要领：在闭口即上下牙咬在一起时，将牙刷放入口腔前庭（牙弓与唇、颊之间的空隙),刷毛轻微接触上颌最后磨牙的牙龈区,用较快、较宽的圆弧动作,较小的压力从上颌牙龈拖至下颌牙龈。前牙切沿对切沿接触,牙刷作连续的圆弧形颤动,舌侧面与腭侧面需往返颤动,由上颌牙弓到下颌牙弓。

上下牙咬在一起时,将牙刷放入
口腔前庭,用圆弧动作刷后牙区

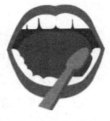

前牙切沿对切沿接触,牙刷作连续的圆弧颤动,舌侧面与
腭侧面需往返颤动,由上颌牙弓到下颌牙弓

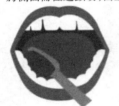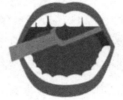

图1-22 Fones刷牙法

参考文献

1.杨壮来,王滨.人体解剖学[M].北京:人民军医出版社.2012.

2.郑黎明.人体解剖学[M].上海:复旦大学出版社,2008.

3.何大庆,魏劲波.解剖生理学[M].武汉:湖北科学技术出版社,2007.

4.褚世居,刘求梅.正常人体结构[M].郑州:河南科学技术出版社,2012.

5.曾志成,刘学政.人体解剖学[M].北京:人民卫生出版社,2007.

6.石林.健康心理学[M].北京:北京师范大学出版社,2013.

7.张雅芳,高振平,张书琴.人体解剖学第10版[M].长春:吉林科学技术出版社,2009.

8.贾俊海,金雯.循环系统[M].镇江:江苏大学出版社,2018.

9.孙德英,李辉勤,左英.正常人体结构与生理学[M].北京:中国医药科技出版社,2019.

10.夏阳,尧德中.神经信息学基础[M].成都:电子科技大学出版社,2015.

11.李富玉.人体健康地图[M].青岛:青岛出版社,2007.

12.常学辉.人体使用手册[M].天津:天津科学技术出版社,2018.

13.陈蔚红.学前儿童卫生与保健[M].北京:中央广播电视大学出版社,2011.

14.卢红飞.浅浅的医学知识 儿童常见病科普加油站 口腔篇[M].广州:华南理工大学出版社,2019.

15.许妮娜.幼儿园社会教育活动指导[M].北京:北京邮电大学出版社.2014.

16.夏强.人体生理学.杭州:浙江大学出版社,2011.

第二章

学前儿童生长发育及健康评价

⚙ **学习目标**

- 了解学前儿童心理健康的标志。
- 理解影响学前儿童心理发展的因素。
- 学习学前儿童心理行为问题的一般处理方法。
- 掌握学前儿童常见心理行为问题及干预。

📖 学习重难点

- 重点:学前儿童心理健康的标志和心理行为问题的一般处理方法。
- 难点:学前儿童常见心理行为问题及干预。

🚀 案例破冰

尚尚和牛牛①

　　尚尚和牛牛是一对表兄弟,两人同是5岁,从小一起长大。尚尚长得瘦瘦的,吃饭挑食,不爱吃蔬菜,个子略高,而牛牛长得很壮实,胃口很好,爱吃肉,个子略矮;尚尚动手能力强,插积塑、拼积木又快又有创意,而牛牛能言会道,描述事物时语言流畅、词汇量丰富,还擅长模仿与表演。尚尚的妈妈和牛牛的妈妈是亲姐妹,尚尚妈妈看上去瘦瘦高高,牛牛妈妈有点矮胖。请问:你们从尚尚和牛牛的成长中发现了什么呢?

---

① 王东红,程少根,张晴.幼儿卫生学[M].南京:南京师范大学出版社,2018.39.

第一节　学前儿童生长发育

人的生长发育指人体从受精卵到成人的成熟过程。人体在生长发育过程中,生长与发育两者有着相互依存的紧密关系。

生长是指细胞的繁殖和增大,细胞间质增加,属量变,表现为组织器官、身体大小、长短、重量的增加。幼儿期的生长是非常明显的,幼儿身体各方面均具有显著的变化。

发育是指身体组织的功能分化和演进,属质变,表现为体力、智力、心理、情绪和运动技能行为的发展完善。幼儿期的发育十分迅速且显著。

一、学前儿童生长发育的特点

根据解剖、生理及心理发育特点,一般将学前儿童的生长发育划分为以下五个阶段。

(一)胎儿期

从受孕到分娩前的280天(约40周),称为胎儿期。特点:(1)胎内前3个月称胚胎期,各系统器官在这个时期末几乎都基本分化形成;中间3个月为内脏器官发育更趋完善时期;后3个月为四肢发育更加迅速时期,体重迅速增加。(2)胎儿完全依赖母体生存,如母体营养不良、感染或不良环境等因素,可导致宫内发育迟缓,损害胎儿大脑和其他重要组织器官,导致功能障碍等。

(二)新生儿期

从胎儿分娩到刚满28天为新生儿期。特点:从宫内依赖母体生存到出生后适应宫外环境,要经历身体各系统解剖和生理功能上的巨大变化,是生命最脆弱的时期。新生儿期的保育要注意保暖、喂养、护理和预防感染等方面。

1.保暖

新生儿的体温调节功能较差,所以应根据气温的变化随时调节室内温度和衣服包裹。保持新生儿居室内的温度恒定在20~24℃,湿度在55%~65%。新生儿的穿衣盖被要适度,以手脚温暖、不出汗,体温在36~37℃为宜。同时要注意通风,保持空气新鲜。

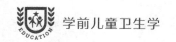

2.喂养

积极提倡母乳喂养,采用合适的哺乳姿势。新生儿于出生后的30 min内清理呼吸道,揩干头面部和躯干的羊水、血迹,断脐后立即将新生儿裸体抱放在母亲(产妇)胸前,帮助新生儿含吮到乳头并按需哺乳。确实因各种原因无法进行母乳喂养的,可用代乳品喂养。

3.脐部和皮肤黏膜的护理

加强新生儿脐部护理。脐带和脐窝要保持清洁干燥,防止尿液、粪便污染,可用75%的乙醇棉棒从脐根部由内向外环形消毒。

保持新生儿皮肤清洁。沐浴时,房间温度应保持在27~28℃,水温在38~42℃,先放冷水,然后再放热水调试,最好用水温表测温度,如不具备可用肘部皮肤试水温,以不烫为好。沐浴应在哺乳前后1~1.5 h进行。

4.预防感染

新生儿机体抵抗力差,易发生呼吸道和消化道感染,为防止感染,应尽量避免亲友探望、拥抱。注意护理人员的个人卫生,护理新生儿、哺乳、换尿布都应提前清洁手部。同时,应做好疾病筛查和预防接种工作,以降低新生儿的发病率和死亡率。

(三)婴儿期

出生后1周岁为婴儿期。特点:(1)生长发育极其旺盛,因此对营养的需求量相对较高,但消化和吸收功能尚未发育完善,若喂养不当,营养供给不足,易发生营养缺乏性疾病和生长发育落后,也易发生消化不良。(2)从母体得到的免疫抗体于出生后6个月逐渐消失,而主动免疫功能尚未成熟,易患感染性疾病,应按时进行各种免疫接种。

(四)幼儿前期

1~3岁为幼儿前期,亦称托儿所年龄期。特点:(1)体格生长速度较婴儿期缓慢,食物已转换为固体,如果不注意均衡膳食和供给充足的营养,仍易发生体重增长缓慢,甚至营养不良。(2)神经、精神发育较迅速,语言、动作能力和情绪行为明显发展,培养良好的行为习惯非常重要。(3)活动范围扩大,缺乏对危险事物的识别能力、自身保护意识和能力,容易发生意外伤害和中毒,应注意预防。(4)活动范围增加,接触感染的机会增多,必须注意预防传染病。

(五)幼儿期

3~7岁为幼儿期,亦称幼儿园年龄期。特点:(1)身高、体重的增长减慢。(2)神经发育迅速,是性格形成的关键时期。动作发育协调,语言、思维、想象力成熟,词汇量增加,急于用语言表达思想,遇到困难易产生怀疑。(3)免疫功能逐渐发育成熟,活动和锻炼增多,体质渐强。4.5~6岁时,乳牙开始松动脱落,恒牙依次萌出;若不重视口腔卫生,则易发生龋齿。

二、学前儿童生长发育的规律

生长发育不论在总的速度上还是各器官、系统的发育顺序上,都遵循着一定的规律。

(一)学前儿童生长发育的连续性

幼儿期的生长发育是一个机体由量变到根本质变的复杂、统一、完整且连续的动态过程。

(二)学前儿童生长发育的阶段性

机体在0~7岁期间分胎儿期、新生儿期、婴儿期、幼儿前期和幼儿期五个生长发育阶段。每个阶段都有其独有的特点,且在各阶段间呈有规律的交替和衔接。前一个阶段会为后一个阶段打下必要的基础。如果某一个阶段的生长发育受阻,势必会影响下一个阶段的生长发育。例如,婴儿3个月左右会翻身,6个月左右会坐,9个月左右会爬,1岁左右会走,即必须先会站立才能学会行走。

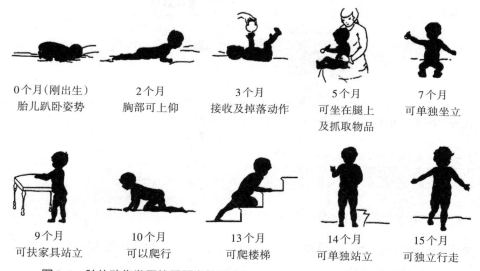

| 0个月(刚出生) | 2个月 | 3个月 | 5个月 | 7个月 |
| 胎儿趴卧姿势 | 胸部可上仰 | 接收及掉落动作 | 可坐在腿上及抓取物品 | 可单独坐立 |

| 9个月 | 10个月 | 13个月 | 14个月 | 15个月 |
| 可扶家具站立 | 可以爬行 | 可爬楼梯 | 可单独站立 | 可独立行走 |

图2-1　肢体动作发展的重要发展顺序(Oates,1994,p.217,引自Shirley,1933)

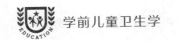

(三)学前儿童生长发育的程序性

幼儿身体各部分的生长发育有一定的程序,需遵循由头到脚、由粗到细、由近到远、由简单到复杂和由低级到高级等的发展过程。

📚 学习研究

某位新妈妈发现她的宝宝在3个月左右会翻身,在6个月左右会坐,在9个月左右会爬,在1岁左右会站立。妈妈不禁好奇:宝宝怎么突然就会翻身了,过了几个月怎么突然就会坐会爬了?

分析:婴幼儿的发展从开始细小的量的变化,到显著的质的变化,是一个连续的、阶段性和程序性的过程,并有着相对稳定的规律。

(四)幼儿生长发育的不均衡性

幼儿生长发育的速度快慢交替,具有不均衡性,整体呈波动上升趋势。从形式上,幼儿生长发育的不均衡性包括生长速度的不均衡性与各系统发育的不均衡性,具体表现见表2-1。

表2-1　幼儿生长发育的不均衡性

类型	具体表现
生长速度的不均衡性	身体各部位的生长速度、增长幅度不完全相同。例如,个体从出生至成熟的整个生长发育过程中,头部增长了1倍,躯干增长了2倍,上肢增长了3倍,下肢增长了4倍
各系统发育的不均衡性	身体各系统的发育有着不同的发育趋势。例如,神经系统发育最早,新生儿的脑重已达成人的25%;淋巴系统发育较早,10岁左右达到高峰后便逐渐退化;生殖系统发育最缓慢,青春期开始迅速生长发育,很快达到成人水平;运动、呼吸、消化、循环和泌尿等系统的生长发育大致与整体生长平行

(资料来源:王东红,程少根,张晴.幼儿卫生学[M].南京:南京师范大学出版社,2018.)

(五)幼儿生长发育的相互关联性

幼儿各系统的生长发育虽然不均衡,但是相互协调、相互影响和适应,这是人类在长期生存和发展中的适应性表现。

人体本身就是一个各系统彼此密切关联而完整的统一体。例如,幼儿参加适当的体育锻炼,不仅能促进其运动系统的发育,还有利于其神经、循环和呼吸等系统的发育,从而提高幼儿整体的健康水平。

幼儿生长发育的相互关联性还突出表现在生理发育与心理发育的密切联系上。生理发育是心理发育的物质基础、心理发育又直接影响着生理的机能。例如,生理有缺陷或体弱多病的幼儿,容易产生自卑和胆怯等心理障碍,而这些心理障碍会导致其更不愿意参加集体活动;而有心理障碍的幼儿,其生理功能也会受到影响:有些智力发育延迟,有些运动功能低下,有些消化吸收功能差,等等。

(六)幼儿生长发育的个体差异性

幼儿的生长发育虽有着共同的规律,但也存在着明显的个体差异。这种个体差异与先天和后天的多种因素有关,既体现在身体形态上,也体现在机体功能上,即使是同卵双生子也会存在差别。因此,没有生长发育水平和过程完全一致的幼儿。

◎ 拓展阅读

孩子没有同龄小朋友长得快

常常有家长问,自己家孩子和邻居家孩子一样大,为什么没有人家长得快? 自己家孩子是不是生长迟缓? 要不要补点儿什么?

首先,生长迟缓的判断不是与任何指标或其他小朋友比较而言的,仅仅通过一次身高、体重等测定值也不能确定。只有将孩子从出生到现在多次测定的身高、体重结果画在生长曲线上,观察孩子的整体生长过程,才能得出是否存在生长迟缓的结论。对早产儿生长应使用早产儿生长曲线,直至矫正孕周40周才可与正常生长曲线的出生时接近。矫正孕周要使用到2岁。不使用矫正孕周,家长容易错误地认为婴儿生长缓慢,从而过度喂养婴儿,导致其今后慢性疾病发生率的增加。发育的评估也要用矫正孕周。

如果通过评判,孩子确实存在生长缓慢,首先应该寻找症结在哪里,及时纠正。孩子生长缓慢一般有三方面原因:第一,进食绝对量不够,可能是进食量不足或进食结构不合理。不是指某营养素不足,而是全面营养素进食不够。第二,胃肠消化和吸收不良。若食物性状超过咀嚼和胃肠接受能力,导致大便内有原始食物颗粒,则意味着消化不良;若大便性状好,但排便量多,则意味着吸收不良;若以上两种情况皆有,则意味着消化吸收不良。第三,慢性病导致的体内异常丢失,比如过敏、慢性腹泻、先天性心脏病、反复呼吸道感染等。有时家长自身可能不会准确找到问题所在,这种情况下应请教医生,不要仅想到微量元素缺乏。

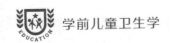

三、学前儿童生长发育的影响因素

学前儿童的生长发育虽然有一定的规律,但是在一定范围内受到多种因素的影响。影响幼儿生长发育的因素可以归为内在的遗传因素和外在的环境因素。遗传因素一般是不会改变的,而环境因素是可以改变的,主要包括营养、体育锻炼、疾病、生活习惯等。儿童生长发育的过程是个体的遗传因素与环境因素相互作用的过程。

(一)遗传因素

父母双方的遗传因素共同决定幼儿生长发育的"轨迹"或特征、潜力、趋势、限度等。父母身材的高矮对子代的影响较大。同卵双生子为研究遗传因素对机体生长发育的影响提供了最好的天然素材。研究表明,同卵双生子不仅在外貌、指纹、血型、呼吸、心率、脑电波图形等方面都非常相似,而且同卵双生子身高的差别也很小,头围也很接近,这说明机体的生理功能、骨骼系统的发育等受遗传因素影响较大;相反,体重却易受环境因素的影响。而遗传性代谢缺陷病、染色体畸变则严重影响儿童的生长发育。

🚀 **经典案例**

双生子爬楼梯实验

美国心理学家格塞尔曾经做过一个著名的实验:被试者是一对出生46周的同卵双生子A和B。格赛尔先让A每天进行爬梯子训练,6周后,也就是第52周,A爬5级梯只需26秒。而在第53周时,没有经过任何训练的B,爬梯还需要45秒,格赛尔再对B连续进行两周爬梯训练,到第55周,结果B爬上5级梯只需要10秒。尽管A比B早训练了7周,训练时间也是B的三倍,但是在56周和3岁时,格塞尔发现,A和B的爬梯成绩惊人地相似。格塞尔分析说,其实46周就开始练习爬楼梯,为时尚早,孩子没有做好成熟的准备,所以训练只能取得事倍功半的效果;52周开始爬楼梯,这个时间就非常恰当,孩子做好了成熟的准备,所以训练就能达到事半功倍的效果。

这个实验给我们的启示是:教育要尊重孩子的实际水平,在孩子成熟之前,要耐心地等待,不要违背孩子发展的自然规律,不要违背孩子发展的内在"时间表"而人为地通过训练加速孩子的发展。

(二)环境因素

1.营养因素

合理而充足的营养是幼儿生长发育的物质基础,幼儿年龄越小受营养的影响越大。营养是决定胎儿生长的最重要环境因素。胎儿可通过胎盘从孕母血液中获得各种营养。当孕母患严重营养不良时,胎儿可发生宫内生长障碍。婴幼儿营养不足,严重地影响小儿体重、身长及各器官的发育,特别是脑和骨骼系统。许多研究结果表明,早期营养对智力发育起决定性影响,最关键的时期是妊娠的后3个月至出生后6个月这一阶段。母亲妊娠期营养不良,可以引起胎儿的脑细胞分裂减少,以致脑细胞数减少,也可使树突数目减少,造成胎儿脑损伤。出生后严重的长期营养不良,尤其是蛋白质、热量摄入不足,可影响大脑的正常发育及以后的学习能力。

2.疾病因素

(1)孕妇疾病

孕妇的某些疾病会直接影响胎儿的生长。孕妇患风疹、带状疱疹、巨细胞病毒感染及弓形虫病,可影响胎儿的发育;孕妇患糖尿病,胎儿易成为巨大儿;甲状腺功能亢进的孕妇生育的后代,小头畸形要比一般人高出13倍。

(2)出生后疾病

出生后患慢性病的小儿,特别在婴幼儿期,可对生长发育有严重影响。如消化道疾病可干扰正常的消化吸收。营养不良不仅限制了正常的生长发育,而且使体重减轻,营养和动作发育延迟,精神神经系统和免疫功能受干扰,易继发感染。

某些内分泌疾病、代谢紊乱、骨骼发育障碍以及严重的器官功能不良等都可限制幼儿的生长发育,如克汀病、性早熟、糖尿病、严重的先天性心脏病及慢性肾功能不全等,其他如反复发作的呼吸道感染、结核、哮喘等都可不同程度地影响幼儿体格和机能发育。

儿童时期的急性传染病,如麻疹、百日咳、急性肠道感染等,如治疗不当或有并发症时往往会影响儿童的生长发育。

(3)药物

某些药物如细胞毒性药物、激素、抗甲状腺药物等,均可直接或间接地影响生长。

3.体育锻炼

体育运动和体力劳动是促进身体发育和增强体质的最有力因素。体育运动可以全面加强各器官、系统的功能,改善大脑的控制和指挥能力,促进新陈代谢,使幼儿更

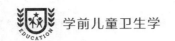

健壮。锻炼可使人精神饱满、心情愉快、食欲增强,促进消化吸收,可减少疾病,增强幼儿体质。

4.生活制度

有规律的生活制度,如保证幼儿足够的户外活动和适当的学习时间,定时进餐及充分的睡眠可促进幼儿的生长发育。

除此以外,还有一些其他因素,如环境、气候、季节、地理、社会等因素对幼儿的生长发育也有一定的影响。

◎ 拓展阅读

铅中毒①

铅对人体的危害与铅暴露(接触铅)的年龄、铅暴露时间和血铅水平密切相关。铅暴露的年龄越小,对铅的毒性越敏感;铅暴露时间越长,血铅水平越高,危害就越重。幼儿对铅的吸收率高、排泄率低,因此,幼儿是铅中毒的主要受害者。幼儿铅中毒可能会损伤内脏和器官,引发多动症,影响智力发展,铅中毒严重者可能会死亡。

幼儿主要通过消化道(占85%~90%)和呼吸道(占10%~15%)吸入铅,胎儿则通过胎盘和乳汁由母亲传递而吸收铅。因此,预防幼儿铅中毒的关键是防止"铅从口入",妊娠期和哺乳期的女性更要远离污染源。

铅排出体外主要有以下三种途径:

①经肾脏随尿液排出体外。

②经胆汁分泌,随粪便排出体外。

③随着头发、指甲和牙齿等的脱落而排出体外。

---

① 王东红,程少根,张晴.幼儿卫生学[M].南京:南京师范大学出版社,2018.

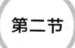

第二节 学前儿童生长发育的评价

生长发育评价就是把幼儿各项生长指标的实测值与参考标准进行比较,以分析幼儿生长发育水平、变化和个体差异,分析发育的趋势等。对幼儿进行生长发育评价,有利于了解个体、群体幼儿现实的生长发育水平,筛查、诊断生长发育障碍,评价营养状况和环境因素,及早发现问题,并及时给予指导和干预,从而促进幼儿健康成长。

一、学前儿童生长发育的评价指标

生长发育是复杂的生物学现象,只有对个别现象或典型特征进行描述才能"窥一斑而见全豹",这些反映生长发育的典型现象和特征指标称为生长发育指标。常用指标有以下几种。

(一)形态指标

生长发育形态指标是指身体及各部分在形态上可测出的各种量度,如长、宽、围度以及重量等。最重要和常用的形态指标是体重和身高。此外,代表长度的有坐高、手长、足长等;代表宽度的有肩宽、骨盆宽等;代表围度的有头围、胸围等;代表营养状况的有皮褶厚度。

1.体重

体重在一定程度上反映儿童的骨骼、肌肉、皮下脂肪和内脏重量及其增长的综合情况。体重易于测量,结果也比较准确,是最易获得的反映学前儿童生长与营养状况的指标,与身高相结合可用于评价机体的营养状况和体型特点。

2.身长(身高)

身长是指人体站立时颅顶到脚跟的垂直高度,是最基本的形态指标之一,常用于表示全身生长的水平和速度。

3.头围

头围能反映颅和脑的大小以及发育情况,是判断大脑发育障碍,如脑积水、头小畸形等的主要诊断依据。

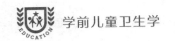

4.胸围

胸围是指经过乳头点或胸中点的胸部水平围度,表示胸廓的容积以及胸部骨骼、胸肌、背肌和脂肪层的发育情况,是人体宽度和厚度最具代表性的指标,在一定程度上表明身体形态及呼吸器官的发育状况。

(二)生理功能指标

生理功能指标反映身体各器官、系统所表现的生命活动水平。常用测量指标有以下两种。

1.心血管功能

心血管功能反映一定负荷下人体心率、脉搏、动静血压的变化。脉搏易受体力活动和情绪变化的影响,应在安静时进行测量。将食指、中指、无名指并拢放在手腕桡侧动脉上方,连测三个10 s的脉搏数,其中两次相同并与另一次相差不超过一次时,可认为是安静状态的脉搏,然后以1 min的脉搏数做记录。脉搏受年龄和性别的影响,婴儿平均为120~140次/min,幼儿平均为90~120次/min,成年人为70~80次/min。

2.肺功能

肺功能包括呼吸频率、肺活量、最大通气量、最大吸氧量。肺活量是指受测者在深吸气后能够呼出的最大空气量。测量肺活量时,常使用湿式肺活量计。测量时,受测者取立位,做一两次扩胸动作或深呼吸后尽力深吸气,吸满后再向肺活量计的吹嘴尽力深呼气,直到不能再呼气为止;此时,立即关闭进气管的开关,待浮筒平稳后读数。对每位受测儿童测量3次,按最大数记录,单位为毫升。

(三)身体素质指标

身体素质包括力量、速度、耐力、灵敏性、柔韧性、平衡和协调能力等。每种指标可用一种或几种特定的运动项目表现。学前儿童主要考察以下几个方面。

(1)平衡能力,动作协调、灵敏。走平衡木,或沿着地面直线、田埂行走;玩跳房子,踢毽子,蒙眼走路,踩小高跷等;跑跳,钻爬,攀登,投掷,拍球等;玩跳竹竿,滚铁环等传统体育游戏。但对于拍球、跳绳等技能性活动,不要过于要求数量,更不能机械训练。

(2)力量和耐力。双手抓杠悬吊,单手投掷,单脚连续向前跳,快跑,连续行走。(具体要求可参考《3—6岁儿童学习与发展指南》)

(3)手的动作灵活协调。画、剪、折、粘等美工活动;生活自理或家务劳动,如拿筷子、扣扣子、择菜、做面食等;参与幼儿园游戏材料制作。

(四)心理行为指标

心理行为发育大体分为认知与情绪发育、个性发育和社会行为发育,心理行为发育指标通常和心理测验联系在一起。对学前儿童主要考察以下两个方面。

(1)情绪状态指标。情绪是否稳定、愉快;是否有安全感和信任感;能否恰当表达和调控情绪。

(2)社会适应能力。适应生活环境变化的能力;生活自理能力、自我保护能力等。

二、学前儿童生长发育的评价

(一)幼儿生长发育评价内容

生长发育评价内容包括生长发育水平评价、生长发育速度评价、发育匀称度评价。

1.生长发育水平评价

指个体儿童在同年龄、同性别人群中所处的位置,为该儿童生长的现状水平,但不能反映儿童的生长发育变化过程。

2.生长发育速度评价

指将个体儿童不同年龄时段的测量值在生长曲线图上描记并连接成一条曲线,与生长曲线图中的参照曲线比较,即可判断该儿童在此段时间的生长速度是正常、增长不良还是过速。纵向观察儿童生长速度可掌握个体儿童自身的生长轨迹。

(1)正常增长。与参照曲线相比,儿童的自身生长曲线与参照曲线平行上升即为正常增长。

(2)增长不良。与参照曲线相比,儿童的自身生长曲线上升缓慢(增长不足:增长值为正数,但低于参照速度标准)、持平(不增:增长值为零)或下降(增长值为负数)。

(3)增长过速。与参照曲线相比,儿童的自身生长曲线上升迅速(增长值超过参照速度标准)。

3.生长发育匀称度

包括体型匀称和身材匀称,通过体重/身长(身高)可反映儿童的体型和人体各部分的比例关系(表2-2)。

表2-2　幼儿生长水平和匀称度的评价

指标	测量值		评价
	百分位法	标准差法	
体重/年龄	<P3	<M−2SD	低体重
身长(身高)/年龄	<P3	<M−2SD	生长迟缓
体重/身长(身高)	<P3	<M−2SD	消瘦
	P85~P97	M+1SD~M+2SD	超重
	>P97	≥M+2SD	肥胖
头围/年龄	<P3	<M−2SD	过小
	>P97	>M+2SD	过大

(二)幼儿生长发育评价方法

1.生长发育标准

生长发育标准是评价个体或集体儿童生长状况的统一尺度。一般通过一次大数量的发育调查,搜集发育指标的测量数值,经过统计学处理,所获得的资料即可成为该地区个体和集体儿童发育的评价标准。一般而言,生长发育标准都是相对的、暂时的,只能在一定地区和一定的时间内使用。这是因为儿童生长发育过程始终受遗传和环境的影响,不同地区的儿童的生长发育水平有一定的差异。

我国目前使用的学前儿童生长发育标准主要有两种。一是世界卫生组织推荐的儿童生长发育标准,如《3—6岁儿童学习与发展指南》中"身心状况"一栏"具有健康的体态",它所呈现出来的男女童适宜的身高和体重标准参照的就是该数据;二是我国卫生部妇幼保健与社区卫生司2009年9月推荐的《中国7岁以下儿童生长发育参照标准》。

2.幼儿生长发育评价方法

(1)离差法(标准差法)

离差法是将儿童的生长数值和作为标准的均值(M)及标准差(SD)的比较,以评价个体儿童发育状况的方法。常用的方法有等级评价法和曲线图法。

①等级评价法

等级评价法用标准差与均值相离的位置远近划分等级。评价时将个体该项发育指标的实测数值与同年龄、同性别相应指标的发育标准比较而确定发育等级(表2-3)。

表2-3 等级划分法

<M−2SD	M−2SD~M−1SD	M ± 1SD	M+1SD~M+2SD	>M+2SD
下等	中下等	中等	中上等	上等

等级评价法常用的指标是身高和体重(表2-4)。个体儿童的身高、体重数值在标准均值±2SD个标准差范围以内,可视为正常,大约95%的儿童属此列,但在均值±2SD范围以外的也不能一概肯定为异常,需定期连续观察,并结合体格检查做出结论。

表2-4 4岁男童身高标准值① (cm)

月龄	−3SD	−2SD	−1SD	中位数	+1SD	+2SD	+3SD
48	92.5	96.3	100.2	104.1	108.2	112.3	116.8
51	94.0	97..9	101.9	105.9	110.0	114.2	118.5
54	95.6	99.5	103.6	107.7	111.9	116.2	120.6
57	97.1	101.1	105.3	109.5	113.8	118.2	122.6

等级评价法方便快捷,易形成与同龄儿童比胖瘦、比高矮的问题,但结果只能针对单项指标,无法全面反映个体发育的匀称程度,不能直观反映动态变化。

②曲线图法

曲线图法的原理与五等级评价法一样,只是将等级法中的五个等级用曲线来表示(图2-2)。发育曲线图以儿童的年龄或身长(身高)为横坐标,以生长指标为纵坐标,绘制成曲线图,从而能直观、快速地了解儿童的生长情况,通过追踪观察可以清楚地看到生长趋势和变化情况,及时发现生长偏离的现象。

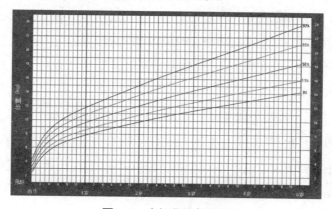

图2-2 生长曲线(男孩)

---

① 该表选自卫生部于2009年公布的《中国7岁以下儿童生长发育参照标准》部分内容。该标准是根据2005年九市儿童体格发育调查结果研究制定,包含了男女童身高、体重、头围的平均值标准。

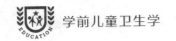

（2）百分位数法

百分位数法是参照人群的第50百分位数（P50）为基准值，以其余百分位数为离散距，制成生长发育指标，对个体或群体儿童的发育水平进行评价的一种方法。通常以3、10、25、50、75、90、97等几个百分位数值划分发育等级。第3百分位数值相当于离差法的中位数减2个标准差，第97百分位数值相当于离差法的中位数加2个标准差（表2-5）。

表2-5　百分位等级与均值标准差的对应关系

评价方法	下等	中下等	中等	中上等	上等
均值标准差法	<M-2SD	M-2SD~M-1SD	M±1SD	M+1SD~M+2SD	>M+2SD
百分位数法	<P3	<P25	P25~P75	>P75	>P97

（3）指数法

指数法是将两项或两项以上指标联系起来用数学公式表示人体各部分之间的比例和相互关系，来判断幼儿体格生长、营养状况、体型、体质。这也是一种综合评估，在儿童保健工作中保健医师根据不同目的和要求，选择不同的指数法进行评估。如判断是否有瘦或胖的倾向，选择身体质量指数（BMI）；身体比例不正常要选用身高坐高指数判断。

①身体质量指数（BMI,Body Mass Index）

$$BMI=体重(kg)/身高的平方(m^2)$$

该指数是目前国际上常用的衡量人体胖瘦程度以及是否健康的一个标准，被广泛应用来反映学前儿童营养状况。一般而言，学前儿童的BMI在15~22之间为正常；BMI>22为肥胖；BMI在13~15之间为消瘦；BMI<13为营养不良。但是，他们的过重及过轻指标并非由一个固定的BMI值决定，这是因为不同地区的儿童有不同的成长速度。

②身高坐高指数

$$身高坐高指数=坐高(cm)/身高(cm)×100$$

这一指数表明了上、下长度的比例。随着年龄的增加，上身所占的比例逐渐减小，下身所占的比例逐渐增加。肢体发育与躯干发育不正常的儿童该指数异常。

（4）发育年龄评价法

发育年龄，又称生物年龄或生理年龄，是指用身体某些形态、功能、第二性征发育指标的发育平均水平及其正常变异，制成标准年龄，来评价个体的发育状况。常用的发育年龄有形态年龄、第二性征年龄、牙齿年龄和骨骼年龄。

第三节　学前儿童健康检查及体格测量

一、儿童健康检查

儿童时期是生长发育比较快的时期,通过健康检查,可以了解儿童生长发育的水平和营养状况,及早发现缺点和疾病,及时给予矫治。同时,还可调查体格发育异常的原因,设法消除不利因素,保障儿童健康成长。由于儿童正处在生长发育的过程,所以健康检查要定期进行。健康检查的种类分为以下两种。

(一)不定期健康检查

1.入园前健康检查

入园前健康检查,可以了解儿童的健康情况、预防接种完成情况,了解幼儿近期有无传染病接触史。若有传染病接触史者,需做相应的检查,经检查确无传染可能者,方可入园,否则不准入园。此外,还需做好幼儿身高、体重等方面的全面检查。

2.晨间检查及全日观察

晨间检查是幼儿进入幼儿园的第一环节,保教人员需要对幼儿情况进行简单了解,为一天的保教工作提供第一手资料。晨间检查,是指幼儿来园进班前由卫生保健老师做的检查,检查内容包括幼儿的健康状况和卫生情况,并据此提出建议,进行记录。晨检的目的是简单了解幼儿的健康状况,做到幼儿生病早发现、早报告、早隔离、早治疗。

晨检时可遵照以下步骤开展:一摸、二看、三问、四查。首先,摸额头试温,摸颌下、颈部淋巴结以及以耳垂为中心的腮部有无异常;其次,注意观察幼儿的精神、面色、皮肤、眼、耳、鼻有无异常;再次,询问幼儿在家时睡眠、饮食、大小便等情况,并且引导孩子用完整的话语表达,如果孩子描述不清楚,可以和家长进行简短的交流;最后,检查幼儿是否带不安全的物品和食品,幼儿的指甲是否需要修剪、指甲中是否有脏东西,幼儿是否带手帕(要引导幼儿携带、使用手帕,尽量不要使用纸巾,从小培养环保意识)。

(二)定期健康检查

1岁以下的婴儿分别在3、6、9、12个月时各进行体检一次,1~3岁的幼儿每半年测身高、体重、视力一次,每年为幼儿进行全面检查一次,按幼儿体格发育评价标准对幼

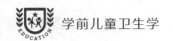

儿身高、体重进行评价。体检中发现有异常情况要采取相应措施,对于一般性疾病给予及时处理;有营养不良、中度以上贫血、中度以上肥胖、佝偻病等的幼儿应转入体弱儿管理或建专案管理,及时给予矫治。

◎ 经典案例

大班健康活动——体检进行时

活动形式

畅游活动。

活动由来

每一年的体检是幼儿园保健工作的大事,也是孩子们既担心又期待的事。通过体验,孩子们能通过直观的数据了解自己的身体。

本周的畅游活动结合全园大体检同步进行。项目分为身高、体重、听力、视力、血常规、内科六项。有时候,奇妙的成长可能就在一瞬间,抓住它便会享受无比的喜悦。我们一起走进现场感受孩子们的体检时刻吧!

活动目标

1.了解每一项体检项目的要求和目的。

2.能够有秩序地完成每一项体检项目的检查。

3.在体检中感受自己身体的变化,体会成长的神奇和喜悦。

活动过程

一、导入

教师提问:我们为什么每年都要体检? 你最期待哪个项目?

二、讨论环节

幼儿就体检的原因进行讨论、分享。

活动记录与呈现:

讨论1:我们为什么每年都要体检?

沈辰宇:检查身体有没有什么疾病,如果发现了疾病,可以早早地治好它。

郭浩文:体检每年都会做,因为我们的身体每天都在变化,但是我们不知道它是变好了还是变坏了,体检了我就知道身体的状况了。

讨论2:你最期待哪个体检项目?

师晨皓:我期待听力,因为听力那个机器的声音特别好听。

李泓儒:我期待抽血的时候能够遇到中班、小班的弟弟妹妹们,这样我就可以把我的经验告诉他们了。

郭文宇：我很期待测视力，因为我很少看电视和iPad，妈妈说这样做我的眼睛就会很好，我想看看妈妈说的是不是真的。

三、体检环节

1.教室用平面示意图的方式介绍体检项目的地点和需要注意的事项。

2.幼儿分成两组，两位老师带队同时进行体检。

四、小结

请幼儿分享自己在体检活动中遇到的趣事。

五、延伸活动

推荐更多绘本：《身体知道答案》《身体有个小秘密》系列绘本。

活动小结与反思

整个活动用时一个半小时，分为三部分，分别是体检前的说明、体检进行中的体验和体检结束之后的分享。这是一个提前预知、体验、总结提升的过程。对于孩子们来说，体检是一件令人紧张的事情，但是在活动中我们看到孩子们用自己的方式克服着内心的恐惧。不仅如此，教师还看到了孩子们的秩序意识、分享意识以及与同伴之间的温馨互动。通过体检，孩子们收获的不仅是身体的健康，还有美好的友谊。

即使是普通的例行体检，其中也包含着很多独特的教育契机。

二、儿童体格测量的方法

（一）体重测量

1.测量工具

盘式杠杆秤，载重10~15 kg，适用于1岁以内婴儿；坐式杠杆秤，载重20~30 kg，适用于1~3岁幼儿；站式杠杆秤，载重50~100 kg，适用于3岁以上儿童。

2.操作步骤

（1）称重前校正秤，使之位于"0"标记处。

（2）称重时，婴儿卧于盘式杠杆秤秤盘中央；幼儿坐于坐式秤座椅上；儿童则两手自然下垂，站立于站式杠杆秤站板中央。要准确读出秤杆体重数，精确至0.1 kg。

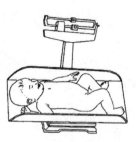 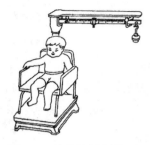 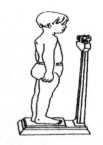

图2-3　婴儿体重测量　　　图2-4　幼儿体重测量　　　图2-5　儿童体重测量

3.注意事项

（1）称重应在晨起、空腹时，或在进食2 h后，且每次称重时间相同，否则不具有可比性。

（2）称重前应脱去鞋帽及外衣，仅穿单衣短裤，婴儿可赤身，方能显示实际体重，而且使每次称重具有可比性。

（3）称重时小儿不可接触任何物体，或者摇摆活动。

（4）体重秤必须摆放于水平位置，平稳而不活动，避免受到撞击。平时应保持体重秤清洁，经常校正，保持度数准确无误。

（二）身高（身长）测量

1.测量工具

量板，适用于3岁以内小儿卧位测身长；身高计，适用于3岁及以上小儿测身高。

2.操作步骤

（1）3岁以内小儿测量身长操作方法（图2-6）

3岁以内小儿测身长时，仰卧于两床中线上。协助将小儿头扶正，使其头顶接触头板。测量者一手按直小儿膝部，使两下肢伸直紧贴底板，一手移动足板使其紧贴小儿两侧足底并与底板相互垂直，量板两侧数字相等时读数，记录精确至0.1 cm。

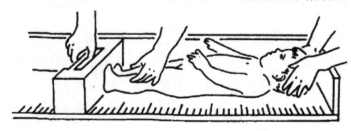

图2-6　身长的测量

（2）3岁及以上小儿测身高操作方法（图2-7）

测量时，要求小儿背靠身高计的立柱，两眼正视前方，挺胸抬头，腹微收，两臂自然下垂，手指并拢，脚跟靠拢，脚尖分开约60°，使两足后跟、臀部及肩胛间同时接触立柱。测量者移动身高计头顶板，与小儿头顶接触，板呈水平位时读立柱上数字，精确至0.1 cm。

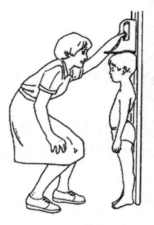

图2-7 身高的测量

（三）头围测量

1.测量工具

软尺。

2.操作步骤

（1）待测小儿取立位或坐位，位置固定不动。

（2）测量者用左手拇指将软尺0点固定于小儿头部右侧眉弓上缘，左手中、食指固定软尺于枕骨粗隆，手掌稳定小儿头部（图2-8）。右手使软尺紧贴头皮（头发过多或有小辫子者应将其拨开），绕枕骨结节最高点及左侧眉弓上缘回至0点。准确读出软尺上的数字，精确至0.1 cm。

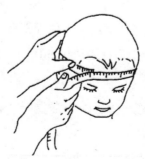

图2-8 头围测量法

(四)胸围测量

1.测量工具

软尺。

2.操作步骤

(1)测量时3岁以下小儿取仰卧位,3岁及以上小儿可取立位,且两手平放于躯干两侧或下垂,测量者立于小儿右侧。

(2)胸围是经过胸前两乳头下缘至背部两肩胛下角下缘一周的长度(一般以cm计)。

(3)测量者一手将软尺0点固定于一侧乳沟下缘,另一只手将软尺紧贴皮肤,经背部两肩胛下角下缘回至0点,观察其呼气时和吸气时的胸围,取其平均值,即为该小儿胸围。

(五)血压测量

1.测量工具

血压计袖带。

2.操作步骤

(1)测量小儿上肢血压一般以坐位右臂血压为准,卧位时手与液中线位于同一水平。

(2)右臂稍外展于心脏同一水平。

(3)小儿脱下该侧衣袖,露出手臂。

(4)袖带均匀缚于上臂,其下缘距肘窝2~3 cm。

(5)先用手感受肱动脉搏动,再将听诊器放在肱动脉上。

(6)关闭气囊阀门,将空气打入袖带,待动脉音消失,再将汞柱升高10~20 mm,稍微打开阀门,缓慢放气,使袖带逐渐下降。听到第一声动脉搏动,所示压力值即收缩压。继续放气,直至动脉动音消失,所示压力值即舒张压。

(7)血压记录方法:记录收缩压/舒张压(mmHg或kPa)。

3.注意事项

(1)测量小儿血压时袖带宽度的选择非常重要,因袖带过宽时测得的血压值较实际偏低,过窄时则较实际值为高。

(2)测量小儿血压时应在安静状态下进行,哭闹对血压有一定影响。

✍ 本章小结

本章重点介绍了学前儿童生长发育相关的重要理论和基本观点。核心内容总结如下：

1.生长是指细胞的繁殖和增大，细胞间质增加，属量变，表现为组织器官、身体大小、长短、重量的增加。发育是指身体组织的功能分化和演进，属质变，表现为体力、智力、心理、情绪和运动技能行为的发展完善。

2.根据解剖、生理及心理发育特点，一般将学前儿童的生长发育划分为以下五个阶段：胎儿期、新生儿期、婴儿期、幼儿前期、幼儿期，各个不同时期的生长发育和保育有不同特点。

3.学前儿童生长发育的规律：连续性、阶段性、程序性、不均衡性、相互关联性、个体差异性。

4.学前儿童的生长发育虽然有一定的规律，但是在一定范围内受到多种因素的影响。影响幼儿生长发育的因素可以归为内在的遗传因素和外在的环境因素。遗传因素一般是不会改变的，而环境因素是可以改变的，主要包括营养、体育锻炼、疾病、生活制度等。儿童生长发育的过程也就是个体的遗传因素与环境因素相互作用的过程。

5.学前儿童生长发育的评价指标包括：形态指标（体重、身高、头围、胸围）、生理功能指标（心血管功能、肺功能）、身体素质指标（力量、速度、耐力、灵敏性等）、心理行为指标（情绪状态、社会适应能力）。

6.学前儿童生长发育的评价内容包括生长发育水平评价、正常发育速度评价、发育匀称度评价。学前儿童生长发育评价方法：离差法（包含有等级评价法、曲线图法）、百分位数法、指数法（包含有身体质量指数、身高坐高指数）、发育年龄评价法。

◉ 思考与实训

1.结合篇首案例中的实际问题，运用本章所学的知识，尝试回答我们该如何应对幼儿体质问题。

2.学前儿童各年龄阶段的保健要点有哪些？

3.学前儿童生长发育的一般规律有哪些？

4.分组测量不同年龄班幼儿的身高、体重和胸围，并与正常值相对照进行分析和评价。

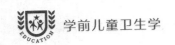

◆ 📖 专题探讨

为什么近10年幼儿的健康状况严重下降？

背景资料：

当我国青少年学生体质在近30年持续下滑的同时，学龄前幼儿的体质状况并未受到足够重视，但事实上，学龄前幼儿的体质状况与青少年学生的体质状况有着密切关系。近10年间，幼儿园孩子的健康状况严重下降，肥胖、免疫力降低导致幼儿经常感冒，身体虚弱，许多幼儿在体育活动中无精打采、兴趣缺失已成为不争的事实。家长对孩子的过度保护，现代不良生活方式对孩子的影响，幼儿教师以女性居多、往往对组织体育活动积极性不高，幼儿园开展体育活动的受限条件较多等原因，都会导致幼儿的体育活动不足。

探讨：

这反映了什么问题？我们该如何应对？

◆ ✏ 参考文献

1. 邓祖丽颖. 学前儿童保育学[M]. 郑州：郑州大学出版社，2015.

2. 王东红，程少根，张晴. 幼儿卫生学[M]. 南京：南京师范大学出版社，2018.

3. 崔玉涛. 崔玉涛图解家庭育儿 8 小儿生长发育[M]. 北京：东方出版社，2013.

4. 中国营养学会. 中国居民膳食指南2016简本[M]. 北京：人民卫生出版社，2017.

5. 李姗泽，蒋希. 幼儿卫生学[M]. 北京：中国人民大学出版社，2021.

6. 胡华. 幼儿园生活化课程：回归传统、自然与本真 大班下 [M]. 北京：北京师范大学出版社，2020.

7. 张宏. 中西医临床技能模拟实训教程[M]. 昆明：云南大学出版社，2013.

第三章

学前儿童心理健康与保健

 学习目标

- 了解学前儿童心理健康的标志。
- 理解影响学前儿童心理发展的因素。
- 学习学前儿童心理行为问题的一般处理方法。
- 掌握学前儿童常见心理行为问题及干预。

学习重难点

- 重点:学前儿童心理健康的标志和心理行为问题的一般处理方法。
- 难点:学前儿童常见心理行为问题及干预。

案例破冰

黏人的雨雨[①]

休息了一会儿后,小张老师回到了教室。雨雨一看见她就立刻冲向她,抱住了她的腿。自从10分钟前小张老师离开教室后,3岁的雨雨就站在门口,不参加活动也不和别人说话。小张老师对雨雨笑笑,摸了摸他的头,打算走到教室的另一边。雨雨放开了她的腿,但仍旧拉着她的裙子跟着她。

"雨雨,我要去拿一些红色的颜料。"小张老师对他说。她试图让雨雨放开她的裙子,但是雨雨仍然抓得紧紧的。"好吧,你来帮忙吧。"雨雨高兴地跟着小张老师走了。一个小时之后,雨雨依然黏着小张老师。小张老师很无奈,因为

---

① (美)埃萨著,王玲艳等译.幼儿问题行为的识别与应对(教师篇)[M].北京:中国轻工业出版社,2010.

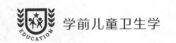

她的行动受到了雨雨的牵绊，以至于不能好好照看其他小朋友。雨雨自从三个月前入园后就这样黏着小张老师，而最近这种情况愈加严重了，老师们都非常担心。

雨雨只知道黏着老师，走动跟着老师，而自己不参与班级任何活动，这样的行为正常吗？雨雨为什么会出现这样的情况呢？如果你是小张老师，你会怎么做呢？本章内容会给我们带来一定的启示，帮助我们解答上述问题。

第一节　学前儿童心理健康概述

一、学前儿童心理健康的标志

（一）相关概念的区分

心理正常、心理不正常、心理健康、心理不健康,这是我们在学习和生活中常常使用的概念。"正常"和"异常"是标明和讨论"有病"或"没病"等问题的一对范畴;而"健康"和"不健康"是另一对范畴,是在"正常"范围内,用来讨论"正常"的水平高低和程度如何。可见,"健康"和"不健康"这两个概念,统统包含在"正常"这一概念之中。这种区分是符合实际的,因为不健康不一定有病,不健康和有病是两类性质的问题。为了能直观地理解上文,特绘图3-1如下,以供参考。

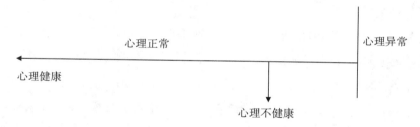

图3-1　心理健康与心理不健康的图示

（二）学前儿童心理健康的标志

第三届国际心理卫生大会(1946)认定心理健康的标志是:①身体、智力、情绪十分协调;②适应环境,人际关系中彼此能谦让;③有幸福感;④在工作中能充分发挥自己的能力,过着有效率的生活。郭念峰于1986年在《临床心理学概论》一书中提出评估心理健康水平的十个标准:①心理活动强度;②心理活动耐受力;③周期节律性;④意识水平;⑤暗示性;⑥康复能力;⑦心理自控力;⑧自信心;⑨社会交往;⑩环境适应能力。许又新(1988)提出心理健康可以用三类标准(或从三个维度)去衡量,即体验标准、操作标准、发展标准,并且不能孤立地只考虑某一类标准,要把三类标准联系起来综合地加以考察和衡量。

学前儿童心理健康的标志则主要体现在以下几个方面。

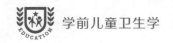

1.智力符合常态

智力是指个体顺利完成某种活动所必需的各种认知能力的有机结合,是个人有目的地行动、合理地思考、有效地应对环境的一种综合能力。常用智力测验得出的智商(IQ)来衡量人的智力水平。最常用的《韦氏学前儿童智力量表》(WPPSI)将学前儿童的平均智商定为100分,IQ在140以上的称为天才,IQ低于70的可能为智力低下。智力正常是人们生活、学习和工作的基本心理条件。

群体学前儿童的智力呈正态分布,即天才与智力低下者是少数,大多数学前儿童处于中间状态。心理健康的学前儿童智力是正常的,多数学前儿童的IQ在85~115分之间。他们能够适应幼儿园的学习生活,与周围环境取得平衡。少数天才学前儿童的IQ虽然偏离常态,但从智力这一项标准看,应该属于心理健康范围。

学前儿童正处在智力的迅速发展时期,为学前儿童做智力测验,要考虑智力的年龄标准和发展效应,防止滥贴“标签”现象。智力测验的根本目的是帮助学前儿童适应学习生活环境而制定因材施教的措施,不能把它只作为一个判断心理健康与否的标尺,而不顾“智力低下”标签对学前儿童的发展效应和社会效应的负面影响。

2.情绪稳定而愉快

情绪稳定,表示人的中枢神经系统活动处于相对平衡状态,愉快表示人的身心活动和谐与满意。心理健康者能协调、控制自己的情绪,保持心境良好,愉快、乐观开朗、满意的情绪状态占优势。情绪异常往往是心理疾病的先兆。

心理健康的学前儿童以积极的情绪表现为主,充满了喜悦与欢乐,这样的情绪有助于提高活动的效率,多会受到家长和教师的表扬与称赞,而积极的情绪又得以强化,使孩子进入良性循环。学前儿童也有喜、怒、哀、乐,健康的学前儿童还会出现短时的消极情绪,如在受到教师的批评或家长的惩罚时会表现出哭闹、委屈等,这些情绪表现有助于他们不满情绪的发泄,维护心理健康水平。但消极的情绪如果表现得太过分,太频繁,如焦虑、恐惧、强迫、抑郁等情绪反复出现,就难以称得上是心理健康了。

3.意志健全与行为协调

意志是人为了一定的目标,自觉地组织自己的行为,并与克服困难相联系的心理过程。意志健全表现在意志行动的自觉性、果断性和顽强性上。心理健康者在活动中有明确的目的,并能适时做出决定而且自觉去执行,还能够保持长时间专注的行动去实现既定目标。行为协调是指人的思想与行为统一协调,行为反应的水平与刺激程度相互协调。心理健康者行为有条不紊,做事按部就班;行为反应与刺激的程度与性质相配。

心理健康的学前儿童3岁前就有意志的萌芽表现,能初步借助言语来支配自己的行动,出现独立行动的愿望。3岁后,意志品质中的自觉性、坚持性和自制力得以发展,但总的说来,发展有限。意志不健全的孩子挫折容忍力差,怕困难,违拗,做事三心二意,注意力不集中,缺乏自控力;在行为表现上前后矛盾,思维混乱,语言支离破碎,做事有头无尾;行为反应变化无常,为一点小事可以大发脾气,或是对强烈的刺激反应淡漠。

4.性格与自我意识良好

性格是个人对现实的稳定的态度和习惯化了的行为方式,是人的个性中最本质的表现,而自我意识在性格的形成中起着关键的作用。性格良好反映了人格的健全与统一。自我意识良好主要指自我评价符合实际,有一定的自尊心和自信心。

学前儿童的个性虽然没有稳固形成,但已表现出一定的性格特征。心理健康的学前儿童性格相对稳定、开朗、热情、大方、勇敢、谦虚、诚实、乐于助人;在自我意识上,开始正确认识与评价自己,自尊感在发展,寻求独立性,对自己充满信心。而心理不健康的学前儿童性格发展不良,表现出胆怯、冷漠、吝啬、孤僻、敌意、自卑,缺乏自尊心。

5.人际交往和谐

人际交往和谐是指能与人友好相处,关系协调,共享欢乐。人际关系代表着人的心理适应水平,是心理健康的一个重要标志。人际交往不良,常常是产生心理疾病的主要原因。

学前儿童的人际关系主要是指学前儿童与家长、教师以及同伴之间的关系。这些人际交往,可以反映学前儿童的心理健康状态。心理健康的学前儿童乐于与人交往,善于和同伴合作与共享,理解、尊敬教师,待人慷慨、友善,也容易被别人理解和接受。心理不健康的学前儿童不能与人合作,对人漠不关心,缺乏同情心,斤斤计较,易猜疑、嫉妒、退缩,不能置身于集体,与他人格格不入。

二、影响学前儿童心理发展的因素

影响学前儿童心理发展的因素多种多样,归纳起来主要有遗传、生理、环境和教育。这些因素对儿童心理发展都有重要作用,缺一不可。过分地强调某一因素的作用而忽视另一因素的作用,都无法对儿童心理发展做出科学解释。

(一)遗传素质奠定了儿童心理发展个别差异的最初基础

遗传素质是指有机体通过遗传获得的生理构造、形态、感官和神经系统方面的解剖生理特征。人类在进化的过程中,形成了高度发达的大脑和神经系统,这是人的心理活动最基本的物质前提。因为人类的任何心理活动,包括认知、情绪和行为都是以脑神经系统的活动为基础的。就像一粒生根发芽的种子,如果这粒种子是坏的,那么就会影响到它的正常发芽和生长,并且环境和教育对儿童心理发展的作用也在一定程度上离不开遗传的条件。有研究表明,即使具有优越的环境,先天生理障碍也会使孩子出现发展方面的问题。如一个先天失明的儿童,想要训练他掌握绘画的基本技能,是很难做到的。

同时,我们也应该看到,儿童的遗传素质又都或多或少具有个别差异,如高级神经活动类型的差异、感觉器官在结构和机能上的差异,等等。这些遗传素质的个别差异为儿童在发展上形成个别差异提供了可能性。我国心理学工作者曾对67对同卵双生子、34对异卵双生子进行过智力相关的研究,发现每对双生子间智力的相关,同卵为0.76,异卵为0.38。每对间智力的平均差和标准差,同卵是9和6.9,异卵是15.04和14.01,差异十分显著。他们认为,同卵双生子和异卵双生子在环境上的差异可以说相同,而遗传的差异则不同。因此,遗传素质奠定了儿童心理发展个别差异的最初基础。

(二)生理成熟为儿童心理发展提供了物质前提。

生理成熟是指儿童身体生长发育的程度和水平。儿童出生以后身体各部分、各器官的结构和机能都在不断地生长、发展,儿童心理的发展与生理发展,特别是脑和神经系统的发展关系密切。例如,儿童的神经系统在出生后的最初几年发展相当迅速,脑重量出生时为400 g,到9个月时脑重量就增加一倍,1周岁时达到900 g,3周岁时重1000 g,7周岁儿童脑重已增长到1300 g,接近成人的脑重量。由于心理的器官——脑的发展与成熟,再加上神经系统其他部分的发展,如神经纤维髓鞘化的完成,保证了儿童心理在6~7岁时能达到相当的水平。

事实证明,即使是遗传素质完全正常的儿童,脑和神经系统没有发展到一定的程度,某些心理现象也不可能形成或发展。例如,早期婴儿哭时很少有眼泪,这是由于婴儿的植物性神经系统的副交感部分的控制作用尚未建立。同时,儿童身高、体重的增长、骨骼的硬化以及肌肉的发展,为儿童躯体动作的发展、接触周围环境的扩大提供了可能,对儿童独立性、社会性和认知能力的发展起到了积极作用。

(三)环境为儿童心理发展提供了丰富的刺激

所谓环境,就是指儿童周围的客观世界,它包括自然环境和社会环境。阳光、空气、水和花草树木等是保证儿童身心健康发展的自然环境因素;儿童所处的社会、生活水平、生活方式、家庭状况等都是影响他们心理形成与发展的社会环境因素。

据相关统计,由于种种意外的、偶然的原因,人类的后代被野兽哺育长大的情况有数十例之多,比如狼孩、熊孩、猴孩、豹孩等。他们虽然具有人类的遗传素质,但是因为脱离了人类社会的生活环境,不能形成正常的人的心理。其中最典型的是狼孩卡玛拉,由于从小就脱离了人类社会,在狼群中生活了七八年,深深打上了狼的习性烙印。后来虽然回到人类社会,并接受了九年的教育训练,但到十六七岁时智力水平才达到三岁幼儿水平,仅学会四十多个词。

另外,作为社会生活环境的一个重要方面,家庭的社会地位、经济状况和文化氛围,父母与子女关系、教养方式、家庭结构、居住地区的环境等都对儿童的心理发展产生重要影响。人们常说,父母是孩子的第一任老师,儿童在与成人的交往活动中学到许多行为方式,形成他们的性格,这些对儿童的心理发展有很大影响。此外,有研究表明,母亲照料孩子的方式会影响孩子社会行为的发展。过度的溺爱、对儿童活动的限制和包办代替,都会减少儿童对外界刺激的接受量,影响儿童社会性和智力的正常发展。孤儿、单亲家庭的儿童、父母离异的儿童也会因为失去父爱、母爱而影响心理的健康发展。

随着社会生产力的发展,社会物质文明和精神文明程度的不断提高,社会生活环境为儿童心理发展提供了越来越丰富的刺激,促使儿童心理发展的水平不断提高。人们普遍感到,现在的孩子见多识广,能说会道,反应快,有主见,越来越聪明。

(四)教育对儿童心理发展起着主动调控作用

教育作为社会环境中最重要的因素,在一定程度上对儿童的心理发展水平起着主导作用。

我们可以比较明显地感受到教育水平先进与教育水平落后地区的孩子心理发展水平存在的较大差异。教育之所以能对儿童的心理产生很大的影响,其重要原因是教育是一种有目的、有组织、有计划地对儿童施加影响的过程,因而它能更为充分而有效地利用各种积极因素促进儿童的发展。

学前教育是学校教育的基础,是基础教育的重要组成部分。幼儿进入幼儿园后,大部分时间在集体中接受教育。教师作为社会要求的直接体现者和教育工作的实施者,担负着培养幼儿的重任。教师在教育活动中可以根据不同的教育内容,充分利用周围环境的有利条件,积极调动幼儿的各种感官,给幼儿提供充分活动的机会。同时可以灵活地运用集体活动和个别活动相结合的形式,有的放矢地进行因材施教。让有某种特长的幼儿充分发挥其才能,鼓励某些方面能力较差的幼儿勇于尝试,由此促使每个幼儿都能在原有的水平上得到发展和提高。教师还可以及时对幼儿表现出的不

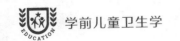

良行为进行引导教育,促使幼儿形成良好的行为习惯和个性心理品质。

当然,影响儿童心理发展的因素不仅有遗传、生理成熟、环境及教育等客观因素,还有儿童自身的心理活动,自身的积极性和主动性等主观因素。我们不能把儿童的心理发展看成自然发展的或是可以随便影响的,不可忽视儿童自身的能动性。儿童年龄越大,其主观因素对他的心理作用也越大,儿童对外界的影响是有自己选择意向的,随着儿童主动性的发展,儿童对他所处的环境会给予评价并主动地加以选择。我们还应知道,影响儿童心理发展的主观因素包括儿童的全部心理活动,具体地说,有儿童的需要、儿童的兴趣爱好、儿童的能力、儿童的性格及行为习惯、儿童的自我意识等,其中最为活跃的是儿童的需要。因此,在为儿童提供活动的时候,要考虑其是否适合儿童的需要。游戏是儿童最需要的活动,因而儿童在游戏活动中心理活动的积极性最高。

学前儿童心理行为问题的一般处理方法

一、学前儿童心理行为问题的确认

儿童心理行为问题主要指发生在儿童期的心理行为偏异和障碍,是儿童在身心发展过程中,由于其生理功能失调、环境适应不良或心理冲突等导致的心理障碍和不适当行为。

判断儿童是否存在心理行为问题,应遵循两个原则。第一,儿童在不同年龄段有不同的心理表现,由此表现出的占主导地位的、典型的、本质的特征称为年龄特征。家庭、学校和社会对不同年龄段儿童有不同的期望和要求。只有将儿童的心理年龄特征与社会期望和要求联系起来,才能对其是否存在心理行为做出切合实际的判断。第二,不能把儿童发育过程中出现的暂时性行为都视为心理行为问题。只有那些特殊的、影响儿童心理行为发展的行为,才可作为行为问题来看待。

要注意的是,儿童心理行为发育虽然遵循一定的规律,但并非千人一面,而是各有差异和特点,所谓的正常心理行为与异常心理行为之间的区别也是相对的,并非一目了然,泾渭分明。

如何判断儿童是否存在心理行为问题呢?具体有以下五个标准可作参考。

(1)问题行为和年龄不相称。小年龄段可认为是正常的行为能力的不足;如果到了大年龄段仍持续存在,可能提示存在异常。

(2)特殊心理行为高频率出现。偶发的问题一般不提示重大障碍;若同一问题反复、持续存在则需注意。如刚入园的一段时间里哭泣、不愿离家是可以理解的,加以引导就会顺利度过,但是长时间哭泣、不能适应则提示存在问题。

(3)特殊心理行为持续较长时间。多数儿童在其发展的某个阶段,可能出现一些特殊的心理行为表现,如胆小、易怒等,不久会自然消失;但如果某种特殊行为长期保持3个月以上就必须重视,经半年以上的观察期仍未好转则须考虑就医。

(4)特殊问题行为比较严重。如影响沟通交流、影响认知发展和学习则可判断为严重。

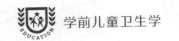

（5）心理反应与周围环境不相符合。

二、学前儿童心理行为问题的原因分析

（一）生物因素

1.遗传

遗传因素是学前儿童心理行为发展的内因。研究发现,智商(IQ)的遗传度为0.52。一些不良因素会导致基因或染色体的变异,从而对儿童心理行为发展造成不良影响,如父母或家族近亲中有遗传疾病、某些有遗传倾向的精神障碍、父母近亲结婚、父母接触有毒有害的物质或者酗酒、吸毒造成染色体突变、母亲为高龄产妇等。

行为的物质基础主要是神经系统,特别是中枢神经系统,学前儿童的心理行为发育也是以其神经系统的不断发育完善为基础的。而神经元和神经系统的分化、发育以及最终的生理、生化性能均受遗传素质的调控。

2.母孕期和围生期的不利

母孕期的危险因素包括:母亲孕期患严重疾病或服用药物、接触某些毒性物质或放射线、有并发症、营养状况差、精神受挫、心理压力大、孕妇吸烟或被动吸烟、母亲受孕时父亲大量饮酒等。这些因素均可引起儿茶酚胺的过度分泌,导致胎儿中枢神经系统发育不良,造成儿童社交退缩、忧郁等行为的发生。围生期的危险因素包括:胎动厉害、早产、过期产或难产、缺氧窒息等。这些因素往往会造成脑功能的损害,亦可导致儿童神经系统,特别是脑的发育迟缓,是日后幼儿出现行为问题的危险因素。

此外,母亲在怀孕期间如果遭到较严重的应激事件,长期存在心理压力,会导致情绪低落、焦虑等,这类因素可能与新生儿的神经行为缺陷、运动能力的发育不成熟、前庭功能问题以及注意力缺陷的发生有关系。

✦ 经典案例

胎儿酒精综合征

胎儿酒精综合征(FAS)是指母亲因在妊娠期间酗酒对胎儿所造成的永久性出生缺陷,它是造成儿童心理发育迟滞的主要原因之一。1971年,作家迈克尔·多里斯领养了一名3岁的苏族男孩,他的母亲是一个酒鬼。男孩名叫亚伯,是一名七个多月的早产儿,出生时体重很轻,在被送到领养家庭之前遭到长年虐待且营养不良。其生母在35岁时死于酒精中毒,生父在一个小巷子里被人打死。亚伯的体格比其他同龄人要弱,没有经历过如厕训练,他只会说大约20个单词。亚伯始终发育迟缓,4岁时他还裹着尿布,体重也只有12.2 kg;他记不住其他小朋友的名字;头围非常小,肢体活动水平较高;他还不时受癫痫病折磨。

随着年龄的增长,亚伯在学习数学、颜色识别和系鞋带等很多方面都遇到困难。在入学之前,他被贴上了"学习障碍"的标签。他的智商始终维持在65分左右。幸运的是,一年级时他遇到了一位充满爱心的老师。在老师的帮助下,亚伯学会了阅读和写作,但是他的理解速度仍然很慢。1983年,小学毕业时,他仍然不会加减运算和数钱,也不能每次都正确辨认出他所居住的城市、州和国家。

一旦酒精从孕妇身体进入到胎儿的血液中,就会汇聚到一起并且在血液中存留很长时间,从而对胎儿的大脑及其他器官造成损害。这种损害无法治愈。正如一位医学专家所写,"对于胎儿来说酒精的伤害可能会持续一辈子"。亚伯的故事就像一个警钟:准父母对自己所创造的新生命负有很大责任。首先,这些责任来自于他们所提供的遗传天赋;其次,来自于环境影响——从母亲的体内环境开始。

3.气质特点

气质是个人在生活早期就表现出来的稳定的个性差异,即那些由遗传和生理决定的心理与行为特征。气质与我们平常说的"秉性""脾气"近似。在日常生活中,我们可以看到,有的人总是活泼好动,反应灵活;有的人总是安静稳重,反应缓慢;有的人不论做什么事总显得十分急躁;有的人情绪总是那么细腻深刻。而这些特点,我们似乎从他们刚出生时就可以观察到,一生中少有改变。可见,气质奠定了行为风格,是内因。而环境因素对行为发生起着重要的外因作用。当幼儿本身的气质与外界环境相协调一致时,即处于调适良好状态时则有利于幼儿良好行为的发展;当幼儿本身的气质不能适应外界环境时,则易出现心理行为问题。

4.躯体疾病

有体质缺陷或躯体疾病的儿童,容易出现心理障碍。急性或慢性的脑器质性疾病都会造成儿童心理行为异常,如抑郁、焦虑、易激惹等;长期患慢性疾病的儿童不能像正常儿童那样生活、学习,从而产生孤僻、激惹、过分依赖、适应能力差、多动、攻击性行

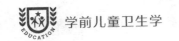

为等;过敏体质的儿童和肥胖儿童由于躯体缺陷或经常患病,能力发展受到影响,出现自我评价低、不自信等问题。

(二)家庭因素

家庭因素包括家庭氛围和物质条件、父母教养方式、父母自身的行为方式、父母婚姻关系、亲子关系等。

1.家庭氛围和物质条件

家庭是学前儿童接触社会的第一个场所,也是他们了解社会准则和建立行为规范的第一个课堂。作为生态系统理论中的微观系统,家庭对儿童的行为发展影响最为深刻。长期以来,人们普遍的共识是,家庭环境尤其是家庭中营造的精神环境氛围,与儿童的行为发展有着密不可分的关系。良好的家庭道德观念与和谐的家庭氛围是促进儿童社会行为健康发展的条件。而良好的家庭物质环境则能够满足儿童生存的基本需要,是儿童得以健康成长的基石。如果家庭的居住条件有限,儿童活动空间狭小,整日以电视为伴,必然会使得儿童的交往机会减少,不利于儿童建立良好的人际关系,影响儿童的社会化发展。

2.父母教养方式

父母教养方式可分为专制型、溺爱型、放任型和民主型,不同的家庭教养方式直接影响着儿童的行为和社会性发展。专制型的教养方式与儿童问题行为的发生密切相关,在父母高压、专制的家庭教养中,儿童容易发展成为懦弱、顺从、缺乏自信、孤独、自卑、性格压抑的人,或者走向另一个极端,表现得异常反抗、冷酷和残暴。溺爱型的教养方式多见于独生子女家庭,父母过分的宠爱、关心和对儿童要求的一味满足,容易使儿童表现出依赖、任性、懒惰、自私、骄傲等不良行为。在放任型的家庭教养中,由于儿童缺乏来自父母的教育和指导,常会出现性格内向、对人冷淡、情绪消极、自由散漫和社会适应能力差等问题。而在民主型的教养方式中,父母能够尊重和理解儿童,为儿童的发展提供最大的自由和支持,这种教养方式给儿童带来安全感,增强儿童的自信心,有助于儿童形成良好的行为习惯和健全的人格,其常常会表现为性格开朗、坚强自信、感情丰富、精力充沛、能与人友好相处。

(三)社会因素

社会因素包括家庭环境、幼儿园和学校环境、老师的教育观念、社会文化背景、居住地区的环境等,良好的社会环境有助于儿童心理行为的健康发展。

3岁前,家庭影响占首要地位。从小父母就长期不在身边、母亲抑郁、家庭暴力、缺乏家庭支持以及不恰当的教养方式都是婴幼儿心理发展的不利因素。3岁后,幼儿园和学校的教育也起着同样重要的作用。在民主、和睦、生活丰富多彩的环境中长大的孩子,大多自信、活泼、独立;而在专断、关系紧张、缺乏爱的环境中长大的孩子,容易形成胆小、自卑、孤僻或叛逆的性格。

此外,大众媒体(尤其是电视)等社会环境的影响不可忽视。例如,儿童喜欢看电视,善于模仿电视中的形象,电视人物的言行和道德观念很容易传播给儿童,学龄期儿童的攻击性很大程度上与暴力影片关系密切。幼儿长时间看电视、电脑是弊大于利,动画片、电子游戏带来的快乐和知识是有限的,而缺少了与家长和其他儿童的交往互动、游戏、户外活动,将影响儿童人际交往、语言交流、运动、社会适应等多方面心理功能的发展。

📋 学习研究

《3—6岁儿童学习与发展指南》中关于幼儿心理健康教育的内容和方法

健康是指人在身体、心理和社会适应方面的良好状态。幼儿阶段是儿童身体发育和机能发展极为迅速的时期,也是形成安全感和乐观态度的重要阶段。发育良好的身体、愉快的情绪、强健的体质、协调的动作、良好的生活习惯和基本生活能力是幼儿身心健康的重要标志,也是其他领域学习与发展的基础。

请认真阅读《3—6岁儿童学习与发展指南》,分析讨论指南中五大领域幼儿的学习与发展中,涉及了哪些幼儿心理健康教育内容,总结教育建议的主要方法。

三、学前儿童心理行为问题的处理办法

行为干预基于特定的问题和场合而有不同的方法,通常有:前因矫正,即矫正激发行为问题的前因,从而预防行为问题的发生;给予指令,使儿童知晓如何有良好的行为表现;后果矫正,即成人对儿童行为问题和期待行为在应答上的改变。

(一)前因矫正

前因发生在行为问题之先,所以要理解和找到前因,尽可能调整前因对行为问题的预防是至关重要的。一般前因矫正有以下四种方法。

(1)改变儿童所处的环境,如避免对危险物的触摸,移去可能引发危险的事物。

(2)对良好行为进行技能训练,如有些儿童因为语言表达困难而产生行为问题,教师可引导儿童掌握表达交流的技能。

（3）榜样法。如儿童很易发怒，而适当的行为示范能使儿童发怒时镇定下来，并用话语代替发怒；儿童焦虑时，教师可以示范镇定的方式，让儿童有足够的自信。

（4）教师根据儿童发育能力、气质、学习情况、生理和心理状况改变对儿童的期望，如对一个十分好动的幼儿，不强求幼儿在用餐时安静坐着，而是允许其间有活动的时间。当幼儿疲劳或紧张时，教师应尽量减少对幼儿的要求。

（二）给予指令

教师经常会运用指令的方式塑造幼儿行为，成功下达指令需要遵循一定的步骤，见图3-2。

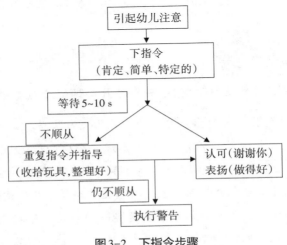

图3-2 下指令步骤

发出有效指令需要注意以下几点。

1.指令要引起幼儿注意

教师下指令要引起幼儿的注意，而不是在幼儿注意其他事物时下指令。例如，当幼儿正在全神贯注地玩区角游戏时，教师在旁边叫着"喝水了"，这时幼儿是不会听指令的，教师看到幼儿不顺从自己的指令，就会很快进入恼怒状态。如果教师此时先用眼神交流或确认幼儿在注意时下指令，则能避免以上状态。

2.运用简单、肯定、特定的语言

首先，指令语句一定要简单，语句长度符合幼儿的语言水平，不能太长。其次，用肯定的陈述句，而非疑问句，因为疑问句是允许幼儿可以选择的。例如，"现在是我们的打扫时间了"，而不是用"我们现在打扫好吗？"。最后，用特定的针对期待的行为，而不是一般的要求。如，用"来，坐在老师身边"而不是用"乖点儿"；用"慢慢走"代替"不许奔跑"。

(三)后果矫正

后果矫正即通过对行为后果的奖赏或惩罚使行为发生变化。与惩罚相比,奖赏是更有效的行为干预。

1.正强化和负强化

(1)正强化

正强化是指在幼儿做出某种行为或反应的同时或随后,让其得到某种令其愉快的事物,从而使该行为或反应的强度、概率和速度增加的方法。正强化是幼儿心理行为矫正中增强心理行为最常用的一种方法。在使用时要注意以下几点。

一是选择适宜的强化物。适宜的奖赏是教师在每次幼儿表现出好的行为时给予她们所在乎的小奖品。因此,教师应根据幼儿的兴趣给予多样性的奖赏,但应避免用特殊的奖赏过分地满足幼儿。

二是强化要及时。当幼儿出现良好心理行为时,教师要给予及时强化。如果许久才给予强化,很难帮助幼儿建立起强化物与良好心理行为之间的紧密联系。

三是强化时要对良好心理行为进行具体描述。当教师对幼儿的某种心理行为进行强化时,要明确地向幼儿描述其良好心理行为,以便幼儿明确心理行为发展的方向。在日常保教活动中,许多教师经常用"你真乖!""你真聪明!""你真棒!""你真是个好孩子!"之类的话语来强化幼儿的良好心理行为,但是这些话并不一定能让幼儿明了什么样的心理行为才是好的,因此,这样的强化只能让幼儿高兴或兴奋,但对幼儿心理行为的发展并没有积极的导向作用。

(2)负强化

负强化就是在行为者出现预期的心理行为后,取消、减少、减弱、延缓出现令其不愉快的强化物,从而提高该行为发生概率的一种心理行为矫正方法。

负强化过程中所消除、减少的"厌恶性刺激"不应该是幼儿必备的良好素质或习惯。例如,我们不能因为孩子吃饭时表现好而取消幼儿厌恶的饭后洗碗、擦桌子等行为,也不能因为孩子睡午觉纪律好而取消幼儿厌恶的"扫地"工作。

2.消退和惩罚

(1)消退法

消退法是指通过对以往强化过的行为不再进行强化的过程来促使行为减少甚至消失的方法。确定要消退的行为,要找到是什么因素对幼儿的不良心理行为起到了强化作用,以便对那些强化物加以抑制和消退。如很多幼儿存在告状行为,这时教师需要分析幼儿告状是否是为了引起教师注意,如果是,应对此行为采用消退法。

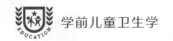

（2）惩罚

惩罚是指当幼儿在一定的情境下做出某一行为后,立即给予厌恶性刺激或者撤除其正在享用的正强化物,以降低该行为在相同或类似情境下的发生率。

最常用于幼儿的惩罚是暂时隔离法。暂时隔离就是在幼儿不良行为发生后,立刻将他置于单调乏味的地方,直至定时器响了之后方可离开。目的就是把幼儿从造成不良行为的情境中暂时隔离开来,立即阻止幼儿当前的不适宜行为,帮助幼儿达到自我控制。在实施惩罚时要注意以下几点：

①让幼儿知道这种惩罚是针对哪个不良行为的。

②教师对暂时隔离的幼儿不能关注和允许其活动。

③隔离的地点没有任何玩的物品,但光线充足、安全,不会使幼儿产生恐惧。

④掌握好隔离时间。如果对一个从来坐不住的幼儿,隔离30 s为宜;对一个不知道时间长短的幼儿,最多隔离2 min。当幼儿懂得1 min和5 min的差别时,隔离的时间可相对较长。如果幼儿在未结束隔离时间就擅自离开,教师应让幼儿回到原处,同时不要特意关注幼儿。

⑤隔离结束后,教师应告诉幼儿被隔离的原因,最后可以给幼儿一个拥抱。

🚀 经典案例

大班社会活动——心有千千结

活动形式

小组活动。

活动目标

1.能够用流畅的语言与他人分享自己排解消极情绪的小窍门。

2.尝试用符号写一封信来表述自己心中的烦恼。

3.在游戏中体验紧张和焦急的情绪,以及将"心结"打开的舒畅感和愉悦感。

活动准备

彩色卡片纸若干、彩笔、信箱、节奏感较强的音乐。

活动过程

一、导入

游戏热身——心有千千结。

游戏玩法：

有人手拉手围站成一个圆圈，记住自己左右手握的人。在节奏感强的背景音乐中随意走动，音乐一停，脚步即停。找到原来左右手握的人再分别握住，此时大家就形成了一个错综复杂的"手链"。尝试用各种方法，如跨、钻、套、转等（但手不能放开），将交错的"手链"分解成一个圆圈。

教师提问："玩这个游戏的时候你有什么感受？"

二、分享环节

请幼儿分享游戏中的感受。

三、讨论提纲

1.在生活中，有哪些问题让你觉得很困扰、很难过？

2.当你有烦恼的时候，你会怎么做？

四、操作环节

请幼儿用图画的方式写一封信，诉说心中的烦恼，教师帮助幼儿配上文字说明。

五、小结

将幼儿的"小烦恼"信件收集到一起，简要说明后续安排，鼓励幼儿耐心等待回信。

六、延伸学习

接园时，请家长随意在信箱里抽一封信，写一封回信。第二天将回信放回信箱里。

活动小结与反思

情绪虽然是一个有点抽象的话题，但对大班的孩子们来说，他们已经能感知情绪的变化，并且用具体的符号进行表示，他们知道在遇到情绪问题时该怎么调节。

活动以游戏"心有千千结"导入，还原了一个紧张、焦急的心理状态，为后面的分享做了铺垫。在活动中，我们看到每个孩子都会遇到各种各样的烦恼，有些孩子很容易就将烦恼表达了出来，有些孩子则喜欢将烦恼藏在自己的心里，不想让别人知道。所以我们设计了写信给"神秘爸妈"的方式，鼓励每一个孩子将自己的烦恼表达出来。在写信这个环节中所有孩子都非常投入，他们很期待自己的这封信得到一个真诚的回应，期待爸爸妈妈的回信。

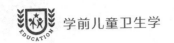

第三节　学前儿童常见心理行为问题及干预

一、情绪障碍

在日常生活中,儿童有些情绪反应如痛苦、悲伤、愤怒等都是可理解的,可能几天过后就会恢复正常。但是,儿童的情绪障碍却不同,可能持续时间长达数周、数月以上,环境改善后仍不好转,并可能影响到日常生活、学习和交往。临床上常见的儿童情绪问题表现有恐惧、抑郁、强迫、适应问题等。

(一)儿童期恐惧

恐惧是学前儿童中常见的一种情绪障碍,指学前儿童对一些不了解的人、事、物没来由的、不符合实际的害怕。每个儿童都会经历恐惧,一般到了3岁,大部分的儿童都有许多不同的恐惧对象,且年龄越大,恐惧对象越多。有些恐惧是真实的,如怕黑暗、怕水、怕火、怕陌生人、怕穿制服的人、怕闪电等。而有些恐惧则是想象来的,如怕外星人、怕被拐骗等。一般来说,儿童对某一特定对象恐惧的持续时间比较短暂,仅仅在某一年龄阶段或某一时期表现得较为明显。所以,儿童期恐惧在正常情况下无须进行特殊治疗,只要让儿童对恐惧的对象增加了解,平时不要对儿童进行恐吓,减轻其害怕心理即可。但成人平时要注意了解儿童恐惧的对象,并接受儿童的恐惧。对年幼的儿童,哪怕是最可笑的恐惧都是真实的。当儿童恐惧的对象出现时,成人可把儿童抱在怀里,满足儿童的即刻需求。在事情结束后,成人可以采用各种方式让儿童认识恐惧的对象。如儿童怕黑暗,成人可以把儿童抱到黑暗的房间转转;儿童怕兔子,成人可以先伸手摸摸,然后让儿童用手去摸摸;等等。

(二)儿童期焦虑

焦虑也是学前儿童中常见的一种情绪障碍,指焦虑情绪反应在程度上比较强烈。学前儿童焦虑可表现在躯体生理反应和情绪行为两个方面。①躯体生理反应:气促、心慌、胸闷、多汗、头晕、恶心、呕吐、腹部不适、食欲减退、尿频、遗尿、便秘或便裤、睡眠不安、多噩梦、肌紧张、颤抖、抽搐等;②情绪行为:烦躁、哭泣、吵闹而且难以安抚,或是显得胆小、黏人、惶恐,大龄儿童可表现为紧张、恐惧、发脾气、抱怨、不愿上学、注意力不集中、不安地走动等。

焦虑可分为分离性焦虑、社交性焦虑和广泛性焦虑。

1.分离性焦虑

这是一种相对常见的焦虑障碍,在年幼儿童中比较常见,是与依恋对象(如主要的照养人、亲密的家庭成员)分离或将要分离时产生的、与发育水平不符的过度焦虑。一般出现在6岁前,但实际上6岁以上儿童也经常出现。主要表现:没有主要依恋者陪伴就不肯入睡;面临分离时过分忧伤(如发脾气);做与分离有关的噩梦;非常想家(被分离时渴望回家或与抚养人联系);经常性生理有躯体症状,如腹痛和心悸。

针对分离性焦虑,发现过分依恋障碍和倾向就应开始预防分离焦虑和拒绝上学的出现。例如,教给家长健康的分离技术以及处理家庭应激的方法。改善家庭和幼儿园环境,创造有利于儿童适应的温馨氛围,减轻儿童压力,增强儿童的独立自信。放松、游戏、音乐、绘画和讲故事也有助于儿童减轻焦虑,调节情绪。

2.社交性焦虑

社交性焦虑指儿童对陌生人持久或反复的害怕或回避,其程度超出了与其年龄相符合的正常范围,并出现社会功能失常,但同时仍选择性地与熟悉的家人和小伙伴保持正常的交往。主要表现为经常对自己有消极的先占观念,如怕自己说话或行为愚蠢、怕出丑、怕被同伴拒绝、怕当众失败等。同伴关系、幼儿园表现和家庭功能因社交恐惧而受损。年幼的儿童往往不能认识到自己在社交场合的过分不安,而是表现为行为问题,如不肯离开父母、见人就发脾气、拒绝与朋友玩、以躯体不适为由回避社交场合。

针对社交性焦虑,心理治疗是最常见的治疗手段。系统脱敏法对年长儿童效果较好,对年幼儿童则应发挥家庭和父母的作用。例如,父母应鼓励儿童参加社交集体活动,增强应对能力。值得注意的是,儿童社交焦虑如果得不到适当应对和处理可能会持续其整个青春期。

3.广泛性焦虑

广泛性焦虑表现为持久、过分和不现实的担心,没有特定的对象或情景。可发生在学前阶段,但较青少年少见。生物学、家族史和环境等因素对该障碍的发生、发展都起着不可忽视的作用。

广泛性焦虑主要表现为存在不能控制的对多种事件或活动的过分焦虑和担心,至少已6个月。在同样的环境中,这类儿童比其他儿童更过分地担心自己的成绩和能力,担心个人和家庭成员的安全,或担心自然灾害和将来要发生的事件。担心的内容有多种,可以变换,而且这种担心很难得到转变。过分的担心使儿童的日常生活、学习和完成其他活动的能力受损。不安全感导致儿童经常要寻求重复保证,干扰了他们的个人成长和社会关系。有广泛性焦虑的儿童,个性经常过分顺从、完美主义、自我批评,坚持重复做不重要的事情以达到他们认为"好"的标准。担心的焦点不符合焦虑障碍的其他诊断特点。

针对广泛性焦虑,可以采取放松训练,如胸、腹式呼吸交替训练、音乐疗法、绘画和沙盘游戏均能缓解焦虑,促进身心发展。注意不要给孩子贴标签,应对孩子进行积极关注。鼓励孩子从事体育运动和手工活动,学会表达情绪和需要。

(三)暴怒发作

暴怒发作是指儿童在个人要求或欲望没有得到满足,或者在某些方面受到挫折时,出现哭闹、尖叫、在地上打滚、用头撞墙壁、撕扯自己的头发或衣服,以及其他发泄不愉快情绪的过激行为。暴怒发作时,他人常无法劝止儿童的这种行为,除非其要求被满足,或无人给予理会才停止下来。暴怒发作主要发生在学前儿童中,有部分儿童表现得比较严重,发作过于频繁,成为一种情绪障碍。

预防学前儿童的暴怒发作行为,应从小培养儿童懂道理、讲道理的品质,不要溺爱和过分迁就儿童,要让儿童从小就学习一些正确的宣泄自己情绪的方法,并在其生活中加以运用。尽量避免各种可能诱发儿童暴怒发作的场合和情绪,当儿童有某些合理的需要时要及时给予帮助。对于极少数暴怒发作行为较为严重的学前儿童,则应进行心理治疗。

◎ 拓展阅读

心情日记

大班幼儿已经会用语言、绘画、行为等多种方式表达自己的心情,但这种心情的交流是有个体化表现特点的,性格敏感内向的孩子依然需要成人的主动关注。因此,教师在班级中创设了一个心理角,每个孩子通过"心情日记"记录下自己独特的心理内容,这样教师可以及时了解和维护孩子的心理健康。主要过程:

1.教师介绍心情日记,帮助幼儿理解其作用。心情日记就是把你每天开心或不开心的事记在日记本上。

2.幼儿观察心情日记,了解其记录方式。心情日记中有一个大表格,从周一到周五划分为五个格子,每个格子都画有一个温度计,在温度计的中间位置标识出0℃,0℃的上面和下面分别画有不同的刻度。下面的一栏可以画出让自己开心或不开心的事情。

3.教师启发幼儿在自己的日记上记录下今天的心情。幼儿可以用鲜艳的暖色或自己喜欢的颜色在0℃以上记录愉快的心情,用冷色或自己不太喜欢的颜色在0℃以下记录不开心。还可以在"情绪温度计"上用不同的刻度表示开心与不开心的程度,如很开心、有一点开心、非常生气等。并画出自己为什么开心或不开心,教师可作适当文字注释。

4.幼儿相互讲述,分享自己的心情记录。

5.鼓励个别心情不好的幼儿进行交流,大家一起寻找解决问题、保持好心情的方法。

6.小结:心情日记帮助我们记录了一周的好心情、坏心情,也画了一些让自己心情愉快的好方法。以后小朋友们可以自己抽空来记录心情,当你遇到不开心的事情不知道怎么办时,也可以翻一翻,看一看,找到合适的方法,让自己的心情很快地好起来。

此活动可以为幼儿提供集体生活中自己独处、思考的空间和时间,也可以借此活动引导幼儿学习梳理内心感受,为幼儿主动接纳和调整不良情绪提供帮助。

二、品行障碍

品行障碍在学前儿童中较为多见,在男性儿童中的发生率明显高于女性儿童。学前儿童中比较常见的品行障碍有攻击性行为、偷窃、说谎、残害小动物、破坏公物,等等。学前儿童品行障碍的诱发因素是多方面的,与生物学因素、社会道德标准和风气、精神创伤,特别是家庭和幼儿园的教育有密切的关系。品行障碍持续的时间较长,在一般情况下,随着儿童年龄的增长,品行障碍也会自动消失。但是也有部分儿童会表现出持续性的心理障碍,尤其是在儿童期如果任其存在或继续发展,不加纠正,则可导致社会适应等困难的持续存在。

(一)攻击性行为

攻击性行为是学前儿童中最为常见的一种品行障碍,到学龄期后则日渐减少。在学前期,儿童的攻击性行为表现为当儿童遭受挫折时显得焦躁不安,采取打人、咬人、抓人、踢人、冲撞他人、夺取他人的东西、扔东西以及其他类似的方式,引起同伴或成人

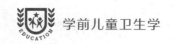

与其对立和争斗。学前儿童的攻击性行为可以针对教师或同伴,更多的则是针对自己的父母。攻击性行为多见于男性儿童。

矫正学前儿童的攻击性行为,应首先注意改善亲子之间、师幼之间以及同伴之间的关系,对这些关系中的紧张因素进行分析,指导学前儿童正确地处理和解决。对于攻击性行为较为严重的儿童,则可以配合以社会训练和性格培养为目标的心理治疗。

(二)偷窃

在儿童成长过程中,如果偷窃成了儿童的顽习,就构成其品行上的问题和障碍。年幼的儿童以自我为中心,往往会把其想要的东西或者已经得到的东西视作自己的东西。随着年龄的增长,他们才能分辨什么东西是自己的,什么是别人的。学前儿童发生的偷窃行为,开始往往是为了满足某种需要,或者与他人发生了冲突,以偷窃对方的东西作为报复的手段,几经得手后,就有可能成为习惯,即使没有明确的动机,也会发生偷窃行为。

对学前儿童的偷窃行为不能姑息,特别是如果儿童的行为属于明知故犯,则应向儿童指出问题的严重性,必要时还可以给予一定的惩罚,让他们通过一定的方式弥补自己的错误。坚持奖励儿童的诚实行为同惩罚他们的偷窃行为有同样重要甚至更为重要的作用,特别是在儿童改正了偷窃行为时,更应及时给予奖励。在纠正儿童的偷窃行为前,应先查明其偷窃行为形成的原因,尽可能满足其合理需求。

三、睡眠障碍

学前儿童也会出现多种睡眠障碍,常见的有失眠、夜惊、梦魇等。如果经常出现,要引起重视,寻找原因。

(一)失眠

失眠是最常见的睡眠障碍现象。各个年龄阶段的儿童都有可能出现失眠,在低龄儿童中发生较少。失眠常表现为入睡困难、半夜醒后难以继续入睡以及早醒。婴幼儿失眠多见的原因是生活不规律、饥饿或过饱、身体不舒适、睡前过于兴奋、与抚养者分离的焦虑。较大儿童失眠的主要是因为学习、家庭、社会因素造成的心理紧张、焦虑、抑郁,如刚与父母分开睡、受到批评或恐吓、怕上学。针对失眠,可以先查明原因,设法去除不利睡眠的因素,避免形成习惯性失眠,尤其是因心理因素造成的失眠,应帮助孩子改善情绪。采用一些有助睡眠的方法,如给孩子讲轻松的故事或听轻松的音乐。养成有规律睡眠的习惯,即使因晚上失眠而白天困倦,也不要在白天超常补睡。

(二)梦魇

梦魇是一种发生在快速眼动睡眠期、黎明即将到来时的一些内容吓人的梦,也称噩梦。梦魇是学前儿童中较为多见的一种睡眠障碍。儿童在做噩梦时,伴有呼吸困难,心跳加快,自觉全身不能动弹,在惊醒或被唤醒后,仍有明显的情绪不安、焦虑和惧怕,出冷汗,脸色苍白。诱发学前儿童梦魇的因素有许多种,例如,儿童罹患上呼吸道感染或肠道寄生虫病,或者遭受挫折,等等。消除儿童的内心矛盾冲突,缓解其紧张心理,对其躯体疾病及时治疗,都是预防和消除学前儿童梦魇的必要措施。

(三)夜惊

夜惊是一种极度惊恐的梦。夜惊者会有坐起、哭喊或跑动等躯体剧烈运动,一般发生在入睡后的15~30 min内,发作次数不定,可隔数天、数十天发作一次,也可一夜发作多次。夜惊也是学前儿童中常见的一种睡眠障碍。儿童在开始入睡一段时间以后突然惊醒,瞪目起坐,躁动不安,表现出惧怕的情绪体验,有时还会大声喊叫,而喊叫的内容与受惊的因素有关。在发生夜惊时,儿童一时难以被叫醒,即使被叫醒,儿童依然表现为惊恐、哭叫或者紧抓住人或物体以求保护,而对他人的安抚和拥抱不予理睬。儿童夜惊一般持续10 min左右,随后又自行入睡,次日凌晨对夜惊发作完全遗忘,或者仅有片断的记忆。对夜惊的儿童,一般无须药物治疗,主要应从解除产生夜惊的心理诱因入手,减缓儿童的心理紧张。此外,也应注意改善儿童的睡眠环境,及时治疗儿童的躯体疾病。

四、语言障碍

(一)发育性语言障碍

发育性语言障碍是学前儿童中的一种因发育迟缓而造成的语言障碍,可以分为接受性语言障碍和表达性语言障碍两种类型,后者远比前者多见。接受性语言障碍儿童在一岁半还不能理解所给予的言语指令。仅有表达性语言障碍的儿童在一岁半时能理解给予的简单言语指令,在学说话时能发出一些语音,却不能很好地遣词造句,学习语言的速度比一般儿童缓慢得多。仅有表达性语言障碍的儿童,一般随年龄增长会自愈,逐渐获得正常的语言能力;接受性语言障碍的儿童则一般需经过特殊的训练,才有可能获得语言能力,而且在今后出现语言功能和社会适应方面缺陷的可能性较大。对表达性语言障碍的儿童,可着重训练模仿别人说话;而对接受性语言障碍的儿童,则可着重训练对语言的理解、听觉记忆和听觉感知。

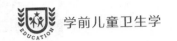

(二)发音性语言障碍

发音性语言障碍是学前儿童中的又一种语言障碍。儿童虽然没有发音器官或神经系统的器质性病变,但是在说话时语音不清晰,尤其对 s、sh、z、zh、x、p、b、d、t、l、m、n 等声母发音不清或变调。轻者虽然能被人听懂,但是吐词不准,语音含混;重者则不知所云。在学前儿童中,男性儿童的发生率高于女性儿童。轻度的发音性语音障碍,一般会随年龄增长而自愈;而对重度的发音性语音障碍的儿童,则应及早进行言语矫正治疗,并辅以心理治疗,因为这些儿童会由于发音不清而造成人际关系方面的困难,并伴有行为退缩、孤僻等问题。

(三)口吃

口吃是学前儿童中常见的一种语言节律的障碍。有这种语言障碍的儿童在说话时,声音、音节或单词往往会不正确地重复、延长或停顿,以致中断了有节律的语气,在说话时常伴有跺脚、摇头、拍腿和做鬼脸等动作。而且,有这种语言障碍的儿童大多自卑、羞怯、退缩、孤独、不合群。由于口吃,儿童心理易紧张,在情绪兴奋、惧怕、激动等紧张状态下,口吃表现得更为严重。口吃大都发生在2~5岁,男女儿童发生的比例为(2-5):1。矫治儿童的口吃时,首先要消除环境中的各种不良因素,避免周围人对儿童的嘲笑和模仿,消除儿童对口吃的紧张心理;鼓励儿童树立信心,主动练习,大胆地说话,自由地呼吸,放松与说话器官相关的肌肉。对于口吃较为严重的儿童,不要强迫他们说话,不要催促儿童重复地把话说清楚,可以指导儿童进行语言训练,用简单的对答方式一问一答,放慢语言速度,使儿童在说话时呼吸逐渐正常,使口吃现象减轻。

◆ **本章小结**

1.学前儿童心理健康的标志主要体现在五个方面:一是智力符合常态;二是情绪稳定而愉快;三是意志健全与行为协调;四是性格与自我意识良好;五是人际交往和谐。

2.影响学前儿童心理发展的因素,主要有遗传、生理成熟、环境和教育。其中,遗传素质奠定了儿童心理发展个别差异的最初基础;生理成熟为儿童心理发展提供了物质前提;环境为儿童心理发展提供了丰富的刺激;教育对儿童心理发展起主动调控作用。

3.判断儿童是否存在心理行为问题可参考五个标准:(1)问题行为与年龄是否相称;(2)特殊心理行为高频率出现;(3)特殊心理行为持续时间较长;(4)特殊问题行为的严重程度;(5)心理反应与周围环境是否相符。

4.学前儿童心理问题行为与生物因素(遗传、母孕期和围生期的不利、气质特点、躯体疾病)、家庭因素(家庭氛围的物质条件、父母教养方式、父母自身行为方式、父母婚姻关系、亲子关系等)、社会因素(家庭环境、幼儿园和学校环境、老师教育观念、社会文化背景、居住地区环境等)均密切相关。

5.行为干预基于特定的问题和场合而有不同的方法,通常有前因矫正、给予指令和后果矫正。

6.学前儿童常见的心理行为问题有情绪障碍、品行障碍、睡眠障碍、语言障碍。

🖳 思考与实训

1.结合篇首案例中的实际问题,运用本章所学知识,尝试回答小张老师应该怎么做。

2.结合实际,说一说学前儿童心理行为问题的一般处理方法。

3.简述学前儿童常见心理行为问题及干预方法。

💻 专题探讨

面对喜欢打人的小朋友该怎么办?

雷雷4岁了,爸爸、妈妈每天都要外出工作,只能在早上和下午匆忙地接送他上幼儿园。雷雷是一个活泼开朗的小男孩,语言表达能力强,喜欢参加班级里的各项活动。他想象力丰富,常常玩一些假装游戏,能用积木搭建非常复杂的建筑,而且搭建时还会加上一些游戏情节。他喜欢把结构玩具当作道具,在建构区的"高速公路"上骑三轮车,喜欢玩"过家家"游戏和其他角色表演游戏。

雷雷在游戏中往往喜欢把自己当作领导者,分配其他小朋友角色和指挥他们。其他小朋友通常都听他的,但是当他们不听雷雷指挥时,雷雷就会打他们。他在打了某一个小朋友以后,会大步跑开,说:"没有人喜欢我!"这时,老师通常会叫住雷雷,并告诉他,他伤害了其他小朋友。之后,老师就不再搭理他了,直到他停止大叫并同意向被他打的小朋友道歉后,才再次和他讲话。同时,老师还告诉他,其他小朋友是喜欢他的,只是不喜欢他打人而已。雷雷刚开始会极力反驳,之后会让老师相信他不会再打人了。但是,这样只能维持一小段时间,一旦老师离开了,雷雷就会很快再次加入游戏活动中,重申他的"领导"地位。

探讨:到底是什么原因引发了雷雷的这种行为? 假如你是雷雷的老师,你会怎么办?

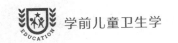

下列一些建议,可供参考。

1.花一些时间来观察这名儿童的行为并收集相关信息,这些观察和信息能更进一步加深你对这种行为的了解。例如,这名儿童通常什么时候会打人?是什么引发了他的这种行为?谁是受害者?他在打人后会有怎样的表现?

2.与家长合作。当观察到儿童有这种行为,应及时与其家长进行交流,以便了解家长对儿童这种行为的认识和看法,更为关键的是,要了解这名儿童的打人行为是只发生在幼儿园里还是在其他场所也会发生。假如这名儿童确实也在其他场所打人,你要搞清楚当时发生的情况:打人行为出现在什么时候、为了什么事情、打了谁、在哪里打的、怎样打的,以及发生这种行为时,这名儿童的兄弟姐妹或者其他儿童是否在场,等等。可以和家长分享一些你在幼儿园中观察到的情况,并和他们讨论在家里孩子是否也有同样的行为表现。弄清楚家长在儿童打人时采取的策略,然后和家长一起集思广益,讨论一些其他的策略。一旦教师开始使用这些策略来制止儿童的打人行为,一定要让其家长了解进度,特别是这一策略取得成功时。

3.对幼儿的行为做出分析,并进行纠正。例如,无论任何时候,都要尽可能地防止打人事件发生;当这名儿童一出现适宜的社会行为,就对其进行表扬;当这名儿童打人时,就使用自我控制时间策略;继续记录这种行为。

参考文献

1.黄希庭.心理学导论 第2版[M].北京:人民教育出版社,2007.

2.史慧静.学前儿童卫生与保育[M].上海:复旦大学出版社,2013.

3.金星明,静进.发育与行为儿科学[M].北京:人民卫生出版社,2014.

4.戴安娜·帕帕拉,萨莉·奥尔兹露丝·费尔德曼.发展心理学 从生命早期到青春期第10版(上册)[M].北京:人民邮电出版社,2013.

5.莫源秋.幼儿常见心理行为问题:诊断与教育[M].北京:中国轻工业出版社,2015.

6.许卓娅.幼儿园健康教育与活动设计[M].长春:长春出版社,2013.

7.胡华.幼儿园生活化课程:回归传统、自然与本真 大班下册[M].北京:北京师范大学出版社,2020.

8.中国就业培训技术指导中心,中国心理卫生协会.心理咨询师 基础知识.北京:民族出版社,2015.

第四章

学前儿童保教活动的卫生保健

🎯 学习目标

- 正确理解合理安排幼儿园一日生活的原则和要求。
- 熟悉幼儿园一日生活各环节的指导要点。
- 掌握学前儿童教学活动的卫生保健要求。
- 掌握学前儿童体育活动的卫生保健要求及常见问题的预防。

📖 学习重难点

- 重点:幼儿园一日生活制度制定的依据;幼儿园一日生活各环节的指导要点。
- 难点:幼儿园一日生活各环节常见问题及对策。

🚀 案例破冰

　　C市某幼儿园小班的小云云,在父母送他去幼儿园时,他精神状态良好,一路上又唱又跳。但是下午3:00左右,老师逐个叫醒午睡的孩子时,发现小云云脸色发紫,怎么叫也叫不醒,于是幼儿园急忙把他送往医院。40 min后,医生宣告小云云死亡。医院开具小云云的死亡医学证明书,死因为"心脏呼吸骤停",并且已经是"心跳呼吸停止1 h"。

　　思考:

　　1.值班老师在幼儿午睡过程中为什么没有发现孩子异样的表现?

　　2.午睡老师值班时有没有不间断的巡视?

　　3.老师有没有脱岗?

　　4.该下午2:30起床为何要在3:00才起床?按时起床是否还能及早发现?

　　　　　　　　——《危机管理防幼儿午睡事故》,选自《中国学前教育在线》

学前儿童生活活动的卫生保健

作为幼儿园特有的生活常规,一日生活制度保障了儿童在托幼机构生活的规律性和稳定性,一日生活各环节也是儿童日常生活学习的重要途径。因此,一日生活制度的制定在促进儿童身心健康发展、养成良好生活习惯方面发挥着重要作用。

一、制定一日生活制度的意义

(一)合理的生活制度能促进学期儿童的生长发育和身体健康

学前儿童身体各个器官的生理机能尚未发育成熟,对各种自然环境和社会环境的适应能力较差,对疾病的抵抗能力,对压力的承受能力较弱。托幼机构一日生活活动保证了幼儿有充足的睡眠、合理的营养,满足了幼儿上厕所、饮水等生活需要,为其生长发育提供保障。

学前儿童的神经细胞还不够成熟,在一定时间的活动后,就会由大脑皮层某一区域的兴奋扩散而感到疲劳,所以在活动安排上注意动静交替,多变换活动内容和方式,使大脑皮层各区域轮流活动,轮流休息,消除疲劳,从而促进儿童神经系统健康发展。

学前儿童消化能力较弱,胃容量较小。因此,合理制定进餐次数、进餐间隔时间能保证学前儿童很好地消化吸收,满足身体对营养的需要。

(二)合理的生活制度能培养良好的常规意识和行为习惯

长期定时有规律的生活刺激,大脑皮层的有关区域对外界刺激就形成了条件反射,有利于幼儿养成良好的生活习惯。此外,托幼机构各项生活活动为孩子提供了反复训练生活习惯和卫生习惯的机会,如饭前便后洗手、定时定量进餐、不随地吐痰等,有助于幼儿生活、卫生习惯的养成。

(三)合理的生活制度具有重要的教育意义

陶行知先生曾说,一切生活都是课程,一切课程都是生活。学前儿童的学习方式以直接经验为基础,以各种生活事件为载体,贯穿于一日生活常规中。因此,一日生活制度不仅对一日生活各环节进行了时间和内容的安排,还对儿童身心需求以及学前教育要求进行了全面统筹,为保教结合的有效实施提供了保障。

(四)合理的生活制度有利于保教各项工作的实施

合理的一日生活制度的安排要充分体现保教结合的基本原则,保育工作规范化、标准化、科学化是托幼机构保教质量的重要标志。合理的生活制度就成了保教工作人员对学期儿童进行教育和护理的工作依据,也是提高保教质量的基本保障。

◎ **拓展阅读**

生物钟

人的生命过程是复杂的,又是奇妙的,无时无刻不在演奏着迷人的"生物节律交响乐",这就是通常人们所说的生物钟,它是生物体生命活动的内在节律性。科学家发现,生物钟对人类健康的影响巨大,人体的生理指标(体温、血压、脉搏)、体力、情绪、智力以及体内的信号(脑电波、心电波)等,都会随着昼夜变化作周期性变化。

通过生物钟,生物能感受外界环境的周期性变化,并调节自身生理活动的步伐,使其在一定的时期开始、进行或结束。科学发现,当生物钟紊乱的时候,人类甚至所有生命就容易生病、衰老或死亡。据说,欧洲名酒威士忌的商标是一长寿老人的头像,这位老人活了152岁。当时,英国国王想见这位长寿老人,就请他到皇宫来吃喝玩乐,以示隆重款待。谁知,由于生活规律被突然改变,一周后老人便不治死去。生物钟是多种多样的,就人体而言,已发现一百多种,我们应该早认识、早发现和早掌握自己的生物钟,然后,逐步顺应它,使之产生良性效果。

二、制定幼儿园一日生活制度的依据

(一)依据学前儿童的年龄特点

学前儿童正处于生长发育时期,各器官功能的功能还不完善。在各项活动中,活动过程兴奋和抑制不平衡,有意注意时间持续短,控制能力差。因此,一日生活制度的制定必须符合学前儿童的年龄特点(幼儿园一日生活时间表见表4-1)。根据镶嵌式原理,做到动静交替、劳逸结合,使大脑皮层保持较长时间的工作状态,减少疲劳发生。

表4-1　某全日制幼儿园一日生活时间表

时　间	内　容
8:20—9:10	入园、室内桌面游戏或户外体育活动
9:10—9:30	早点
9:30—10:10	学习活动
10:10—11:10	室内或户外游戏
11:10—11:30	餐前活动、盥洗
11:30—12:00	午餐
12:00—12:20	餐后休息、睡前准备
12:20—14:20	午睡
14:20—15:20	起床整理、午点、室内活动
15:20—16:00	区角游戏
16:00—16:20	餐前活动，盥洗
16:20—16:50	晚餐
16:50—17:10	餐后休息、整理衣着、离园

(二)依据地区特点和季节变化

我国地域辽阔,具有较大的南北气候差异和东西时间差异。因此,托幼机构在制定一日生活制度时,应根据本地区的地理特征,体现地区差异。同时,还要考虑不同季节的特点,对生活制度做相应的调整。例如,冬季,昼短夜长,早晚气温较低,因此可推迟幼儿入园时间;夏季,昼长夜短,中午气温较高,因此可提前幼儿入园时间。

(三)依据家长需要

托幼机构既要促进学前儿童身心健康发展,还要解决家长因为工作而不能照顾孩子的困难。因此,在制定一日生活制度,尤其是入园和离园时间时,要考虑家长的需要,使学前儿童的家庭生活和托幼机构的生活相衔接。

三、幼儿园一日生活常规管理

(一)执行幼儿园一日生活保健制度的原则

1.科学性与灵活性相结合

幼儿园一日生活的每一个环节都有具体的内容和明确的要求,具有科学性和灵活性。儿童具有主动建构的能力,过分强硬和统一的要求会限制儿童的主动性、忽略儿童内心的情感需要。

2.动静交替原则

在安排幼儿一日生活时,应该遵循动态活动与静态活动、户外活动与室内活动、集体活动与个别活动的交替平衡,满足儿童身心发展的需要。例如,教学活动是一个较为安静的语言活动,可以在其中穿插音乐小游戏,让幼儿活动一下四肢;运动量较大的户外活动后,可以进行听故事这样较为安静的活动。

3.生活保健中渗透心理保健

我们在重视幼儿身体健康的同时,也要重视儿童的心理健康。实践证明,大量的日常生活是儿童人际交往相对频繁和心理品质自然显露的时刻。因此,要主动与幼儿沟通、交流,创设尊重、信任、理解、关爱、激励、愉快的心理氛围,利用幼儿的生活活动进行随机心理保健,让幼儿从各种必不可少的日常活动中掌握基本的生活经验,对幼儿存在的不良情绪及时疏通,对品行障碍及时纠正,使他们养成良好的行为习惯,形成正确的健康意识与观念。

(二)执行幼儿园一日生活制度的方法

必须严格遵守一日生活保健制度,不能随意变更,更不能中途废弃。特殊情况,根据实际情况灵活调整。

(1)在一日生活各环节中,一定要保教结合,培养学前儿童良好的生活习惯。贯彻预防为主的方针,使学前儿童身心健康成长。

(2)合理分工,实行工作人员岗位责任制,以保证一日生活制度的贯彻和落实。

(3)即使在节假日,家长也要争取让儿童的饮食、起居有规律,避免"星期一病"。

(4)经常检查幼儿园生活保健制度是否合适,根据实际情况(季节变化、活动特点等)及时加以科学的调整。

(5)培养幼儿的生活自理能力,它是发展儿童智力、培养良好行为及独立生活能力的有力措施,也是培养儿童良好品德的需要。

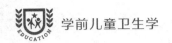

四、幼儿园一日生活常规内容和指导要点

学习研究

老教师带班总是那么从容、自如,孩子们也像被注入了魔力,是那么乖巧、可爱。可到了自己带班,同样是一个班的孩子,为什么他们变得那么淘气、不听话? 园长和老教师常常告诫刚工作的老师:对孩子要有要求,要收放自如,就要养成良好的常规习惯。这个常规真的能起到这么大的作用吗? 对于常规,新教师总有很多困惑。请同学们讨论以下问题:

不是说应该充分尊重幼儿的意愿吗? 为什么还提那么多要求让幼儿遵守呢?

常规都包括什么? 到底什么时候该要求,什么时候该放手呢?

常听老师们说起某个班常规特别好,是不是说他们班的纪律好呀?

那么小的孩子有必要管那么多吗? 太限制孩子了。

除了让班级有秩序以外,培养常规习惯对幼儿还有别的作用吗?

表4-2 入园环节常规要求和指导要点

环境创设建议:
1.保持入园通道流畅、安全;
2.检查班级环境(地面、玩具等)是否存在不安全因素;
3.确保有足够的空间让家长与教师交接幼儿,确定交接秩序;
4.若遇天气变化(下雨),可调整晨检地点

	小班	中班	大班
常规要求	1.衣着整洁,愿意上幼儿园 2.能向老师、保健医生、同伴问好和家长说再见 3.愿意接受晨检 4.能记住小标记,把自己的东西(书包、汗巾)放在固定的位置	1.衣着整洁,情绪稳定,愉快入园 2.主动向老师、保健医生、同伴问好,和家长说再见 3.主动接受晨检,能回答老师、保健医生关于身体状况的询问 4.能根据标识将自己的物品摆放到固定位置 5.知道不能带危险小件物品入园	1.衣着整洁,以积极、愉快的情绪入园 2.主动向老师、保健医生、同伴问好,主动和家长说再见 3.主动接受晨检,并主动将身体不舒服的感觉告诉保健医生 4.按标识摆放好自己的物品,主动协助老师整理班级环境 5.能发现周围环境中不安全的事物,并及时告诉老师 6.懂得不能带危险小件物品入园

续表

	小班	中班	大班
保育园指导要点	1.按时进入班级,整理内务 2.热情主动向幼儿问好 3.指导幼儿按标识摆放自己的物品	1.按时进入班级,整理内务,指导值日生将已消毒的口杯、毛巾放到杯架、毛巾架上 2.热情主动与幼儿相互问好,提醒按标识放好自己的物品 3.关注有身体不适的幼儿,做好生活护理,若身体不适状况持续没有好转,及时报告保健医生	1.按时进入班级,整理内务,指导值日生将已消毒的口杯、毛巾放到杯架、毛巾架上 2.热情主动与幼儿相互问好,提醒按标识放好自己的物品 3.关注有身体不适的幼儿,做好生活护理,若身体不适状况持续没有好转,及时报告保健医生
教师指导要点	1.按时进入教室,准备当天活动材料 2.热情主动向幼儿问好,鼓励幼儿积极主动向老师、同伴问好 3.关注幼儿情绪,对情绪不佳的幼儿及时向家长了解情况,并给予安慰 4.检查幼儿面部、手部是否有伤痕,衣服口袋里是否有危险小件物品	1.按时进入班级,自查班级设施设备及材料安全,及时排除安全隐患 2.热情主动与幼儿相互问好,注意观察幼儿健康状况 3.指导早入园的幼儿与老师一起整理班级区域材料 4.引导幼儿主动将不安全小件物品放到指定位置,放学归还 5.与家长进行简短交接,对家长的特殊要求及时记录并告知班级其他老师	1.按时进入班级,自查班级设施设备及材料安全,及时排除安全隐患 2.热情主动地与幼儿互相问好,注意观察幼儿的健康状况 3.指导值日生按标识整理区域材料,提醒幼儿将自己的物品整齐地摆放在固定位置 4.关注情绪不良幼儿,鼓励幼儿大胆表达情感,排解不良情绪 5.与家长进行简短交接,对家长的特殊要求及时记录并告知班级其他老师

表4-3　饮水环节常规要求和指导要点

环境创设建议:
1.为幼儿准备专门的杯架、饮水设施;
2.一人一杯,确保杯子安全、卫生,杯间距合理,标识清楚;
3.准备充足、温度适宜(水温应和季节相适宜)的饮用水;
4.通过在地面、墙面张贴标记或图片,帮助幼儿逐渐形成有序接水、喝水的良好秩序;
5.接水、喝水处应保持地面干燥

	小班	中班	大班
常规要求	1.如果手不干净,喝水之前能在老师的指导下先洗手 2.在老师的帮助下了解喝白开水的益处,按时喝水、及时喝水 3.喝水时懂得拿自己的杯子接水,喝完后将杯子放回原处,杯口朝上 4.懂得把水洒到地面或衣服上时要及时告诉老师 5.在老师的照顾下安静、有序喝水,人多时排队等候 6.在老师的提醒下喝完杯里的水,懂得节约用水	1.如果手不干净,懂得喝水之前先洗手 2.知道喝白开水的益处,按时喝水、及时喝水 3.喝水时拿自己的杯子接水,喝完后将杯子放回原处,杯口朝上 4.把水洒到地面或衣服上时要及时告诉老师,在老师的帮助下更换衣服,把地面擦干净 5.安静、有序喝水,人多时排队等候 6.喝完杯里的水,懂得节约用水	1.如果手不干净,喝水之前主动洗手 2.知道喝白开水的益处,根据自身需要及时主动喝水 3.喝水时拿自己的杯子接水,喝完后将杯子放回原处,杯口朝上,动作熟练 4.把水洒到地面或衣服上时,自主更换衣服并把地面擦干净 5.安静、有序喝水,人多时排队等候 6.喝完杯里的水,自觉节约用水
保育园指导要点	饮水前: 1.检测水温是否合适,夏季水温30℃为宜,冬季50℃为宜 2.指导幼儿认识自己的杯子和摆放的位置 3.及时修补脱落的标记 饮水中: 1.指导幼儿接水时先将杯口接到水龙头处再打开开关,眼睛看着水杯里的水 2.提醒幼儿有序接水,不推挤 3.及时擦干洒在地面、桌面的水 饮水后: 1.提醒幼儿将杯子按标记放回原处,杯柄朝外 2.清理地面、桌面水迹 3.午餐后、幼儿离园后对杯子进行清洗消毒	饮水前: 1.检测水温是否合适,夏季水温30℃为宜,冬季50℃为宜 2.及时修补脱落的标记 饮水中: 1.提醒幼儿有序接水,不推挤 2.提醒幼儿及时擦干桌面的水迹 3.及时擦干洒在地面、桌面的水迹 4.关注个别饮水量不足的幼儿 饮水后: 1.提醒幼儿将杯子按标记放回原处,杯柄朝外 2.清理地面、桌面水迹 3.指导值日生整理好饮水用具。午餐后、幼儿离园后对杯子进行清洗消毒	饮水前: 检测水温是否合适,夏季水温30℃为宜,冬季50℃为宜 饮水中: 1.提醒幼儿有序接水,不推挤 2.指导幼儿及时擦干桌面的水迹 3.及时擦干洒在地面、桌面的水迹 4.关注个别饮水量不足或不愿意喝水的幼儿 饮水后: 1.提醒幼儿将杯子洗净后,按标记放回原处,杯柄朝外 2.清理地面、桌面水迹 3.指导值日生整理好饮水用具。午餐后、幼儿离园后对杯子进行清洗消毒

续表

	小班	中班	大班
教师指导要点	饮水前： 1.根据班级情况,可分组组织幼儿有序洗手,提醒一定要搓洗干净 2.根据幼儿衣着情况,帮助卷好袖子,避免弄湿 饮水中： 1.提醒幼儿取用自己的杯子 2.提醒幼儿有序接水,不推挤 3.指导幼儿接水适量,接半杯或三分之二杯 4.指导幼儿一手拿杯把一手扶杯肚,一口一口慢慢喝,不要将水洒到桌子上或地面 5.用语言鼓励幼儿,激发幼儿主动喝水的意愿 6.指导个别幼儿适量增加喝水量 饮水后： 组织先喝完水的幼儿进行自选活动	饮水前： 1.根据班级情况,可分组组织幼儿有序洗手 2.根据幼儿衣着情况,帮助卷好袖子,避免弄湿 饮水中： 1.提醒幼儿有序接水,不推挤 2.指导幼儿接水适量,接半杯或三分之二杯 3.指导幼儿一手拿杯把一手扶杯肚,慢慢喝,注意相互避让 4.及时表扬有序等待、安静喝水的幼儿 5.帮助幼儿了解喝水与健康的关系,学习根据自己的身体需要调整自己的喝水量。如出汗后、小便颜色太黄等需要多喝水 饮水后： 组织先喝完水的幼儿进行自选活动	饮水前： 1.根据班级情况,可分组组织幼儿有序洗手 2.根据幼儿衣着情况,帮助卷好袖子,避免弄湿 饮水中： 1.提醒幼儿有序节水,不推挤 2.指导幼儿接水适量,接半杯或三分之二杯 3.指导幼儿一手拿杯把一手扶杯肚,慢慢喝,注意相互避让 4.及时表扬有序等待、安静喝水的幼儿 5.帮助幼儿了解喝水与健康的关系,学习根据自己的身体需要调整自己的喝水量。如出汗后、小便颜色太黄等需要多喝水 饮水后： 组织先喝完水的幼儿进行自选活动

表4-4　进餐环节常规要求和指导要点

环境创设建议：
1.餐前20 min完成桌面清洁、消毒,每桌摆好一个渣盘;
2.提供适宜幼儿的餐具,小班使用餐盘和勺子,中班、大班使用餐盘和筷子;
3.提供方便幼儿餐后放置餐具的地点和用具;
4.为幼儿准备已进行高温消毒的擦嘴巾

	小班	中班	大班
常规要求	1.坐姿正确,学会独立进餐和使用勺子 2.在老师的指导下学习用餐规则和礼仪,懂得保持桌面、地面干净 3.不偏食、不挑食、不边吃边玩 4.学会餐后整理桌面、放好椅子,将餐具分类放回指定位置 5.在老师的提醒下餐后漱口、洗手、擦嘴 6.用完餐后,在老师的指引下到指定地点安静活动、休息	1.懂得餐前有序洗手 2.坐姿正确,能独立进餐和使用筷子 3.能遵守用餐规则和礼仪,注意保持桌面、地面干净 4.餐后能整理桌面、放好椅子,将餐具分类放回指定位置 5.能餐后漱口、洗手、擦嘴 6.用完餐后,在老师的指引下到指定地点安静活动、休息 7.在老师的指导下进行餐后环境清洁、整理工作	1.餐前自主、有序洗手 2.自觉遵守用餐规则和礼仪,文明进餐 3.坐姿正确,独立进餐,熟练使用餐具 4.餐后自主整理桌面、椅子,将餐具整齐、分类放在指定位置 5.餐后自主漱口、洗手、擦嘴 6.自主选择安静的活动进行餐后休息

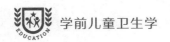

续表

	小班	中班	大班
保育园指导要点	餐前： 1. 餐前 20 min 进行桌面清洁和消毒，每桌摆好渣盘和餐具 2. 注意食物温度，夏天及时散热，冬季加盖保温 3. 提醒幼儿进餐前如厕、洗手等；对小班幼儿提供必要的帮助 餐中： 1. 根据幼儿进餐量盛饭，少盛多添 2. 幼儿饭菜冷了及时更换 3. 关注生病、有食物过敏史等特殊幼儿，适当调整食物搭配 4. 鼓励幼儿尽量吃完餐点 餐后：提醒幼儿分类放回餐具，及时洗手、漱口	餐前： 1. 餐前 20 min 进行桌面清洁和消毒，指导值日生摆好渣盘和餐具，轻拿轻放 2. 注意食物温度，夏天及时散热，冬季加盖保温 3. 提醒幼儿进餐前如厕、洗手等 4. 指导幼儿正确端碗、端盘的方法 餐中： 1. 根据幼儿进餐量盛饭，少盛多添 2. 幼儿饭菜冷了及时更换 3. 关注生病、有食物过敏史等特殊幼儿，适当调整食物搭配；肥胖幼儿适当控制食量、调整食物结构 4. 鼓励幼儿不挑食、尽量吃完餐点 餐后： 1. 指导值日生整理餐具、清洁桌面 2. 提醒幼儿要吞完嘴里的饭菜后，再漱口、擦嘴	餐前： 1. 餐前 20 min 进行桌面清洁和消毒，指导值日生摆好渣盘和餐具，轻拿轻放 2. 注意食物温度，夏天及时散热，冬季加盖保温 3. 提醒幼儿进餐前如厕、洗手等 4. 指导幼儿正确端碗、端盘的方法 餐中： 1. 根据幼儿进餐量盛饭，少盛多添 2. 幼儿饭菜冷了及时更换 3. 关注生病、有食物过敏史等特殊幼儿，适当调整食物搭配；肥胖幼儿适当控制食量、调整食物结构 4. 鼓励幼儿不挑食、尽量吃完餐点 餐后： 1. 指导值日生整理餐具、清洁桌面 2. 提醒幼儿要吞完嘴里的饭菜后，再漱口、擦嘴

	小班	中班	大班
教师指导要点	餐前： 1.开展听故事、听音乐等餐前活动,帮助幼儿做好愉快进餐的心理准备 2.用形象有趣的语言,以多种方式介绍食谱,激发幼儿食欲 3.组织幼儿有序洗手、取餐 4.冬季,帮助幼儿挽衣袖,春秋季鼓励幼儿自己挽衣袖 餐中： 1.营造良好的进餐氛围,不批评幼儿,不催食 2.指导幼儿用正确的方法使用餐具 3.全面观察幼儿进餐情况,鼓励幼儿不挑食、不偏食,尽量吃完餐点 4.关注个别有咀嚼、吞咽困难的幼儿,提醒他们不包饭,用正确的方法咀嚼、及时吞咽 餐后： 1.指导幼儿用鼓漱的方法漱口 2.有计划地组织幼儿进行餐后休息	餐前： 1.鼓励幼儿向大家介绍食谱,激发幼儿食欲 2.指导幼儿有序洗手、取餐 餐中： 1.观察幼儿进餐情况,对挑食、偏食以及暴饮暴食的个别幼儿及时指导 2.培养幼儿良好进餐习惯：不大声讲话、咀嚼不发出声音、不朝着饭菜打喷嚏、不脱鞋等 3.指导幼儿掌握正确使用筷子的方法 4.鼓励幼儿身体不适时,主动告诉老师,老师及时调整进餐量 餐后： 1.指导幼儿自己收拾餐具和桌面 2.提醒幼儿吞完最后一口饭菜再漱口、擦嘴 3.有计划地组织幼儿进行餐后休息	餐前： 1.引导值日生轮流向大家介绍食谱,激发幼儿食欲 2.指导幼儿自主有序做好餐前如厕、洗手、取餐 餐中： 1.观察幼儿进餐情况,安静文明进餐 2.指导个别幼儿正确使用筷子 3.鼓励幼儿若有身体不适,及时告诉老师,老师及时调整进餐量 餐后： 1.观察幼儿分类整理情况,指导个别幼儿收拾整理桌面 2.指导幼儿吞完最后一口饭后再漱口 3.有计划地组织幼儿进行餐后休息

表4-5　洗手环节常规要求和指导要点

环境创设建议：
1.盥洗室内有流动水洗手装置,水龙头数量、间距设置合理;
2.提供便于幼儿取放的肥皂或洗手液;
3.提供一人一巾,每日清洗、消毒,毛巾间距不低于10 cm;
4.保持盥洗室地面干燥、整洁;
5.为幼儿张贴富有童趣的洗手流程图,帮助幼儿掌握"七步洗手法"

	小班	中班	大班
常规要求	1.在老师的指导下,学会"七步洗手法",尽量不弄湿衣服和地面 2.学会在洗手的人多时,排队等候,洗完后离开洗手间 3.养成主动洗手的习惯,不玩水 4.洗完后懂得用自己的毛巾擦手 5.懂得饭前、便后、活动后、手脏时主动洗手	1.能按照洗手的程序洗净双手,不弄湿衣服和地面 2.在洗手的人多时,排队等候,洗完后离开洗手间 3.洗完后用自己的毛巾擦干双手 4.饭前、便后、活动后、手脏时主动洗手 5.懂得节约用水,开"小"水洗手	1.能自觉、熟练按照洗手的程序洗净双手,不弄湿衣服和地面 2.在洗手的人多时,自觉排队等候,洗完后离开洗手间 3.洗完后用自己的毛巾擦干双手 4.饭前、便后、活动后、手脏时主动洗手,懂得勤洗手的好处 5.自觉节约用水,开"小"水洗手
保育园指导要点	洗手前: 1.检查盥洗室的肥皂或洗手液是否到位,是否有利于幼儿取放;检测地面是否干爽等 2.冬季检查出水温度,严防烫伤 3.提醒幼儿不要靠在洗手台上,以免弄湿衣服 洗手中: 1.提醒幼儿不玩水,不玩肥皂 2.及时处理地面水渍,保持地面干燥 3.观察幼儿洗手方法、步骤是否正确,对搓洗不干净、冲洗不干净的幼儿给予个别帮助和示范 洗手后: 1.观察幼儿洗手后衣袖放下情况,帮助个别有困难的幼儿 2.提醒幼儿用自己的毛巾正确擦手	洗手前: 1.检查盥洗室的肥皂或洗手液是否到位,是否有利于幼儿取放;检测地面是否干爽等 2.冬季检查出水温度,严防烫伤 3.观察幼儿洗手站立位置是否合适,及时给予提醒 洗手中: 1.及时处理地面水渍,保持地面干燥 2.观察幼儿洗手方法、步骤是否正确,对搓洗不干净、冲洗不干净的幼儿给予个别语言指导 洗手后: 1.观察幼儿洗手后衣袖放下情况,帮助个别有困难的幼儿 2.提醒幼儿用自己的毛巾正确擦手	洗手前: 1.检查盥洗室的肥皂或洗手液是否到位,是否有利于幼儿取放;检测地面是否干爽等 2.冬季检查出水温度,严防烫伤 洗手中: 1.及时处理地面水渍,保持地面干燥 2.提醒值日生检查幼儿洗手方法、步骤是否正确,手是否洗干净 洗手后: 1.提醒幼儿洗手后根据衣袖放下情况,主动向同伴寻求帮助 2.提醒幼儿用自己的毛巾正确擦手、要擦干手指缝

	小班	中班	大班
教师指导要点	洗手前： 1.组织幼儿有序洗手 2.鼓励幼儿间相互帮助卷衣袖，根据幼儿衣袖情况适当给予帮助 洗手中： 1.根据盥洗室人数，适时引导幼儿进入盥洗室 2.提醒幼儿使用"七步洗手法"，将手搓洗、冲洗干净 洗手后： 1.观察幼儿衣袖放下情况，冬季帮助幼儿把每一层衣袖放下来 2.检查幼儿衣袖情况，若有弄湿及时更换或吹干 3.引导洗完手的幼儿进行下一环节的活动，不在盥洗室逗留	洗手前： 1.组织幼儿有序洗手 2.鼓励幼儿自己卷衣袖或同伴相互帮忙卷衣袖，根据幼儿衣袖情况适当给予帮助 洗手中： 1.根据盥洗室人数，适时引导幼儿进入盥洗室 2.提醒幼儿使用"七步洗手法"，将手搓洗、冲洗干净 洗手后： 1.提醒幼儿检查衣袖放下情况，要把每一层衣袖都放下来 2.检查幼儿衣袖情况，若有弄湿及时更换或吹干 3.引导洗完手的幼儿进行下一环节的活动	洗手前： 1.组织幼儿有序洗手 2.鼓励幼儿自己卷衣袖或同伴相互帮忙卷衣袖，根据幼儿衣袖情况适当给予帮助 洗手中： 1.根据盥洗室人数，适时引导幼儿进入盥洗室 2.引导等待的幼儿可与同伴玩一些手指小游戏 洗手后： 1.提醒幼儿放下衣袖，整理衣服 2.若衣袖有弄湿的情况，主动及时告诉老师吹干 3.引导洗完手的幼儿进行下一环节的活动

表4-6 如厕环节常规要求和指导要点

环境创设建议：
1.保持卫生间地面干燥、整洁，空气流通，无异味；
2.严格按照《托幼机构环境和物品预防性消毒方法》对卫生间器具等进行消毒；
3.确保幼儿便池数量充足、大小适宜；
4.男女卫生间分开，有明确的标识；
5.准备方便幼儿取用、足量的卫生手纸

	小班	中班	大班
常规要求	1.有便意时，能及时如厕或告诉老师，愿意在幼儿园如厕，不紧张，不拒绝 2.在老师的指导下能自己脱、提裤子 3.在老师的鼓励下能独立使用大、小便器 4.如厕时感到不舒服或弄脏衣服时，懂得及时告诉老师 5.懂得安静、有序如厕，如厕后冲水、洗手、离开洗手间 6.懂得便后洗手和正确使用厕纸的方法	1.有便意时，能自己及时如厕或告诉老师，知道及时排便对身体的好处 2.能自己脱、提裤子，尝试便后整理衣裤 3.能独立使用大、小便器 4.如厕时感到不舒服或弄脏衣服时，懂得及时告诉老师，并在老师的帮助下更换衣裤 5.会安静、有序如厕，如厕后冲水、洗手、离开洗手间 6.会便后洗手和正确使用厕纸	1.有便意时，能自己及时如厕或告诉老师，知道及时排便对身体的好处 2.能自己脱、提裤子，便后自主整理衣裤 3.能独立使用大、小便器 4.如厕时感到不舒服或弄脏衣服时，懂得及时告诉老师，并自主更换衣裤 5.会安静、有序如厕，如厕后冲水、洗手、离开洗手间 6.会便后洗手和正确使用厕纸

续表

	小班	中班	大班
保育园指导要点	如厕前： 1.向幼儿介绍男女厕所环境和器具,帮助幼儿了解器具的使用方法 2.检测卫生间环境是否干净、安全,保证地面干爽、空气清新、便池干净 3.检查厕纸是否充足、便器是否正常使用 如厕中： 1.及时帮助幼儿将裤子脱到适宜的位置,再解便,提醒幼儿解便时注意不要弄湿裤子 2.指导幼儿每次取适量的厕纸 3.指导幼儿擦屁股要从前往后擦,厕纸扔进纸篓 如厕后： 1.观察幼儿大便情况,若有异常及时询问,报告保健医生 2.提醒幼儿冲厕所 3.鼓励幼儿便后自己提裤子,并用语言进行指导,酌情帮助,整理好裤子再离开厕所 4.及时清理便池及周围,保证地面干爽、清洁	如厕前： 1.检测卫生间环境是否干净、安全,保证地面干爽、空气清新、便池干净 2.检查厕纸是否充足、便器是否正常使用 如厕中： 1.提醒男幼儿根据大、小便,选择使用便池 2.提醒使用蹲便的幼儿,站稳后再脱裤子 3.提醒幼儿根据需要适量使用厕纸,从前往后擦,厕纸扔进纸篓 如厕后： 1.观察幼儿大便情况,若有异常及时询问,报告保健医生 2.用图示提醒幼儿冲厕所、整理衣裤 3.及时清理便池及周围,保证地面干爽、清洁	如厕前： 1.检测卫生间环境是否干净、安全,保证地面干爽、空气清新、便池干净 2.带领值日生一同检查厕纸是否充足、便器是否正常使用 如厕中： 1.提醒男幼儿根据大、小便,选择使用便池,尽量不把尿液洒到便池外 2.提醒使用蹲便的幼儿,站稳后再脱裤子 3.提醒幼儿根据需要适量使用厕纸,从前往后擦,提醒女孩子小便前也需要准备好厕纸,厕纸扔进纸篓 如厕后： 1.观察幼儿大便情况,若有异常及时询问,报告保健医生 2.用图示提醒幼儿冲厕所、整理衣裤 3.及时清理便池及周围,保证地面干爽、清洁

	小班	中班	大班
教师指导要点	如厕前： 1.用接纳、自然、平和的态度对待幼儿不同的如厕习惯 2.观察幼儿面部表情，是否有如厕需要 3.掌握幼儿大小便规律，提醒个别幼儿及时解便 4.有序组织幼儿如厕 如厕中： 1.观察卫生间人数，适时合理安排幼儿进入卫生间 2.用语言或图示，提醒幼儿不要拥挤，要等一等 如厕后： 1.提醒幼儿便后洗手 2.提醒幼儿不要在厕所里逗留、玩耍 3.观察幼儿便后整理衣裤情况、衣袖放下情况，对个别幼儿给予帮助 4.秋冬季节，及时了解未解便幼儿的情况	如厕前： 1.观察幼儿面部表情，是否有如厕需要 2.掌握幼儿大小便规律，提醒个别幼儿及时解便 3.有序组织幼儿如厕 如厕中： 1.观察卫生间人数，适时合理安排幼儿进入卫生间 2.用图示提醒幼儿不要拥挤，要等一等 如厕后： 1.观察幼儿便后整理衣裤情况、衣袖放下情况，对幼儿进行语言指导，对个别幼儿给予帮助 2.秋冬季节，及时了解未解便幼儿的情况	如厕前： 1.观察了解是否有如厕需要 2.提醒幼儿根据自身情况及时解便 3.有序组织幼儿如厕 如厕中： 1.观察卫生间人数，适时合理安排幼儿进入卫生间 2.用图示提醒幼儿有序如厕，不打扰别人 如厕后： 1.及时肯定便后主动洗手的幼儿，提醒幼儿节约用水 2.鼓励幼儿便后相互检查衣着是否整齐

🚀 经典案例

"大便红绿灯"

　　一天早饭后，正阳走过来告诉教师："老师，我的大便很多，像小山。"格格走过来说，"我拉的是'香蕉'大便，我的身体很健康！耶！"

　　于是孩子们围绕"大便还有什么样的""胖胖鼓鼓像小儿、干干硬硬像小球、拉肚子时水水软软的大便都是怎么形成的"，以及"出现这三种大便时怎么办"等问题展开了讨论。"老师，我的大便有点儿干，我叔叔让我多吃蔬菜和水果，多喝水，多跑步！我叔叔是大夫。""我拉的大便胖胖鼓鼓的，我要多吃蔬菜。""我拉肚子时大夫让我休息，还不能吃肉。"最后，孩子们通过辨析讨论统一了看法，知道大便的颜色和形状与身体的健康是有密切关系的。为了提醒自己，孩子们把三种不同大便的调整方法记录了下来,在厕所布置了"大便红绿灯"的环境。

为鼓励孩子们养成每天定时排便的习惯,教师还投放了相关图书,建立了大便记录表,让孩子们每天记录自己大便的情况,并根据大便的颜色、形状学习调整自己的饮食和活动。

1.出现大便胖胖鼓鼓时需要增加绿色蔬菜。

2.出现干干硬硬的大便时需要多吃水果和蔬菜,多运动,多喝水。

3.出现水软的大便,有可能是吃了腐坏变质的、没洗干净的食物,或没洗干净手,这时需要做到饭前洗干净手、卧床休息,严重时还要吃药。

没想到孩子们这么快就根据大便的颜色、形状调整自己的饮食结构和生活习惯了!活动达到这样的目的就够了,这比什么都重要。

表4-7　午睡环节常规要求和指导要点

环境创设建议: 1.保持寝室整洁、空气流通,每日放学后对午睡室进行紫外线消毒; 2.根据季节提前调节好室内温度; 3.拉好窗帘调节好室内光线,营造温馨、适宜入睡的环境; 4.固定一个位置,用于集中存放幼儿小件物品(头绳、发夹、眼镜等); 5.检查寝室地面、幼儿床铺的清洁卫生状况,排除地面湿滑或床上有异物等安全隐患; 6.如果卫生间离寝室较远,可增加小便器,男、女分开使用; 7.准备2~3双拖鞋、披风,方便午睡期间解便的幼儿使用			
	小班	**中班**	**大班**
常规要求	1.愿意在幼儿园午睡,在老师的鼓励下独立、安静入睡,午睡期间保持安静 2.在老师的提醒下睡前如厕 3.在老师的帮助下,盖好被子,懂得正确入睡的姿势 4.在老师的指导下,尝试自己穿脱衣裤、鞋袜 5.懂得有便意、身体不舒服或有需要时要及时告诉老师 6.能够按时起床,懂得起床后及时如厕、有序喝水	1.喜欢在幼儿园午睡,能独立、安静入睡,午睡期间保持安静 2.睡前如厕 3.在老师的指导下,盖好被子,懂得正确入睡的姿势 4.尝试自己穿脱衣裤、鞋袜 5.有便意、身体不舒服或有需要时要及时告诉老师寻求帮助 6.按时起床,起床后及时如厕、有序喝水 7.在老师的指导下整理床铺	1.知道午睡对身体的好处,养成按时、独立入睡的习惯 2.根据需要睡前如厕 3.同伴间相互帮助盖好被子,用正确姿势入睡 4.自己穿脱衣裤、鞋袜 5.有便意、身体不舒服或有需要时要及时告诉老师寻求帮助 6.能够按时起床,起床后根据需要如厕、有序喝水 7.能够自己整理床铺

续表

	小班	中班	大班
保育园指导要点	午睡前： 1.检查幼儿是否携带玩具或有安全隐患的物品上床，帮助幼儿妥善保管 2.提醒幼儿脱衣服前先拉开床铺 3.协助个别幼儿脱衣服，整理衣物 午睡中： 1.做好午睡期间的巡视，及时帮助幼儿盖好被子、调整睡姿，避免着凉 2.保持室内安静，尽量用手势提醒个别幼儿 3.陪伴个别没有入睡的幼儿，对午睡中哭闹、惊醒的幼儿及时安抚情绪 4.提醒容易尿床的幼儿中途解便一次，注意如厕安全 5.若有幼儿尿床，及时换衣裤、床单 6.发现午睡期间幼儿面部潮红、大量出汗、呼吸急促的异常幼儿，要及时告诉保健医生 7.对有恋物习惯的幼儿，可适当尊重其习惯 8.午睡期间不做与守午睡无关的事情，避免意外发生 午睡后： 1.开窗通风，打开寝室灯光，轻声唤醒睡眠中的幼儿 2.关注幼儿解便情况，注意解便安全 3.提醒幼儿不站在床上穿衣，观察幼儿穿衣情况，及时给予个别幼儿指导和帮助 4.待幼儿全部离开寝室后，再整理幼儿床铺、打扫卫生 5.若有幼儿尿床，及时换洗、晾晒床单	午睡前： 1.检查幼儿是否携带玩具或有安全隐患的物品上床，帮助幼儿妥善保管 2.鼓励幼儿独立拉开床铺、脱衣服 3.协助个别幼儿脱衣服，整理衣物 午睡中： 1.做好午睡期间的巡视，及时帮助幼儿盖好被子、调整睡姿，避免着凉 2.保持室内安静，尽量用手势提醒个别幼儿 3.陪伴个别没有入睡的、中途惊醒的幼儿 4.提醒容易尿床的幼儿中途解便一次，注意如厕安全 5.若有幼儿尿床，及时换衣裤、床单 6.提醒睡醒的幼儿不打扰同伴 7.发现午睡期间幼儿面部潮红、大量出汗、呼吸急促的异常幼儿，要及时告诉保健医生 8.午睡期间不做与守午睡无关的事情，避免意外发生 午睡后： 1.开窗通风，打开寝室灯光，轻声唤醒睡眠中的幼儿 2.关注幼儿解便情况，注意解便安全 3.提醒幼儿不站在床上穿衣，提醒幼儿穿衣速度，观察幼儿自主穿衣情况，及时给予个别幼儿指导和帮助 4.待幼儿全部离开寝室后，再整理幼儿床铺、打扫卫生 5.指导幼儿尝试自己叠被子 6.若有幼儿尿床，及时换洗、晾晒床单	午睡前： 帮助幼儿妥善保管取下来的小件物品 午睡中： 1.做好午睡期间的巡视，及时提醒幼儿盖好被子、调整睡姿，避免着凉 2.检查幼儿午睡中的衣着量和衣物是否摆放整齐 3.保持室内安静，尽量用手势提醒个别幼儿 4.陪伴个别没有入睡幼儿 5.提醒幼儿不做与午睡无关的事情，尽快入睡 6.提醒睡醒的幼儿不打扰同伴 7.发现午睡期间幼儿面部潮红、大量出汗、呼吸急促的异常幼儿，要及时告诉保健医生 8.午睡期间不做与守午睡无关的事情，避免意外发生 午睡后： 1.开窗通风，打开寝室灯光，轻声唤醒睡眠中的幼儿 2.提醒幼儿穿衣速度，对个别穿衣速度较慢的幼儿给予提醒和帮助 3.检查幼儿整理床铺的情况，协助整理 4.待幼儿全部离开寝室后，再整理幼儿床铺、打扫卫生

续表

	小班	中班	大班
教师指导要点	午睡前： 1. 提醒幼儿睡前解便 2. 提醒幼儿不带玩具进寝室，帮助女孩子取下头绳、发夹等并保管好 3. 提醒幼儿找到自己的小床，并坐在床边脱衣服 4. 帮助幼儿整理衣物，有序摆放在固定位置，便于起床后穿着 午睡中： 1. 做好午睡期间的巡视，及时帮助幼儿盖好被子、调整睡姿，避免着凉 2. 保持室内安静，尽量用手势提醒个别幼儿 3. 陪伴个别没有入睡的幼儿，对午睡中哭闹、惊醒的幼儿及时安抚情绪 4. 提醒容易尿床的幼儿中途解便一次，注意如厕安全 5. 若有幼儿尿床，及时换衣裤、床单 6. 发现午睡期间幼儿面部潮红、大量出汗、呼吸急促的异常幼儿，要及时告诉保健医生 7. 对有恋物习惯的幼儿，可适当尊重其习惯 8. 午睡期间不做与守午睡无关的事情，避免意外发生 午睡后： 1. 开窗通风，打开寝室灯光，轻声唤醒睡眠中的幼儿 2. 提醒幼儿及时解便，关注幼儿解便情况，注意解便安全 3. 观察幼儿穿衣情况，鼓励幼儿自己穿衣，及时给予个别幼儿指导和帮助 4. 有一半以上儿童穿好衣服后，再组织儿童离开午睡室 5. 组织幼儿有序喝水	午睡前： 1. 提醒幼儿睡前解便 2. 提醒幼儿不带玩具进寝室，帮助女孩子取下头绳、发夹等并保管好 3. 鼓励幼儿自己脱衣服 4. 协助幼儿整理衣物，有序摆放在固定位置，便于起床后穿着 午睡中： 1. 做好午睡期间的巡视，及时帮助幼儿盖好被子、调整睡姿，避免着凉 2. 保持室内安静，尽量用手势提醒个别幼儿 3. 陪伴个别没有入睡的、中途惊醒的幼儿 4. 提醒容易尿床的幼儿中途解便一次，注意如厕安全 5. 若有幼儿尿床，及时换衣裤、床单 6. 提醒睡醒的幼儿不打扰同伴 7. 发现午睡期间幼儿面部潮红、大量出汗、呼吸急促的异常幼儿，要及时告诉保健医生 8. 午睡期间不做与守午睡无关的事情，避免意外发生 午睡后： 1. 开窗通风，打开寝室灯光，轻声唤醒睡眠中的幼儿 2. 提醒幼儿快速穿衣，按照先上后下，先里后外的顺序，避免着凉 3. 组织幼儿有序喝水 4. 鼓励幼儿尝试自己叠被子 5. 鼓励幼儿主动到老师处检查衣着整理情况，对能独立整理衣着的幼儿给予表扬，并协助个别幼儿整理衣着 6. 若有幼儿尿床，及时换洗、晾晒床单	午睡前： 1. 提醒幼儿进寝室前将玩具和自己的物品摆放好，帮助女孩子取下头绳、发夹等并保管好 2. 提醒幼儿按顺序脱衣，并摆放在指定位置 午睡中： 1. 做好午睡期间的巡视，及时提醒幼儿盖好被子、调整睡姿，避免着凉 2. 检查幼儿午睡中的衣着量和衣物是否摆放整齐 3. 保持室内安静，尽量用手势提醒个别幼儿 4. 提醒幼儿不做与午睡无关的事情，尽快入睡 5. 陪伴个别没有入睡的幼儿 6. 提醒睡醒的幼儿不打扰同伴 7. 发现午睡期间幼儿面部潮红、大量出汗、呼吸急促的异常幼儿，要及时告诉保健医生 8. 午睡期间不做与守午睡无关的事情，避免意外发生 午睡后： 1. 开窗通风，打开寝室灯光，轻声唤醒睡眠中的幼儿 2. 提醒幼儿穿衣速度，先上后下、先里后外，避免着凉 3. 指导幼儿自己整理床铺 4. 提醒幼儿自己检查衣着情况

经典案例

筱筱入园已两周了,她在幼儿园一日活动中,除了午睡,其他环节表现都很好,情绪也很稳定。每次入睡前她就是不愿进午睡室,在教室和盥洗室"游荡"。在老师的多次提醒后,她才慢吞吞地走到自己的床边,很不情愿地拉开床铺、脱衣服、躺下准备入睡。但在老师的午睡巡视过程中问题又来了,她总是不好好盖被子。要么把上半身露出来,要么把腿露出来,老师反复多次提醒"要把被子盖好哦,可别感冒了",并帮忙盖好被子,没一会儿她又把被子掀开了。

经与家长反映、交流筱筱在园午睡情况后,家长与筱筱进行谈心,得知筱筱那样做的原因是想让老师一直坐在床边陪着她。此外,她妈妈还告诉老师一个小窍门,如果轻轻拉着筱筱的手,她会入睡得更快。于是,在之后的午睡过程中老师会让筱筱先躺下,安静地等待老师把其他幼儿安抚好后,再来陪她,拉着她的手。午睡室里静悄悄的,筱筱听着其他幼儿发出均匀的呼吸声,不一会儿就睡着了。

分析:幼儿在不熟悉的环境睡觉出现睡眠障碍是很常见的。对于个性较为敏感、胆怯的幼儿而言表现得更为明显。因此,在案例中,老师及时与家长沟通了幼儿在园午睡的情况,找到问题出现的原因。对幼儿的需求表现出尊重和接纳。适当顺应了筱筱的需求,让筱筱与老师逐渐建立信任关系,逐渐养成午睡的习惯。

表4-8 离园环节常规要求和指导要点

环境创设建议: 1.教师提前计划好离园前的活动,准备好需要与家长进行交接的材料; 2.确保教室整洁有序			
	小班	**中班**	**大班**
常规 要求	1.在老师的帮助下整理自己的仪表、物品、书包 2.在老师的指引下将玩具、小凳子归放整齐 3.懂得跟随家人离园,不跟陌生人走 4.离开教室时,愿意和老师、同伴说再见	1.在轻松愉快的环境中等待家长 2.在老师的协助下,主动整理仪表和物品 3.做好离园后的安全教育 4.离园前主动将玩具、小凳子归放原处 5.离开教室时,主动和老师、同伴说再见	1.在自主玩耍的游戏中,尝试独立解决同伴间的纠纷 2.初步建立自我管理的意识:整理仪表、整理自己的物品、归放玩具桌椅等 3.能协助老师参与班级环境的整理工作

续表

	小班	中班	大班
保育园指导要点	离园前： 1.整理幼儿仪表，扎好每个幼儿的衣服，可适当语言给予指导，让幼儿参与整理 2.检查幼儿有无尿湿、弄湿衣裤、鞋子的情况，及时吹干 离园中： 1.将幼儿更换的湿衣服用塑料袋装好，交给家长，并将情况反馈给家长 2.与教师做好分工，有序做好照看幼儿、接待家长、整理教室等工作 离园后： 1.整理打扫教室地面、盥洗室水池等地方 2.按照卫生要求进行消毒：幼儿擦手巾、餐巾、水杯等	离园前： 组织幼儿整理仪表，提醒幼儿注意检查有无尿湿或弄湿衣裤、鞋子左右穿反等情况，协助个别有困难的幼儿 离园中： 1.针对当天个别幼儿的身体状况、生活情况与家长进行短暂沟通 2.提醒即将离园的幼儿将玩具、小凳子归还原处，收拾好自己的物品 3.协助教师关注未离园幼儿情况 离园后： 1.整理打扫教室地面、盥洗室水池等地方 2.按照卫生要求进行消毒：幼儿擦手巾、餐巾、水杯等	离园前： 1.检测每个幼儿自己整理仪表的情况，并给予及时指导 2.指导值日生做一些教室内的整理工作 离园中： 1.针对当天个别幼儿的身体状况、生活情况与家长进行短暂沟通 2.提醒即将离园的幼儿将玩具、小凳子归还原处，收拾好自己的物品 3.协助教师关注未离园幼儿情况 离园后： 1.整理打扫教室地面、盥洗室水池等地方 2.按照卫生要求进行消毒：幼儿擦手巾、餐巾、水杯等
教师指导要点	离园前： 1.组织幼儿回忆一天的愉快生活，保持愉悦的情绪 2.组织幼儿参加一些轻松、安静的活动 3.做好离园后的安全教育 4.引导幼儿学习辨认自己的物品，知道不是自己的物品不带回家 离园中： 1.热情地接待家长，有计划地与个别家长作简短交流，提醒家长关注家园联系栏 2.提醒幼儿带好自己的物品，用亲切的口吻与幼儿说再见，鼓励幼儿与老师、同伴说再见 离园后： 1.将个别幼儿遗忘的物品保管好 2.关闭教室的水、电、门、窗，离园	离园前： 1.与幼儿回忆一天愉快的活动，及时给予肯定和鼓励，保持心情愉悦 2.提醒幼儿整理仪表，不会做的主动请老师帮忙 3.做好离园后的安全教育 4.引导幼儿归还同伴的玩具，整理需要带回家的物品 5.提醒幼儿记住第二天的小任务，并张贴在家园联系栏 离园中： 1.热情地接待家长，有计划地与个别家长作简短交流，提醒家长关注家园联系栏 2.用亲切的口吻与幼儿说再见，鼓励幼儿与老师、同伴说再见 离园后： 1.将个别幼儿遗忘的物品保管好 2.关闭教室的水、电、门、窗，离园	离园前： 1.鼓励幼儿用不同的方式表达、记录一天的活动，并及时给予肯定和指导 2.提醒幼儿整理仪表，同伴间相互检测 3.做好离园后的安全教育 4.提醒幼儿归还同伴的玩具，整理需要带回家的物品 5.提醒幼儿记住第二天的小任务，并张贴在家园联系栏 离园中： 1.热情地接待家长，有计划地与个别家长作简短交流，提醒家长关注家园联系栏 2.用亲切的口吻与幼儿说再见，鼓励幼儿与老师、同伴说再见 离园后： 1.将个别幼儿遗忘的物品保管好 2.关闭教室的水、电、门、窗，离园

◎ 拓展阅读

培养常规的基本方法

教师要根据各年龄班幼儿的发展水平、能力、经验和学习方式等方面的差异,灵活运用多种教育方法,在生动、有趣的活动中,建立良好的班级常规。培养常规的基本方法有以下七种。

1.树立榜样激励法

树立榜样激励法是教师根据幼儿"爱模仿"的年龄特点,强化某些幼儿的正确行为,激励其他幼儿以此为榜样,从而教育影响幼儿的一种方法。例如,最近班里迟到的幼儿比较多,教师对准时来园的幼儿进行表扬和奖励,从而激励其他幼儿以那些准时来园的幼儿为榜样,准时来园。榜样的力量是无穷的,对幼儿更是具有极大的感染力和说服力。榜样还可以是父母、教师,以及文艺作品中的典型形象等。

2.巧言妙语引导法

巧言妙语引导法是指教师利用生动形象、幽默有趣的语言,引导幼儿理解常规,遵守常规的方法。例如,在培养小班幼儿饮水常规时,教师发现幼儿不爱喝白开水,于是便将喝水说成:"小汽车要加油喽,加得满满的,才能跑得特别快。"

3.创设环境提示法

创设环境提示法是将班级的常规要求用绘画作品、照片、图示、文字符号等形式展现在幼儿面前,提示幼儿遵守常规的一种方法。例如,幼儿进餐后常常忘记需要做的事情,教师可以将送餐具、擦嘴、擦桌子、漱口几件事情用照片记录下来,展示在环境中,从而提示幼儿按顺序做事。

4.儿歌、歌曲巩固法

儿歌、歌曲巩固法是指寓教育内容于朗朗上口的儿歌、美妙动听的歌曲之中,使一些常规要求在反复的朗诵和歌唱活动中,达到巩固的效果。例如,在培养漱口常规时,教师在日常生活中带领幼儿反复歌唱《花花杯》(手拿花花杯,喝口清清水,抬起头,闭上嘴,咕噜咕噜吐出水),帮助幼儿掌握漱口的方法。

5.游戏引发兴趣法

游戏引发兴趣法是指教师根据幼儿喜欢游戏的特点,用游戏的形式或采用游戏的口吻激发幼儿学习常规,把对幼儿的要求转化为幼儿的内部需要,从"必须这样"转化为"我要这样"。例如,小班幼儿初入园时,教师利用"击鼓传

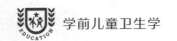

花"的游戏来点名,鼓声停止时,花在谁手里,谁就起立告诉大家自己的名字。

6.表扬奖励强化法

表扬奖励强化法是指通过及时的表扬和奖励,对幼儿良好的行为加以强化,使幼儿感受自己的优点和进步,同时使其良好行为得到巩固和发扬。例如,有的小班幼儿初入园时总是让教师喂饭,不肯自己动手。当教师发现幼儿逐渐能够自己吃饭时,及时在集体面前表扬,并且送给幼儿一个小礼物,强化其良好行为。

7.发现问题讨论法

发现问题讨论法是教师和幼儿针对班级常规中存在的问题,共同分析、讨论、修正常规的一种方法,此方法比较适合中大班幼儿。例如,户外活动上、下楼时,幼儿大声喧哗、推推挤挤。教师针对这个问题和幼儿一起分析其中存在的危险,共同制订上、下楼的常规要求。

班级常规的好与坏,与教师所运用的方法有很大关系。方法得当,则事半功倍;方法不当,则适得其反。因此,教师要综合而灵活地运用多种方法,使幼儿在积极、快乐的情绪情感中,建立良好的常规。

第二节　学前儿童教学和体育活动的卫生保健

一、幼儿园教学环境的卫生要求

（一）创设舒适的教学环境

舒适的学习环境有益于幼儿心身健康发展，有益于教学活动的顺利进行。如随着季节变化而调节的室内温度、湿度；户外活动应该注意夏季避暑、冬季防寒；园内绿化应考虑幼儿户外活动的需要，以花草、灌木为主，适当栽种乔木，以便夏天遮阳避暑；平时也应注意室内通风换气、保持光线充足、防尘等。

（二）重视视觉环境卫生

学前阶段是儿童视力发展的关键期，因此，教师应注意保护幼儿的视力健康，消除损害幼儿视力的不良因素。幼儿园教学环境应有足够的照度，不低于50 lx。阅读和活动时，光线应该从左上角射入，以免形成阴影。不要让学前儿童在直射的阳光下阅读和活动，以阅读时眼睛舒适为宜。提供给学前儿童使用的书籍、纸张、学习用具、操作材料等应符合学前儿童卫生学要求。

（三）重视教学环境的安全性

无论是室内还是室外的教学活动，教师都必须在活动前检查环境与设施设备的安全（场地、教具、教学设备、操作材料、玩具），以确保学前儿童在教学活动中的安全。重点排查窗台、天台、围栏、池塘、疏散通道等处的安全隐患，必须意识到幼儿园场所中潜在的危险，避免事故的发生。

二、幼儿园教学过程的卫生要求

（一）合理安排教学时间

教学活动时间长短应根据不同年龄段儿童有意注意时间的长短来确定。一般小班15~20 min、中班20~25 min、大班25~30 min，大班后期可稍作延长。不宜长时间从事某一种活动，以免引起大脑皮层和视觉器官的过度紧张与疲劳。

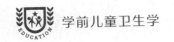

（二）科学安排教学内容

教学内容的选择应符合学前儿童身心发展特点，应选择来自幼儿所熟悉的生活中能激发他们的求知欲和学习兴趣的学习内容。幼儿无意注意占优势，以具体形象思维为主，因此，在教学方法的选择上，应选择直观教学和游戏的方法，以引起幼儿对活动的兴趣。

（三）保持正确的姿势

学前儿童的脊柱发育还没有定型，不良的姿势很容易造成驼背、脊柱侧弯等问题，因此，在教学活动中应要求学前儿童保持正确的姿势。例如，保持正确的坐姿：不歪头，不耸肩，脊柱正直，头不过前胸，前胸距桌沿约一拳，大腿放平，脚着地；正确的写字看书姿势：手离笔尖1寸，与书距离33 cm，最好使视线与书本的夹角接近直角。

◎ 拓展阅读

中、大班幼儿户外自由活动常见问题诊断与应对

（一）问题诊断

1.活动意识强，自护意识和方法缺乏

4~6岁的幼儿较以前更加好动，他们不停地看、说、跑，常常会在无意中蹭破脸，摔伤胳膊。这个年龄段的幼儿，动作能力快速发展起来，但由于缺乏自护意识和方法，导致在活动中险象百出。

2.探究意识强，易冒险

幼儿是天生的探索家，喜欢到处抠抠摸摸、拆拆卸卸，或者把东西放在耳边听听、凑到鼻子前闻闻。他们一会儿摇摇小树，一会儿转转椅子，什么都想动一动。他们正在运用感官积极地探索、了解新鲜事物，但是由于不能清楚地预见自己行为带来的后果，不懂得危险物品容易给人带来危害，他们的探究行为常常引发意外事件。

3.交往需求大，发生冲突多

自由活动中，中、大班的幼儿开始出现"小团队"活动，小团队在活动时会拒绝其他同伴加入，有时又因为不遵守规则，却又羞于自己的行为，而与小伙伴发生争吵甚至攻击伙伴等。4~6岁是幼儿同伴交往能力发展的关键期。他们喜欢和同伴一起玩，会与同伴共同分享快乐，还获得了领导同伴和服从同伴

的经验,但是由于交往技能不足、解决问题的能力相对缺乏,活动中幼儿间经常出现各种问题,引发告状、争执和攻击性行为。

4.自制力差,不遵守规则

中、大班幼儿在自由活动中还有一个明显的特点:不遵守规则。抛掷沙包时,不管对方有没有准备好,他们就把沙包抛出去;滑滑梯时,把腿搭到滑梯扶手上往下滑;手拉着手一起奔跑;在列队走时,故意留一段距离,然后再飞速地赶上;模仿电视中的武打动作,拿着玩具挥来挥去等。出现类似的情况,源于他们的活动欲望过强,超过了规则的制约,导致不遵守规则的行为常常出现。

(二)问题解决

1."WWW"实战演习法

步骤名称	教师指导
步骤一:Why(为什么)	引导幼儿讨论:跑跳的时候谁摔倒了、摔伤了?别人为什么没摔倒?倒地的时候,是怎么倒的?别人的方法好吗?好在哪里?通过讨论发现问题、弄清原因
步骤二:What(做什么)	让幼儿专门练习摔倒或发生碰撞时怎样做才不受伤。比如:要倒地的时候可以手扶地,胳膊撑地,快速抓住或扶住旁边的物体,就势倒地缩成团;要撞的时候可以左右躲闪、向后躲闪、蹲下避开、跳起避开等。通过这些有效练习,提高幼儿的自护本能
步骤三:How(怎么做)	为幼儿提供机会,应用以上的本能,并在不断应用中形成条件反射,养成自护习惯

2."三看"策略

教师可以结合幼儿的好奇心、求知欲的发展特点,通过运用看见危险、看见痛苦、看见后果"三看"策略,把一些危险事件和问题可能发生的后果,直观形象地呈现出来,让幼儿看得见、摸得着,从而感知危害性。

3.适时介入,随机引导

教师可以根据幼儿喜欢交往、渴望合作的特点,利用幼儿身边发生的事件和出现的问题,及时引导他们用商量、讨论、借助外力等方法自主解决矛盾和冲突。

4.经验迁移

教师可以结合幼儿思维、想象、理解能力增强的特点,通过运用假设想象、规则建立、固化行为的策略,引导幼儿在不断实践、调整、运用的过程中,理解规则的重要性,进而主动遵守规则,逐渐养成良好的自护习惯。

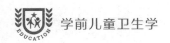
三、学前儿童体育活动的卫生保健原则

（一）持之以恒原则

学前儿童正处于身体各方面快速发展的阶段，每天要至少坚持 1 h 的户外体育锻炼。经过持续的锻炼、反复的练习，大脑皮层将建立牢固而复杂的条件反射，形成动力定型，从而达到增强体质、减少疾病的目的。

（二）全面锻炼原则

学前儿童身体各个器官、各个系统的发育均不成熟，神经系统对机体的调节功能也不完善，身体的平衡性和灵敏性都较差。大多数的体育运动只对身体的某一方面有特别的促进作用。因此，运动项目要多样化，使身体在走、跑、跳、钻、爬、攀登等方面都得到发展，从而达到促进儿童身体机能全面和谐发展的目的。

（三）循序渐进原则

循序渐进原则是指体育活动的要求、内容、方法和运动负荷等要根据个体实际情况由低到高、由小到大。人体各器官的机能不是一下就可以提高的，而是一个逐步发展、逐步提高的过程，因此，锻炼效果也是一个缓慢由量变到质变逐渐积累的复杂过程。对学前儿童而言，如果突然进行高难度动作的锻炼、体力负荷突然很大的运动，就容易导致过度疲劳或因神经系统及某些器官的高度紧张而发生运动创伤。要避免突然停止运动量较大的体育活动，防止因脑部和脏器缺血、缺氧引起头晕甚至休克。因此，体育锻炼要根据学前儿童的生理特点，在难度、运动量等方面都要循序渐进地进行。

（四）关注个体差异原则

在开展体育活动时，不仅要考虑学前儿童的年龄特点，还应考虑学前儿童的个体差异。每个儿童的健康状况、体质条件、营养状况、运动能力等各不相同，因此，在活动方式、活动时间、运动量等方面对学前儿童的要求应该因人而异。在开展体育活动时，要随时观察学前儿童的反应，若发现异常，要分析原因，及时适当调整。

四、学前儿童体育活动的注意事项

（一）体育活动内容要因年龄而异

学前期的体育活动在内容选择和组织时，应着重发展学前儿童大肌肉群的协调运动能力,多进行增强背肌、颈部肌肉和腹肌的运动,以及提高儿童心肺机能、增强身体的平衡性和反应的灵敏性等方面的运动。

(二)体育活动量要适当

体育活动的运动量取决于活动的强度、密度和时间。一般来说,运动强度大的体育活动,活动密度不能过高,活动时间也不宜过长。相反,强度小的体育活动,可适当增加活动密度、活动时间。学前儿童运动量是否恰当,可通过观察儿童在活动中、活动后的面色、出汗量、呼吸等情况来判断。如果学前儿童在活动中,精神振奋、心情愉快、注意力集中,活动后食欲增加,无面色苍白、大量出汗、恶心呕吐等现象,则认为运动量适当。

(三)运动创伤的预防

(1)学前儿童体育运动设备和器具材料性质、内部构造和尺寸比例都应符合儿童卫生学标准和要求,不能有破损,有必要的防护设备。

(2)体育活动的环境要保持良好,如阳光充足、温度适宜、地面干燥防滑等。

(3)引导学生掌握必要的动作要领。

(4)体育活动前要做好必要的准备工作,防止拉伤和扭伤。

五、学前儿童"三浴"锻炼

利用自然因素进行空气浴、日光浴、水浴锻炼是学前儿童体育锻炼的有效形式。空气、日光和水是儿童生活中不可缺少的自然资源。利用自然因素对学前儿童实施体育锻炼,无须特殊的运动器材,又容易被儿童所接受,可起到锻炼儿童体格、增强抵抗力、磨炼意志、提高对自然环境的适应能力的作用。

(一)空气浴锻炼

空气浴是利用空气让学前儿童进行身体锻炼的一种重要途径和方法。让学前儿童身体的皮肤大范围地接触新鲜空气,空气中有充足的氧气及其负离子,能促进新陈代谢,使学前儿童的呼吸系统和心血管系统功能得以提高;儿童的身体暴露在空气中时,体内外温差对身体形成刺激,皮肤血管收缩而调节散热,会增强其对寒冷的反应性。具体做法如下:

(1)循序渐进地进行。开始时可穿衣到户外接触新鲜空气,然后逐步暴露皮肤。当儿童裸身时,人体对气温变化最为敏感。从气温较高的夏季开始锻炼,这样能较好地逐

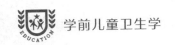

步适应热、温、冷的空气。空气浴宜选择在绿化好、无日光直射、空气清新的场所中进行。

(2)选择合适的天气。对健康人来说,空气温度大致可分为温暖(20~27℃)、凉(14~20℃)、偏冷(7~14℃)。人体对空气的感觉不仅取决于空气的温度,还与气流、湿度有关。学前儿童的适应力、抵抗力都较低,空气浴宜选择在无风的正常气象条件下进行。

(3)注意年龄特点及个体差异。年龄较小、体质较差的儿童,开始锻炼时要特别谨慎,锻炼过程中,也要注意观察儿童有无打喷嚏、寒战、流鼻涕等情况。

(二)日光浴锻炼

日光浴是利用适当的日光照射,让学前儿童进行身体锻炼的一种重要途径和方法。日光中的紫外线能使皮肤中的7-脱氢胆固醇转变为维生素D,因此具有预防佝偻病的作用。日光中的红外线能透过表皮达到深部组织,使血管扩张,血流加速,血液循环得以改善。

对学前儿童进行日光浴,应避免日光照射过强,宜采用散射光和反射光。日光浴一般安排在上午10点左右,气温24~26℃为宜。炎热天、大风天气不宜进行日光浴。儿童身体的大部分(胸部、腹部、后背、四肢等)应暴露在日光下,照射日光的时间由3 min逐渐延长到15 min,空腹和饭后1 h不宜进行日光浴。

进行日光浴时,要仔细观察儿童的反应,如脉搏、呼吸、皮肤出汗、发热等情况,以判断学前儿童对日光浴的接收程度。还要注意日光浴后儿童睡眠、食欲、情绪等是否良好,反应不良者若出现精神萎靡、头晕、头痛甚至血压改变等情况,应及时报告保健医生或及时就医。

(三)水浴锻炼

水浴是学前儿童喜爱的锻炼形式。水浴可从温水逐渐过渡到冷水。提倡用冷水盥洗,长期坚持每天用冷水洗手、洗脸、洗脚。冷水浴可加强血液循环,提高对冷刺激的抵抗力,能预防感冒。水浴的具体做法有以下几种。

(1)擦浴。擦浴是较温和的水浴锻炼,适合于体弱和年龄小的儿童。冷水擦身有按摩的作用,选用松软、吸水性较强的毛巾,不可用力过猛。按上肢、下肢、胸腹和背部的次序擦一遍,将皮肤擦红,再用浸在冷水中的毛巾再擦一遍,每次擦浴的时间1~2 min,最后用干毛巾擦干。

(2)冷水洗脸、洗脚。适用于2岁以上儿童。开始时水温为35℃左右,两周内逐渐降到25℃左右,夏天降低到15℃。

（3）淋浴。淋浴是较强烈的冷水锻炼，因其利用了水的温度，又利用了水的冲力，刺激性较强。淋浴时可先用湿毛巾擦遍全身，再依次冲淋上肢、背部、下肢、胸、腹等部位（不要用冲击量较大的水流冲淋头部）。淋后用干毛巾擦干，使皮肤发红。儿童若有寒战、躲闪、面色苍白等情况，应立即停止锻炼或适度调高水温。

（4）游泳。游泳是综合性较强的锻炼。它结合了水、空气、日光三种自然因素，2岁以上儿童可进行此项锻炼。可在气温25℃、水温不低于23℃、晴朗无风的天气进行。空腹及饭后1.5 h不宜游泳。初次下水的时间不超过5 min，以后可延长至15 min。游泳过程中教师必须加强管理，要特别注意安全。

◆ 本章小结

本章是学前儿童保教活动的卫生保健章节。重点介绍了幼儿园一日生活制度的制订与实施、学前儿童教学活动、体育活动的卫生保健。核心内容总结如下。

1. 组织好学前儿童在园一日生活，是高质量完成学前教育任务的一项重要内容，对促进学前儿童的生长发育和身体健康，培养良好的常规意识和行为习惯，促进保教人员各项工作的实施都具有非常重要的意义。

2. 幼儿园一日生活，包括入园、饮水、洗手、餐点、午睡、离园等多个环境，每个环境的保教人员都应根据学前儿童的年龄特点和具体操作要点执行。

3. 学前儿童教学活动是幼儿在教师的正确引导下进行活动的过程，在实施过程中必须重视学前儿童生长发育规律，遵循卫生保健要求，重视各项教学活动的卫生保健，保证学前儿童生理和心理健康发展。

4. 学前儿童体育活动对增强幼儿体质、提高身体抵抗力、培养良好心理品质等有非常重要的作用，因此有着特殊的卫生保健要求。

5. 利用自然因素进行"三浴"锻炼，是促进幼儿身体健康、增强体质、提高环境适应能力的便捷措施之一，但在实施过程中一定要根据幼儿身体实际状况适当调整锻炼时间和方式。

◆ 思考与实训

1. 举例说一说保教人员在执行幼儿园一日生活制度时如何做到"动静结合"。

2. 运用本章所学知识，尝试回答晨间发现幼儿手上出现红疹该如何处理。

3. 简述幼儿园教学过程有哪些卫生要求。

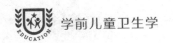

专题探讨

幼儿不良进餐怎么办

随着经济社会的迅速发展,幼儿的生存、发展条件大大改善;随着家庭经济收入的提高,家长教育观念的改变,幼儿的成长与发展越发受到重视。在饮食行为上最突出的表现就是,现在幼儿吃得"越来越好""越来越精",可是吃得并非越来越健康;家长过度溺爱放任,导致幼儿挑食、偏食、过度食用零食、吃饭注意力不集中、进餐姿势不正确等不良饮食行为。

探讨:

1.幼儿在园进餐行为与幼儿园是否有关系?为什么?

2.幼儿园可采取哪些措施纠正幼儿不良进餐行为?

3.家庭可采取哪些措施纠正幼儿不良进餐行为?

参考文献

1.张兰香,潘秀萍.学前儿童卫生与保健[M].北京:北京师范大学出版社,2016.

2.何桂香.成长在路上:幼儿园新教师必读[M].北京:农村读物出版社,2009.

3.宋文霞,王翠霞.幼儿园一日生活环节的组织策略[M].北京:中国轻工业出版社,2012.

第五章

学前儿童营养与膳食卫生

 学习目标

- 熟知人体生命活动所需要的各种营养素、食物来源及学前儿童每日供给量。
- 掌握学前儿童平衡膳食的基本要求和膳食搭配原则。
- 掌握学前儿童合理的膳食制度和膳食计划。
- 配合家长培养学前儿童良好的饮食习惯。

学习重难点

- 重点:学前儿童平衡膳食的基本要求和膳食搭配原则;学前儿童合理的膳食制度和膳食计划。
- 难点:配合家长培养学前儿童良好的饮食习惯。

案例破冰

《关于印发中国妇女发展纲要和中国儿童发展纲要的重要通知》是由中共中央、国务院于2021年9月印发并实施的。为改善儿童营养状况提出,要关注儿童生命早期1000天营养,开展孕前、孕产期营养与膳食评价指导;实施母乳喂养促进行动,强化爱婴医院管理,加强公共场所和工作场所母婴设施建设,6个月内婴儿纯母乳喂养率要达到50%以上;普及为6月龄以上儿童合理添加辅食的知识技能;开展儿童生长发育监测和评价,加强个性化营养指导,保障儿童营养充足;加强食育教育,引导科学均衡饮食、吃动平衡,预防控制儿童超重和肥胖;加强学校、幼儿园、托育机构的营养健康教育和膳食指导;加大碘缺乏病防治知识宣传普及力度。完善食品标签体系。

作为幼儿教师,应掌握哪些膳食营养知识?如何引导学前儿童养成良好的膳食习惯?本章内容会帮助我们解答这些问题。

第一节 学前儿童需要的能量和营养素

人类为了维持生命和健康,保证正常的生长发育和从事各种劳动所需的能量供给,每日必须摄入一定数量的食物。食物中含有人体所需的营养素,包括7大类:蛋白质、脂肪、碳水化合物、维生素、矿物质、水和膳食纤维。蛋白质、脂肪、碳水化合物的摄入量较大,称为宏量营养素;维生素、矿物质需要量较小,称为微量营养素。碳水化合物、脂肪、蛋白质在体内经氧化分解,产生一定的能量,以满足人体对能量的需要,称为产能营养素。

一、能量

能量是指食物中的蛋白质、脂肪和碳水化合物等进入人体内经氧化可释放的热量。能量的国际单位是焦(J),营养学中常用单位为千卡(kcal)。

(一)学前儿童能量代谢

基础代谢、活动消耗、食物的热力作用、排泄消耗的能量是幼儿能量代谢与成人相同的部分,生长所需则是幼儿所特有的能量代谢部分。

(1)基础代谢。即人体处于18~25℃室温,在安静、空腹、静卧、清醒状态下,维持呼吸、循环、体温和细胞功能所需的能量。小儿基础代谢的能量所需量较成人高,随年龄增长而逐渐减少。

(2)活动消耗。幼儿活动所需能量与身体大小、活动强度、活动持续时间、活动类型有关。活动所需能量随着年龄的增加而增加,当能量摄入不足时,幼儿首先表现为活动减少。

(3)食物热效应。食物热效应指人体摄入食物后,食物在体内消化、吸收等所造成的能量消耗。食物热效应与进食的速度、量、频率以及食物所含营养物质的种类等有关,进食越多、越快,食物的热效应越大。

(4)排泄消耗。正常情况下未经消化吸收的食物能量损失约占总能量的10%,腹泻时损失会增加。

(5)生长发育所需。幼儿处在不断生长发育的过程中,体格的生长、器官的增大和功能的成熟,均需要能量消耗。幼儿生长发育所需能量随年龄增长而逐渐减少。

（二）学前儿童能量的供给量

幼儿对能量的需求随年龄、性别状况不同而有个体差异。不同年龄段幼儿每日膳食能量需要量见表5-1。所需能量由蛋白质、脂肪和碳水化合物三种营养物质提供，每克碳水化合物产生能量4 kcal，每克脂肪产生能量9 kcal，每克蛋白质产生能量4 kcal。这三种营养物质的适宜比例：蛋白质占10%~15%，脂肪占20%~30%，碳水化合物占55%~65%。如果膳食能量供给不足，可使幼儿生长发育迟缓，甚至停止，体重减轻；能量供给过多，又将导致幼儿肥胖症的发生。

表5-1　不同年龄段幼儿每日膳食能量需要量　　（kcal/d）

年龄（岁）	轻体力活动水平		中体力活动水平		重体力活动水平	
	男	女	男	女	男	女
0~	—	—	90kcal/(kg·d)	90kcal/(kg·d)	—	—
0.5~	—	—	90kcal/(kg·d)	90kcal/(kg·d)	—	—
1~	—	—	900	800	—	—
2~	—	—	1100	1000	—	—
3~	—	—	1250	1200	—	—
4~	—	—	1300	1250	—	—
5~	—	—	1400	1300	—	—
6~	1400	1250	1600	1450	1800	1650
7~	1500	1350	1700	1550	1900	1750

"—"表示未制定参考值。

二、宏量营养素

（一）蛋白质

蛋白质是构成生物体最基本的结构物质和功能物质，是一切生命的物质基础，没有蛋白质就没有生命。

1.蛋白质的生理功能

（1）构成人体组织的重要成分。人体的一切组织细胞都是由蛋白质组成的，蛋白质占人体质量的16%~19%，其含量仅次于水。

（2）调节生理机能。人体中许多具有重要生理作用的物质都是由蛋白质构成的。如血液中运输氧气的血红蛋白，参与体内物质代谢的各种酶，帮助人体抵御病原体入侵的各

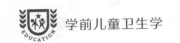

种抗体、细胞因子,调节人体生长发育和代谢平衡的各种激素等,都是由蛋白质构成的。

（3）供给能量。人体每天所需能量有10%~15%来自蛋白质。

2.蛋白质的供给量

学前儿童蛋白质一般占每日总能量的30%~35%,其中优质蛋白占蛋白质总量50%以上。蛋白质缺乏会导致蛋白质-热量营养不良症,临床表现有两种类型。一种是水肿型,指能量摄入量基本满足而蛋白质严重不足的营养缺乏症。主要表现为腹部、腿部水肿,虚弱,表情冷漠,生长滞缓,头发变色、变脆和易脱落,易感染其他疾病。另一种是消瘦型,指蛋白质和能量摄入均严重不足的营养缺乏症,表现为消瘦无力,皮下脂肪减少或消失,呈"老人面容",易感染疾病,严重时可导致死亡,多见于非洲贫困地区儿童。蛋白质摄入过量,尤其是过多的动物脂肪和胆固醇的摄入,会加重肾脏负担,加速骨骼中钙的流失,易产生骨质疏松。

3.蛋白质的食物来源

蛋白质广泛存在于动植物食物中。优质蛋白质主要存在于动物性食品和大豆及其制品中,如瘦肉、鱼、蛋类、牛奶、大豆蛋白。大多数植物性食品如大米、玉米、小麦、高粱、杂豆类等所含优质蛋白质数量少,必需氨基酸的种类不全或某种必需氨基酸的比值过低,长期食用某种单一植物性食品不利于蛋白质的吸收,可通过蛋白质互补作用提高混合蛋白质的营养价值。例如,谷、豆类混合食用可以达到蛋白质的互补作用。

（二）脂类

脂类是人体重要的营养物质,包括脂肪和类脂两大类。脂肪又名甘油三酯或中性脂肪,类脂包括磷脂、糖脂、固醇类、脂蛋白等。

1.脂类的生理功能

（1）提供能量、储存能量。脂肪的主要功用是氧化释放能量,供给机体利用。人在饥饿时首先动用体脂供能,避免体内蛋白质的消耗。当机体摄入的能量过多或不能被及时利用时,则以脂肪的形式贮存在体内。

（2）构成人体组织的重要成分。脂类是人体重要的组成部分,占体重的10%~20%,主要分布在皮下结缔组织、腹腔大网膜及肠系膜等处,常以大块脂肪组织的形式存在。

（3）供给必需脂肪酸。必需脂肪酸指人体不能合成或合成数量不能满足机体的需要而必须从食物中摄取的脂肪酸。必需脂肪酸主要来源于植物油,部分动物性食物中也含有,如鱼肉、禽肉等。

（4）脂溶性维生素的溶剂及提供者。维生素A、维生素D、维生素E、维生素K等是脂溶性维生素，对机体有重要的生理调节作用，其消化吸收受到脂肪的影响。如低脂膳食将影响蔬菜中胡萝卜素的吸收。患肝、胆系统疾病时，因食物中脂类消化吸收功能障碍而发生脂溶性维生素吸收障碍，从而导致这些维生素的缺乏症。

（5）其他作用。脂肪导热性差，储存在皮下的脂肪可以起到隔热、保温的作用；脂肪是脏器的支持和保护者，还可减少脏器之间的摩擦和振动；脂肪在胃中的排空时间长，使人不易感到饥饿；脂肪能改变食物的感官性状，增加香味，促进人的食欲。

2.脂类的供给量

学前儿童所需脂肪一般占每日总能量的30%~35%。若长期缺乏脂肪，会影响大脑发育，产生营养不良、生长迟缓和各种脂溶性维生素缺乏症。脂类摄入过量，则会导致超重、肥胖，以及高血脂、动脉硬化和冠心病等疾病。

3.脂类的食物来源

脂类主要来源于动物的脂肪组织和肉类及植物的种子，如动物内脏、蛋黄、肥肉、动物油、花生、核桃、芝麻、棉籽及干果类等。植物油中不饱和脂肪的含量较高，其中还有不少是人体不能自己合成的必需脂肪酸，这些必需脂肪酸不仅容易吸收，营养价值比动物油脂高。因此，应尽量使用植物油。

◎ 拓展阅读

反式脂肪酸

反式脂肪酸是一类对健康不利的不饱和脂肪酸，天然脂肪中有少量存在。氢化油脂、人造黄油、起酥油中都含有一定量的反式脂肪酸。

研究表明，反式脂肪酸摄入过多时可升高低密度脂蛋白浓度，降低高密度脂蛋白浓度，增加患动脉粥样硬化和冠心病的危险性。摄入来源于氢化植物油反式脂肪酸会使冠心病的发病风险增加16%。还有研究表明，反式脂肪酸会干扰必需脂肪酸代谢，可能影响儿童的生长发育及神经系统健康。《中国居民膳食营养素参考摄入量（2013版）》提出，我国2岁以上儿童和成人膳食中来源于食品工业加工产生的反式脂肪酸的最高限量为总能量的1%，大致相当于2 g。

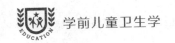

(三)碳水化合物

碳水化合物又称糖类化合物,包括食物中的淀粉、蔗糖、麦芽糖、乳糖、葡萄糖和膳食纤维。

1.碳水化合物的生理功能

(1)供给和储存能量。糖类是人类从膳食中获取能量的最经济、最主要的来源。人体每天所需能量的55%~65%来源于糖类。

(2)机体重要的组成物质。糖类是构成机体的重要组成物质,并参与细胞的许多生命活动。几乎每个细胞都有糖类,含量为2%~10%。

(3)节约蛋白质的作用。当机体糖类摄入不足时,将动用体内蛋白质而产生葡萄糖以满足需要;在严重饥饿时,甚至会动用肌肉、肝肾等脏器中的蛋白质,而对机体和器官造成损害。当糖类摄入充足时,则首先动用糖类供能,从而减少了蛋白质作为能量的消耗。

(4)解毒作用。经糖醛酸途径产生的葡萄糖醛酸,在肝中能与细菌毒素、乙醇、砷等有毒有害物质结合,从而消除或减轻这些物质的毒性,起到解毒的作用。

(5)其他功能。非淀粉类多糖,如纤维素、果胶、抗性淀粉、功能性低聚糖等糖类虽然不能被机体吸收,但可促进肠道蠕动,增加结肠内发酵,有助于正常消化和排便;活性多糖具有提高机体免疫力、抗肿瘤、抗衰老、抗疲劳等作用。

2.碳水化合物的供给量

学前儿童所需碳水化合物一般占每日总能量的30%~35%。糖类摄入长期不足,会造成生长发育迟缓、体重轻、容易疲劳、头晕等。谷类是糖类的主要来源,当谷类摄入长期不足时,B族维生素易缺乏,非淀粉类多糖缺乏,使溃疡性结肠炎肥胖、高脂血症及癌症等疾病发病风险增加。过多的糖类会减缓脂肪的分解代谢,同时过多的能量会以脂肪的形式堆积而造成肥胖,并增加高血糖、冠心病、高血脂等疾病的罹患风险。此外,过多的糖类可造成龋齿和牙周病。

3.碳水化合物的食物来源

碳水化合物主要来源于植物性食物。动物性食物中含量很少,如谷类、薯类和根茎类食物中,含有丰富的淀粉,其中谷类(如大米、小米、面粉、玉米面等)含量为70%~80%;干豆类(干黄豆、红豇豆等)含量为20%~30%;块茎、块根类(山芋、山药、土豆、红薯等)含量为15%~30%;坚果类(栗子、花生、核桃等)含量为12%~40%;纯糖(如红糖、白糖、蜂蜜等)含量为80%~90%。

三、微量营养素

(一)矿物质元素

人体是由多种元素组成的,其中碳、氢、氧、氮主要构成蛋白质、脂类、碳水化合物等有机化合物及水,其他元素统称为矿物质元素,占体重不到5%。学前儿童生长发育过程中比较容易缺乏的矿物质元素主要有钙、铁、锌、碘等,主要功能及来源见表5-2。

表5-2 学前儿童常需矿物质元素

营养素	主要功能	食物来源	每日供给量/mg	缺乏与过量
钙	骨骼和牙齿的组成成分,维持神经、肌肉的正常活动,参与凝血过程,调节某些酶的活性	最好来源是奶和奶制品。豆类、绿色蔬菜、各种瓜子也是钙的较好来源。少数食物如虾皮、海带、芝麻酱等含钙量特别高	1~0.5岁:400 0.5~1岁:600 1~3岁:700 3~8岁:800	儿童长期缺乏钙和维生素D可影响骨骼和牙齿的发育,导致生长迟缓,骨钙化不良、骨骼变形而发生佝偻病。缺钙者还易患龋齿,影响牙齿质量。过量会增加患肾结石的风险
铁	参与体内氧的运送和组织呼吸过程;维持正常的造血功能;参与能量代谢	动物肝脏、全血、肉鱼、禽类是铁的良好来源。其次是绿色蔬菜和豆类。少数食物如黑木耳、发菜、苔菜等含铁较丰富	从新生儿到学前幼儿,膳食中铁的供应量为10	可导致缺铁和缺铁性贫血,多见于婴幼儿、孕妇和乳母。铁缺乏的临床表现为食欲缺乏、烦躁、乏力、面色苍白、心悸、头晕眼花、指甲脆薄、反甲、免疫功能下降。儿童还可出现虚胖、肝脾轻度肿大、精神不能集中而影响学习等
锌	多种酶的成分;促进生长发育;增进食欲;参与蛋白质合成、细胞生长、分裂和分化	动物性食物如贝壳类海产品(牡蛎、海蛎、蛏干、扇贝)、红色肉类及其内脏均为锌的良好来源;蛋类、豆类、谷类胚芽、燕麦、花生等也富含锌	0~0.5岁:1.5 0.5~1岁:8.0 1~4岁:9.0 4~7岁:12.0	生长发育迟缓,食欲缺乏,味觉减退或有异食癖,性成熟推迟,第二性征发育不全,免疫功能降低,创伤不易愈合,易于感染等。儿童长期缺锌会导致侏儒症,但长期过量服用锌补充剂可致锌中毒、贫血、免疫力下降等
碘	参与甲状腺素合成	海洋生物中碘含量很高,如海带、紫菜、鲜海鱼、贝类等。陆地食品中动物性食品中碘含量高于植物性食品	0~1岁:40μg 1~3岁:70μg 4~6岁:90μg 7~10岁:120μg	甲状腺肿大。婴幼儿缺碘使生长迟缓、智力低下、运动失调(呆小症/克汀病);过多导致高碘性甲状腺肿、甲亢

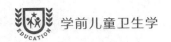

(二)维生素

维生素是食物中含量极微而人体维持生命所必需的有机物,一般存在于天然食物中。在人体内不能合成或合成的数量极少。维生素依据溶解性能不同分为脂溶性(维生素A、D、E、K)和水溶性(B族维生素、维生素C)。对学前儿童来说维生素A、D、B_1、B_2、C是容易缺乏的。现将几种维生素的功能、食物来源、每日供给量和缺乏症列于表5-3。

表5-3　学前儿童容易缺乏的维生素

营养素	生理功能	食物来源	每日供给量	缺乏症
维生素A	维持正常的视觉功能,特别是暗视觉;维护皮肤黏膜层的完整;维持和增强免疫功能	动物肝脏,尤其是海水鱼的肝脏、全奶、奶油和禽蛋等;深绿色或红黄色的蔬菜和水果	0~1岁:200 μg 1岁:300 μg 2岁:400 μg 3~4岁:500 μg 5~13岁:750 μg	暗适应能力下降,夜盲症;眼干燥病;上皮干燥;幼儿生长发育迟缓
维生素D	提高机体对钙、磷的吸收;促进生长和骨骼钙化,促进牙齿健全;促进肾小管对钙、磷的重吸收	食物来源较少,应多晒太阳。主要存在于动物性食物中,包括动物肝脏特别是海水鱼肝脏中	0~7岁:10 μg	对正常成年人来说,若平衡营养加上充足户外活动,一般不会缺乏。对于一些高需要量的人群如婴幼儿(主要是人工喂养)、孕妇、哺乳期妇女及老年人来说,易发生维生素D缺乏
维生素B_1	维持正常的消化腺分泌和胃肠道蠕动,促进消化	肉类、动物内脏、蛋类、豆类、酵母、粗粮、糙米和坚果类等	0~0.5岁:0.4 mg 0.5~1岁:0.5 mg 1~4岁:0.6 mg 4~7岁:0.7 mg	脚气病
维生素B_2	维持皮肤、黏膜、视觉的正常机能,促进生长发育;参与体内的抗氧化防御系统、农药代谢,提高机体对环境的应激适应能力等	动物性食物中的含量高于植物性食物,动物肝、肾、心,蛋黄和乳类等,植物性食物以绿色蔬菜、豆类中含量较高	0~1岁:0.4~0.5 mg 1~3岁:0.6 mg 4~6岁:0.7 mg	眼结膜充血、畏光、视物模糊、流泪等;口角湿白、溃疡;脂溢性皮炎等
维生素C	抗氧化作用;促进机体对铁、钙和叶酸的吸收;清除氧自由基、抗衰老作用;解毒作用	主要来源于新鲜蔬菜和水果。蔬菜中,辣椒、茼蒿、苦瓜、白菜、豆角、菠菜、土豆、韭菜、含量丰富;水果中,酸枣、红枣、草莓、柑橘、柠檬含量丰富	0~0.5岁:40 mg 0.5~1岁:50 mg 1~4岁:60 mg 4~7岁:70 mg	早期症状为全身乏力、食欲减退、伤口愈合慢等。严重的导致坏血病,幼儿主要表现为骨发育障碍、肢体肿痛、假性瘫痪、皮下出血等

大米、面粉是否越白越好

为了追求口感和风味,精白米、精白面往往更受消费者欢迎。其实,提高谷物加工的精度反而降低了谷物的营养价值。由于加工过度,谷物籽粒的谷皮、糊粉层、胚芽被分离出去,仅留下淀粉含量高的胚乳部分,从而导致营养价值下降,膳食纤维损失严重,B族维生素和矿物质的损失达60%~80%。因此,长期食用精白米和精白面对健康不利,可造成维生素和矿物质摄入不足,导致维生素缺乏病,如维生素B缺乏可引起"脚气病"。所以,大米和面粉不是越白越好,从营养学角度应提倡多吃全谷物。

四、其他营养素

(一)膳食纤维

膳食纤维是指不能被人体小肠消化吸收的碳水化合物。其主要功能:吸收大肠水分,软化大便,增加大便体积,促进肠蠕动;降低血糖水平、减少糖尿病发病率;降低血清胆固醇水平、防止心血管疾病;促进好氧菌生长、抑制厌氧菌生长、改善肠道菌群;减少产能营养素摄入、有利于控制体重。但幼儿需要能量密度较高的食物,故膳食纤维的摄入量应适当减少。

膳食纤维主要存在于植物的种皮和外表皮中,在食物的加工过程中容易损失。杂粮中含量丰富,如玉米、小米、大麦、小麦、荞麦等;蔬菜水果中含量也比较高,如红薯、四季豆、芹菜、西瓜、苹果等。

(二)水

水是维持生命的必需物质,人体内最多的成分是水。在婴儿时期,体内的水占人体体重的3/4,成人占2/3,老人占1/2。

水的主要功能:构成体液和组织液;帮助体内生理活动的进行,如消化、吸收、呼吸、排泄等;调节体温,水的比热容高,在冷、热环境中使体温变化小,导热性强,能保持体内各部分温度一致。

机体主要从三个来源获得水分,主要来源:饮水和各种饮料(30%~40%),食物中包含的水分(50%),代谢产生的水(10%)。学前儿童每日需水量为1600~1800 mL。

第二节 学前儿童的平衡膳食

平衡膳食又称为合理膳食或健康膳食,是由多种食物构成的膳食,其中所含的营养素种类齐全、数量充足、比例恰当,且无毒无害、卫生安全,能够全面满足人体生长发育、新陈代谢和各种活动的需要。

一、学前儿童平衡膳食的基本要求

(一)学前儿童进食特点

(1)生长速度减慢。1岁后幼儿生长逐渐平稳,因此,幼儿进食相对稳定,较婴儿期旺盛的食欲相对略有下降。

(2)心理行为影响。幼儿神经心理发育迅速,对周围世界充满好奇心,表现出探索性行为,进食时也表现出强烈的自我进食欲望;幼儿注意力较分散,进食时玩玩具、看电视等做法都会降低对食物的注意力,进食量下降。

(3)家庭成员的影响。家庭成员进食的行为和对食物的反应可作为幼儿的榜样。

(4)进食技能发育状况。幼儿消化系统尚未完全成熟,咀嚼能力较差,因此,其食物的加工烹调应与成人有一定的差异。

(二)学前儿童平衡膳食的基本要求

1.规律就餐,自主进食不挑食,培养良好饮食习惯

(1)引导学前儿童规律就餐、专注进食。保证每天不少于三次正餐和两次加餐,加餐一般安排在上午、下午各一次,晚餐时间比较早时,可在睡前2 h安排一次加餐。加餐份量宜少,以免影响正餐进食量;加餐以奶类、水果为主,配以少量松软面点,晚间加餐不宜安排甜食,以预防龋齿;不随意改变进餐时间、环境和进食量;避免追着喂、边吃边玩、边吃边看电视等行为;吃饭要细嚼慢咽,但不要拖延,最好在30 min内吃完;让孩子自己使用筷、匙进食,养成自主进餐的习惯,既增加儿童进食兴趣,又培养其自信心和独立能力。

(2)避免学前儿童挑食、偏食。家长应以身作则、言传身教,并与幼儿一起进食,起到良好的榜样作用,帮助孩子从小养成不挑食不偏食的良好习惯;应鼓励幼儿选择多

种食物,引导其多选择健康食物,避免以食物作为奖励或惩罚的措施;对于幼儿不喜欢吃的食物,可通过变换烹调方法或盛放容器或采用重复小份量供应,鼓励尝试并及时给予表扬,不可强迫喂食;通过增加幼儿身体活动量,尤其是选择幼儿喜欢的运动或游戏项目,能使其肌肉得到充分锻炼,增加能量消耗,增进食欲,提高进食能力。

2.每天饮奶,足量饮水,正确选择零食

(1)培养和巩固学前儿童饮奶习惯。奶及奶制品中钙含量丰富且吸收率高,是幼儿钙的最佳来源。对于快速生长发育的幼儿,应鼓励多饮奶,建议每天饮奶 300~400 mL 或相当量的奶制品,可保证幼儿钙摄入量达到适宜水平。家长应以身作则常饮奶,鼓励和督促孩子每天饮奶,选择和提供幼儿喜爱和适宜的奶制品,逐渐养成每天饮奶的习惯。

(2)培养学前儿童喝白开水的习惯。建议学前儿童每天饮水 600~800 mL,应以白开水为主,避免饮含糖饮料。儿童胃容量小,每天应少量多次饮水(上午、下午各 2~3 次),晚饭后根据具体情况而定。不宜在进餐前大量饮水,以免充盈胃容量,冲淡胃酸,影响食欲和消化。

(3)正确选择零食。选择零食需注意:宜选择新鲜、天然、易消化的食物,如奶制品、水果、蔬类、坚果和豆类食物;少选油炸食品和膨化食品;零食最好安排在两次正餐之间,量不宜多,睡觉前 30 min 不要吃零食。此外,还需注意吃零食前要洗手,吃完漱口;注意零食的食用安全,避免整粒的豆类、坚果类食物呛入气管发生意外,建议坚果和豆类食物磨成粉或打成糊食用。对于年龄较大的儿童,可引导儿童认识食品和标签,学会辨识食品生产日期和保质期。

3.食物应合理烹调,易于消化,少调料,少油炸

从小培养幼儿的清淡口味,有助于形成终身健康的饮食习惯。食物不应过咸、油腻和辛辣,尽可能少用或不用味精或鸡精、色素、糖精等调味品,可选天然、新鲜香料(如葱、蒜、洋葱、柠檬、醋、香草等)和新鲜蔬果汁(如番茄汁、南瓜汁、菠菜汁等)进行调味。每人每次正餐烹调油用量不多于 1 瓷勺(10 mL)。应少选用会饱和脂肪酸较多的油脂,如猪油、牛油、棕榈油等,多选用富含必要脂肪酸的植物油,如大豆油、优质菜籽油等。长期过量使用钠盐会增加高血压、心脏病等慢性疾病风险。为幼儿烹调食物时,应控制食用盐用量,还应少选含盐量高的腌制食品或调味品。

4.参与食物选择与制作,增进对食物的认知与喜爱

幼儿随着生活能力逐渐提高,对食物选择有一定的自主性,开始表现出对食物的喜好。鼓励幼儿体验和认识各种食物的天然味道和质地,了解食物特性,增进对食物

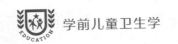

的喜爱。同时应鼓励幼儿参与家庭食物选择和制作过程,以吸引幼儿对各种食物的兴趣,享受烹饪食物过程中的乐趣和成就。

🖐 学习研究

怎样让学前儿童参与食物的选择与制作?

在保证安全的情况下,应鼓励儿童参与到幼儿园和家庭的食物选择和制作,帮助儿童了解食物的基本常识和对健康的重要意义,增加对事物的认知,学会爱惜食物,让儿童理解合理科学的搭配。幼儿园教师和家长可以带儿童去市场选购食物,辨识应季蔬果,尝试自主选购蔬菜。在幼儿园种植区进行农作物种植,照护、观察、记录植物的生长过程,了解蔬菜的生长方式,亲自动手采摘蔬菜,享受劳动成果。节假日家长可带儿童去农田认识农作物,实践简单的农业生产过程。餐前可让儿童介绍营养成分及对身体的好处,激发儿童对食物的兴趣。可鼓励儿童尝试制订一日食谱,让儿童参与膳食制备过程,参与一些力所能及的加工活动如择菜,体会参与的乐趣。

请同学们讨论:除了引导幼儿参与食物的选择和制作,还有哪些方法能帮助儿童了解食物的基本常识和对健康的重要意义,增加对事物的认知,学会爱惜食物,让儿童理解合理科学的搭配。

5.经常户外活动,保障健康生长

幼儿每天应进行至少60 min的体育活动,最好是户外游戏或运动。除睡觉外,尽量避免连续超过1 h的静止状态,每天看电视、玩平板电脑、看手机视频等累计时间不超过2 h。建议每天结合日常生活多做体力锻炼(公园玩耍、散步、爬楼梯、收拾玩具等)。适量做较高强度的运动和户外活动,包括有氧运动(骑小自行车、快跑等)、伸展运动、肌肉强化运动(攀架、健身球等)、团体活动(跳舞、小型球类游戏等)。减少静态活动(看电视,玩手机、电脑或电子游戏)。

🚀 经典案例

中班主题活动——餐桌上的食物

幼儿园开展"餐桌上的食物"主题活动,在食物和身体间开展系列活动,了解食物背后的故事。主题从四个方面入手,引导幼儿一起感受"我家的餐桌"

"食物的奥秘""食物的加减乘除""食谱—私人订制"。

主题课程目标：

(1)通过调查自己家餐桌上的食物,了解食物与人类生存的关系。

(2)通过对常见食物的观察与比较,尝试辩证地看待食物对身体的影响。

(3)通过探索食物之间不同的搭配,了解均衡膳食的重要性。

(4)通过制订健康的食谱,养成良好的饮食习惯,并将健康的饮食理念传递给身边的人。

第一周,一起走近"我家的餐桌",了解食物和身体间的关系。第二周,和"食物"一起踏上神奇之旅,去探寻蛋白质、维生素等营养对身体的影响。第三周,揭秘食物与食物之间是朋友还是敌人、食物与食物之间会产生哪些化学反应等问题。最后一周,为自己制订健康的食谱,将健康的饮食理念传递给身边的人。

(三)学前儿童平衡膳食的搭配原则

1.主副搭配

主食是指主要以淀粉的形式向机体供给热能的食物,又称热力食物,如谷类和薯类等。副(辅)食是指除主食以外的用以补充主食营养不足的食物,又称保护性食物,如动物性食物和水果、蔬菜等。主副(辅)搭配,有利于充分满足机体对膳食热能和营养素的全面需求。

2.荤素搭配

荤食是指肉、鱼、奶及其制品,它们富含蛋白质和脂肪,含有多种维生素和矿物质。素食主要指各种蔬菜、水果,它们提供的营养素主要是维生素和矿物质,还有千变万化的风味物质,如各种色素、有机酸和芳香物质。荤素的合理调配,不但能获得比较全面的营养成分,还可做成不同外形、色调和口味的饭菜,通过人的感觉器官,兴奋消化系统,增强食欲,促进消化液的分泌。

3.粗细搭配

主食应注意增加全谷物和杂豆类食物,因为加工精度高的谷类,会引起人体较高的血糖应答。烹饪主食时,大米可与全谷物稻米(糙米)、杂粮(燕麦、小米、荞麦、玉米等)以及杂豆(红小豆、绿豆、芸豆、花豆等)搭配食用。谷类蛋白质中赖氨酸含量低,豆类蛋白质中富含赖氨酸,但蛋氨酸含量较低,谷类和豆类食物搭配,可通过蛋白质互补作用提高蛋白质生物价。生物价是反映食物蛋白质消化后,被机体利用程度的一项指标,生物价越高,说明蛋白质被机体利用率越高,即蛋白质营养价值越高。

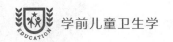

4.色彩搭配

食物呈现的丰富多彩的颜色不仅能给幼儿视觉上美的享受,刺激食欲,而且食物营养搭配上简单可行。如什锦蔬菜,五颜六色代表了蔬菜不同植物化学物质、营养素的特点,同时满足了食物种类的多样化。

5.生熟搭配

有些蔬菜可以生吃,对保持其中的水溶性维生素有利。尤其是在夏天,可让学前儿童多吃些凉拌黄瓜、西红柿等。但蔬菜要新鲜,认真冲洗干净,最好消毒,在开水中焯一下,现加工现吃,不宜存放时间过久。可适当用些葱、姜、蒜等,起到开胃和预防胃肠疾病的作用。

6.干稀搭配

每餐最好都有干有稀,主食有干有稀,或有菜有汤,如面包配牛奶、馒头配豆米粥,这样可以同时满足学前儿童对水分和热量的需要。

🚀 **经典实验**

"相克食物"实验

1935年,我国营养学专家郑集教授,在民间传言较广的184对所谓"相克食物"中,选择了当时最为流行的14组食物,包括蜂蜜和葱、红薯和香蕉、绿豆和狗肉、松花蛋和糖、花生和黄瓜、牛肉和板栗、花生和黄瓜,还有螃蟹和柿子等,分别开展了人体实验和动物实验。结果无论是人还是动物,一切正常。这也是首次通过科学实验直接驳斥"食物相克"一说。中国营养学会委托兰州大学对100名健康人进行所谓"相克食物"试食实验,连续观察一周,也均未发现任何异常反应。诸多研究进一步表明,"食物相克"之说不成立。

二、学前儿童平衡膳食制度

合理的膳食制度体现在合理地安排一日的餐次、两餐的间隔时间、每餐的数量与质量。为了保证学前儿童胃肠消化功能的正常发育,形成良好的条件反射,保持旺盛的食欲,学前儿童的膳食必须定时定量。正餐间隔时间为3.5~4 h,一日三餐两点。一般来说,三餐之间的搭配应遵循以下原则:早餐高质量,中餐高质量、高热量,晚餐清淡易消化。

　　早餐占全天总热量的30%(包括上午10点的加餐),以主食为主,副食次之,要有干有稀;主、副食要多含糖类和蛋白质的食物;早餐应以饱腹、可口为主。

　　午餐占全天总热量的40%(包括下午3点的午点),主食以大米、面粉为主,适当添加杂粮,米、面交替吃,面食花样应经常翻新;起码两菜一汤,荤素搭配。

　　晚餐占全天总热量的30%(含晚上8点的少量水果、牛奶等),应多供给碳水化合物含量丰富的食物;可多吃些谷类、蔬菜和易于消化的食物,少吃富含蛋白质、脂肪和较难消化的食物;不宜吃得过饱、过量。

　　两次点心占总能量的10%~15%,一般是牛奶、水果、小点心等。

◎ 拓展阅读

《中国居民膳食指南(2016)》推荐

　　推荐一:食物多样,谷类为主。

　　建议平均每天摄入12种食物,每周25种以上。每天摄入谷薯类食物250~400 g,其中全谷物和杂豆类50~150 g,薯类50~100 g;膳食中碳水化合物提供的能量应占总能量的50%以上。

　　推荐二:吃动平衡,健康体重。

　　推荐每周应至少进行5天中等强度身体活动,累计150 min以上;坚持日常身体活动,平均每天主动身体活动6000步;尽量减少久坐时间,每小时起来动一动,动则有益。

　　推荐三:多吃蔬果、奶类、大豆。

　　提倡餐餐有蔬菜,推荐每天摄入300~500 g,深色蔬菜应占1/2。天天吃水果,推荐每天摄入200~350 g的新鲜水果,果汁不能代替鲜果。吃各种奶制品,摄入量相当于每天液态奶300 g。经常吃豆制品,每天相当于大豆25 g以上,适量吃坚果。

　　推荐四:适量吃鱼、禽、蛋、瘦肉。

　　推荐五:少盐少油,控糖限酒。

　　推荐六:杜绝浪费,兴新食尚。

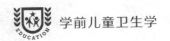
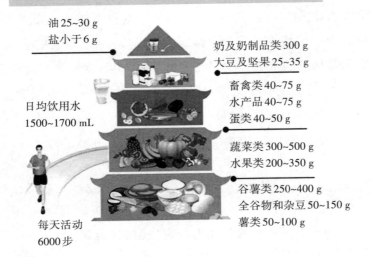

中国居民平衡膳食宝塔(2016)

油 25~30 g
盐小于 6 g

奶及奶制品类 300 g
大豆及坚果 25~35 g

畜禽类 40~75 g
水产品 40~75 g
蛋类 40~50 g

日均饮用水
1500~1700 mL

蔬菜类 300~500 g
水果类 200~350 g

谷薯类 250~400 g
全谷物和杂豆 50~150 g
薯类 50~100 g

每天活动
6000 步

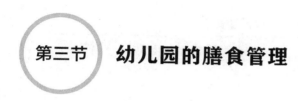

第三节 幼儿园的膳食管理

一、合理制订学前儿童膳食计划

膳食计划就是有计划地按照营养需要,选择食物的品种,计算数量,组成平衡膳食并予合理的烹调和调配。

(一)幼儿园带量食谱的编制

编制带量食谱是托幼机构膳食管理的重要环节,主要目的是让学前儿童的膳食得到合理的调配,从而获得适量的多种营养素和热量,又能有计划地支配伙食费。托幼机构原则上每周编制一次,每周末应编制出下周食谱。食谱中需将一日三餐的主要食物名称、饭菜烹调方法及食品数量列成表格。从中反映出一日、一周膳食质量,食物配制式样等,如表5-4、表5-5。

表5-4 学前儿童各类食物每天建议摄入量 (g/d)

食物种类	2~3岁儿童	4~5岁儿童
谷类	85~100	100~150
薯类	适量	适量
蔬菜	200~250	250~300
水果	100~150	150
畜禽肉类		
蛋类	50~70	70~105
水产品		
大豆	5~15	15
坚果	–	适量
乳制品	500	350~500
食用油	15~20	20~25
食盐	<<2	<3

数据来自《中国居民膳食指南(2016)》。

表5-5 幼儿园一周带量食谱①

星期	早点/g	午餐/g	午点/g	晚餐/g
星期一	红心火龙果50 苹果50 江津麻片9	紫薯米饭 （紫薯15、大米50） 酱香兔 （兔50、猪瘦肉4、莴笋头30） 韭黄炒鸡蛋 （韭黄15、莲白25、鸡蛋32） 山药脊骨汤 （山药25、脊骨18）	纯鲜牛奶150 卤香鹌鹑蛋27	南瓜米饭 （南瓜10、大米50） 鱼香肉丝 （白菜39、胡萝卜6、瘦肉33） 炒双花 （西蓝花22、白花菜22） 枸杞娃娃菜汤 （枸杞0.5、娃娃菜39）
星期二	脆桃50 蜜柚62 葡萄干8	荞麦米饭 （荞麦3、大米50） 荷叶鸡 （干大荷叶3、鸡55、藕25） 小炒西葫芦丝50 青菜肉丸汤 （水白菜30、精品三鲜25）	五谷杂粮羹 （红豆1、黑豆1、荞麦1、花生5、红枣1、糯米粉5、奶粉4）	燕麦米饭 （燕麦3、大米50） 牛肉烩豆腐 （精牛肉33、豆腐39） 蒜香菠菜56 老南瓜汤26
星期三	香蕉70 玻璃脆36 蛋黄元8.5	金银米饭 （玉米粒3、大米50） 红烧肉 （猪腿肉45、土豆15、白萝卜15） 清炒丝瓜60 菌菇番茄龙利鱼汤 （口蘑8、番茄30、龙利鱼50）	时速鲜牛奶150 奶香馒头 （奶粉3、面粉12）	彩色烩饭 （猪肉28、午餐肉6、豆干9、玉米粒6、胡萝卜6、酸菜3、粑豌豆5） 大骨青菜汤 （大骨11、油麦菜27）
星期四	哈密瓜90 千禧果17 山楂片7	燕麦米饭 （燕麦3、大米50） 肉末鲜豇豆 （瘦肉45、鲜豇豆35） 糖醋白菜55 海带老鸭汤 （干海带2、老鸭25）	浓香花生浆 （花生16、冰糖4） 自制饼干 （黄油3.6、糖粉1.8、鸡蛋1.05、低筋面粉7.6）	黑芝麻米饭 （黑米3、大米50） 肉末豆角 （鲜豇豆33、猪肉28） 炒双花 （西兰花26、白花26） 鲜蔬芙蓉汤 （枸杞0.5、口蘑11、山药11、鸡蛋14）
星期五	皇冠梨70 无籽红提35 红薯条8	炸酱面 （猪肉30、豆干10、粑豌豆10、香菇5、油麦菜10、面条50） 木耳土鸡汤 （干木耳2、土鸡30）	纯鲜牛奶150 自制马拉糕 （红糖3、木薯粉15）	咖喱饭 （大米50、瘦肉11、牛肉20、青豌豆6、洋葱6、玉米粒6、胡萝卜6、咖喱5、干木耳0.5） 紫菜蛋花汤 （干紫菜8、鸡蛋16）

①以上食谱来自重庆几江幼儿园。

(二)幼儿园带量食谱的分析

为及时了解膳食安排是否合理,各种营养素摄入是否达到供给量标准,托幼园所一般会定期进行膳食调查和膳食审核。膳食调查方法一般有三种,即称重法、记账法、二十四小时回顾法。托幼园所的膳食调查方法多采用记账法,因此这里做重点介绍。

记账法是根据账目的记录得到调查对象的膳食情况而进行营养评价的一种膳食调查方法,它是最早、最常用的膳食调查方法。

适用对象:集体食堂、单位及家庭膳食调查。

调查时间:较长,如1月或更长。

操作方式:记录一段时期内的食物消耗总量。

食物量:食物实际消耗量=食物最初库存+每日购入量−每日废弃量−剩余总量。

关键:食物账目精确;每餐用餐人数统计准确。

优点:手续简单,耗费人力少,适用于大样本,可做较长时期调查。

缺点:不够准确,只得到人均摄入量,难以分析个体膳食状况。

二、食物的选择、烹调、储存卫生

(一)食物的选择卫生

首先,选择营养丰富、热能供给充足且易消化吸收的食物。主要可选购米面类食物,选择鱼、禽、蛋、瘦肉、蔬菜、水果等作为辅食。选购的食物应充分考虑幼儿身心发展特点,不宜选择坚硬的食物(如竹笋、花生、蚕豆)、腌腊食物(如灌肠)和油炸类食品(炸鸡、炸薯条)。

其次,确保食物的卫生与新鲜。应避免选择有毒(如河豚、毒蘑菇、未成熟和发芽的马铃薯、鲜黄花菜、未熟的四季豆等)、被细菌污染和腐败变质(有霉变的粮食,腐烂的水果,腐臭的鱼、肉、蛋等)、刺激性强(咖啡、酒、浓茶等)、含致癌因子(烧烤、熏鱼、腊肠、咸菜等含亚硝胺和多环芳烃的食物)和无生产许可证的食品,以及补品类(人参、人工营养品)等对幼儿健康有害的食物。

(二)食物的烹调卫生

食物在烹调过程中会损失一些营养素,但应设法保留更多的营养素。因此,烹调时必须注意以下几点。

(1)淘米用冷水,不要用力搓,次数要少;面食以蒸为佳,利用好面汤,豆浆煮沸使用;蒸面食时要少放碱,因为碱会破坏面食里的维生素。

（2）蔬菜先洗后切，不宜切太小；切后不浸泡，猛火快炒，现炒现吃；不挤汁，不焯水；适当加醋；尽量带皮食用；大量腌制蔬菜要腌制20天以上再食用。

（3）蛋类少用油煎炸，多用蒸煮；不能生吃，不宜用开水冲服。

（4）肉类猛火快炒，适当加醋，少添加碱性材料，用铁锅烹调。

（5）水产品保持清洁，不长时间清洗和浸泡加工好的水产品。

（三）食品的储存卫生

（1）食品贮存场所要清洁，做好防鼠、防蝇、防蟑螂工作，安装符合要求的挡鼠板。

（2）不得接触有毒有害物质，不得与个人生活用品同场所存放。存放食品的场所要通风防潮，食品分类离墙离地存放，同一场所内不得存放有毒有害品。

（3）食品按类别品种分架、隔墙、离地整齐摆放，散装食品及原料储存容器加盖密封，同时经常检查，防止霉变。

（4）肉类、水产品、禽蛋等易腐食品应分别冷藏贮存。用于保存食品的冷藏设备，必须贴有明显标识并有温度显示装置。肉类、水产类分柜存放，生食品、熟食品、半成品分柜存放，杜绝生熟混放。

（5）冷冻设备定期化霜，保持霜薄（不得超过1 cm）、气足。

三、厨房环境和工作的卫生

（一）厨房环境设备的卫生要求

（1）厨房要有足够的工作面积，各室以工作程序安排，便于工作，如厨房、分菜房连接食堂。

（2）建筑上应有防蝇、防鼠、防蟑螂、排烟、排气、排尘的设备。

（3）有良好足够的清洁水源和污水的处理设备。洗肉、洗菜池严格分开，生、熟刀案严格分开。

（4）有消毒的锅炉和设备。

（5）有垃圾和污物处理的设备，能及时处理，以防苍蝇、蛆虫、蟑螂等害虫滋生和臭气。

（6）有专供工作人员洗手和挂放衣物的设备。

（二）厨房工作的卫生要求

要制订膳食制度，坚决执行食品卫生法，督促全体工作人员严格执行。

(1)卫生人员和值日教师每日检查厨房卫生和操作卫生。

(2)厨房灶面,地面,门、窗、桌、椅用具必须保持清洁。

(3)生、熟食物及各种用品应分别存放,注意食品保险、防腐,不吃变质腐败食物。

(4)生、熟食的菜板严格分开,用后立即清洗干净。

(5)餐具消毒。餐具用后,先用温水清洗,必要时可用碱或肥皂清洗,特别注意餐具口边及碗底要彻底洗净。

餐具最好以蒸汽、开水煮沸消毒。消毒时将碗筷及其他餐具浸入水中煮沸5~10 min。

将餐具放在架上或消毒后的篓内晾干,不能用抹布擦,以防污染。消毒后的餐具用纱布盖好备用。

(三)对炊事人员的卫生要求

(1)厨房和食堂工作人员必须穿工作服,用帽子包好头发,戴口罩。不能穿工作服上厕所或到其他地方去。工作服要经常换洗。

(2)注意保持个人清洁,常洗手(便后洗手),勤剪指甲、洗头、洗澡,勤换衣服。

(3)烧菜时,不直接从锅中取食物尝味。

(4)炊事人员每年进行 1~2 次体格检查。如果工作人员家属中有患伤寒、副伤寒、痢疾、白喉、猩红热和肝炎等传染病,应暂时离开工作,直到检疫隔离期满才能恢复工作。如本人患有开放性或活动期肺结核、肠道传染病、疮疖等化脓性皮肤病、肝炎等,也应停止炊事工作,因为皮肤疮疖上的葡萄球菌通过手污染食物,可引起食物中毒。

◆ 本章小结

本章重点介绍了学前儿童所需营养及平衡膳食制度。核心内容总结如下:

(1)食物中含有人体所需的营养素,包括7大类:蛋白质、脂肪、碳水化合物、维生素、矿物质、水和膳食纤维。

(2)学前儿童平衡膳食的基本要求:规律就餐,自主进食不挑食,培养良好饮食习惯;每天饮奶,足量饮水,正确选择零食;食物应合理烹调,易于消化,少调料,少油炸;参与食物选择与制作,增进对食物的认知与喜爱;经常户外活动,保障健康生长。

(3)学前儿童平衡膳食的搭配原则:主副搭配;干稀搭配;粗细搭配;色彩搭配;生熟搭配;荤素搭配。

(4)膳食计划就是有计划地按照营养需要,选择食物的品种,计算数量,组成平衡膳食并予合理的烹调和调配。

(5)托幼园所的膳食调查方法多采用记账法。记账法是根据账目的记录得到调查对象的膳食情况来进行营养评价的一种膳食调查方法,它是最早、最常用的膳食调查方法。

◉ 思考与实训

1.蛋白质、脂类、碳水化合物各有哪些生理功能？主要食物来源是什么？

2.学前儿童进食基本特点是什么？

3.学前儿童平衡膳食有哪些基本要求？

4.结合实际案例,简述如何培养学前儿童良好的饮食习惯。

◉ 专题探讨

如何应对幼儿不好好吃饭的行为

对"不好好吃饭"的孩子,首先不应通过药物、补剂来解决,应寻找原因。

(1)是否有挑食、偏食。

(2)是否还不饿时家长就强行喂饭。

(3)吃饭时干扰太多或注意力不集中,与家长追着喂饭有关。

(4)进食某些食物后不舒服等。

总体来说,饥饿是最好的调味品。适当感觉饥饿,可以改善孩子进食状况。家长要想培养幼儿良好的吃饭行为,需做到以下几点:

(1)吃饭环境要干净、卫生,吃饭要定时定量。

(2)孩子进食时间安排在大人吃饭时或饭后。看到大人吃饭,可以增加孩子进食的食欲。

(3)不应该边喂孩子边说话。给孩子喂饭时,家长嘴里不停地说话,会养成孩子边吃饭边说话的不良习惯。

(4)大人在喂饭时自己嘴里也咀嚼食物,能增加孩子对进食的兴趣,容易养成专心进食的习惯。

(5)不能通过玩耍、引诱或哄骗吃饭,以免分散注意力,对消化不利,而且容易养成进食时不安静的习惯。

(6)每次吃饭时间控制在30 min内,没吃完也要结束,避免孩子对吃饭产生厌恶情绪。

（7）每次的进食量由孩子自己控制，多吃不限制，少吃不强制，这样孩子才会对进食感兴趣。

（8）不强迫孩子吃饭，强迫进食容易使孩子产生抵触情绪。

（9）不能因吃饭不好就给孩子多吃零食。多吃零食会进一步导致孩子不好好吃饭。

（10）每餐后要喝几口白开水，预防龋齿。

参考文献

1.中国营养学会.中国居民膳食指南2016简本[M].北京：人民卫生出版社,2017.

2.李嗣生.营养与膳食[M].南京：东南大学出版社,2006.

3.胡华.幼儿园生活化课程[M].北京：北京师范大学出版社,2019.

4.丁春锁,孙莹.婴幼儿营养与配餐[M].上海：复旦大学出版社,2016.

第六章

学前儿童身体疾病及预防

- 掌握学前儿童常见疾病的症状。
- 了解有关传染病以及预防的知识。
- 知道学前儿童常见疾病和常见传染病的病因、症状及其防治。

- 重点：学前儿童常见疾病病因、症状及其防治。
- 难点：学前儿童常见疾病和常见传染病的病因、症状及其防治。

🚀 案例破冰

　　小聪是一名新入职的幼儿园老师，第一天上班小聪非常开心。中午午睡时，小聪偶然发现班上有个小朋友的背上长了一些丘疹，开始小聪并没有在意，结果第二天，小聪老师惊讶地发现丘疹数量越来越多，脸上也出现了不少，而且伴随着少数水泡。这可吓坏了小聪老师，小聪老师赶忙请园里的保健医生来看看情况。

　　你知道小朋友背上的丘疹是怎么回事吗？如果你是小聪老师，你会怎么做？

第一节　学前儿童常见疾病护理及预防

一、学前儿童生病的迹象

中医讲:小儿寒暖不能自调,乳食不知自节,极易外感六淫、内伤饮食而发病。一旦发病则表现为易寒易热、易虚易实,寒热虚实的变化比成人迅速而复杂。也就是说,学前儿童抵抗力差,生活自理能力不强,容易生病且病情变化快。

学前儿童由于年龄小,对疾病等缺乏认识,在自己生病感到不舒服时,自己也很难清楚表达,全靠大人细心观察。儿童在生病时会有一些异于平时的表现,比如大小便异常、睡眠不安、发热等,这些都是儿童生病的迹象,成人应及时发现,予以重视,并及时送患儿就医。

(一)精神

学前儿童的精神状态及活动情况是反映其身体健康状况、病情严重程度的重要指标。健康的儿童活泼好动,精神良好,爱玩,对周围环境很感兴趣;而一旦儿童患病,就会出现不同程度的精神不振、烦躁不安、打蔫、哭闹等精神方面的异常。

(二)表情

健康的儿童通常眼睛有神,目光灵活,表情丰富,充满精神。但当儿童患病时,通常会出现目光呆滞、面无表情等异常症状。

(三)脸色

健康的儿童通常面色红润,而如果儿童面色苍白或蜡黄,口唇及睑结膜等处明显苍白、缺少血色,则可考虑是营养不良性贫血。如果皮肤出现黄疸,则可考虑是肝胆疾病。此外,先天性心脏病患儿的脸色常常呈现青紫色。

(四)食欲

食欲改变也是儿童患病时较为常见的症状,一般表现为食欲不振,伴有恶心、呕吐等现象,如佝偻病、缺铁性贫血等疾病都会引起上述症状;但有的患儿也会表现出食欲异常旺盛的症状,出现食欲亢进即"三多一少"(多饮、多食、多尿、体重减少)症状,此时,可检查患儿是否患有糖尿病。此外,也有儿童对土块、木头等异于常见食物的物品

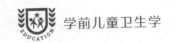

表现出无法克制的食欲,在临床上称之为异食癖,应当及时送患儿到医院就诊。

(五)大小便

儿童生病时,其大小便的次数、性状、数量等常常会出现反常情况,一般表现为便血、腹泻、便秘及颜色异常等。婴幼儿每日排大便1~2次,呈条状,颜色常为褐色,可因摄取食物的不同而有所变化。婴幼儿每日排小便6~7次,尿量及次数因人而异,尿液常为淡黄色,清澈透明。无论是大便还是小便,若其次数、性状、颜色等发生改变,常是疾病的信号,成人要特别关注,必要时及时送医。此外,新生儿若在出生后24 h未排胎便,应检查有无消化道先天畸形;若在24 h未排尿,则应考虑是否水分摄入不够。

(六)睡眠

儿童生病时通常表现为难以入睡或嗜睡(总睡不醒)及睡眠不安等症状。

(七)囟门

儿童患病时,囟门也会出现异常改变。前囟凹陷,可能因脱水而致;前囟鼓出,可能是脑膜炎、脑炎等疾病所致。

(八)体温

儿童的正常体温为36~37.4℃,体温高于37.5℃即为发热(发烧),在37.5~38℃为低热(低烧),在38~39℃为中热(中烧),而体温在39~41℃为高热(高烧),超过41℃则为超高热(超高烧)。发热是疾病最常见的症状,是机体的一种防御反应。体温升高可以促使抗体的生成,促进吞噬细胞的活动,有利于消灭细菌、病毒,但发热会引起许多不舒服的感觉。发热时,患儿会表现出呼吸和脉搏增加、水分损失、口干、烦躁不安、睡眠和食欲不佳的症状。高热时,患儿面部发红,舌苔黄厚,甚至出现神志不清或惊厥,高热还可能引起抽风,因此应采取降温措施。可导致高热的疾病有感冒、急性扁桃体炎、幼儿急疹、猩红热、流行性乙型脑炎、细菌性痢疾。儿童一旦发热,应结合其他症状表现来判断到底是何种病因所致,从而对症诊治。

(九)头痛

头痛是指头额、顶、颞及枕部以上区域的疼痛,是疾病的一种常见症状,多种疾病具有此症状。头痛可单独发生,也可伴随其他症状。年长的儿童能清楚说明头痛的部位、性质以及发生程度等,年幼的婴幼儿则往往不能清楚表达,表现为烦躁、哭闹、用手打头等表现。

（十）呕吐及喷射性呕吐

胃肠炎等消化道疾病常伴有恶心、呕吐的症状,这种呕吐为普通呕吐,常常表现为上吐下泻。喷射性呕吐则因颅内压增高而引起,还没有感到恶心即呕吐出来。

（十一）皮肤出血点

皮肤有出血点不同于一般充血的皮疹。用手压迫不褪色则为出血点,用手压迫后褪色则为充血的皮疹,常见于幼儿急诊、风疹等疾病。

二、学前儿童疾病一般症状的辨别

儿童患病时,会出现相应的症状,因此,了解一些常见儿童疾病一般症状的辨别要点,对于初步诊断疾病具有重要的意义。

（一）哭喊

哭是婴幼儿的本能,可能是疾病所致,也可能是生理需要。如果是非疾病所致,当然无大碍,但如果为疾病所致则须及时发现、检查与治疗。任何疾病但凡能引起小儿不适或疼痛的都可引起哭闹不安,以腹痛最为常见,还可能是神经系统疾病、佝偻病、婴儿湿疹等其他疾病。

（二）食欲不振

造成食欲不振症状的原因可能是精神因素,系强迫孩子多吃而致,也可能是饮食习惯不良,也有可能是疾病所致。要查明原因,对症下药。

（三）流涎

这是婴幼儿时期常见的一种症状。一般为生理上的正常反应,但有时也有可能是病理上的反应。比如,患有口腔炎则使唾液增多而流涎;某些智力低下的儿童,口腔不能充分闭合,常垂涎于口外,称为"假性流涎";患有脑炎后遗症等神经系统疾病时,吞咽障碍也可引起流涎。

（四）腹痛

腹痛时年长的儿童往往可以自诉,但诉说的部位和性质往往不准确。较小婴儿如果出现烦躁不安、剧烈或阵发性哭闹、两下肢蜷曲、面色苍白、出冷汗等应考虑是腹痛。不同部位的腹痛常常是由不同疾病所致,初步判断方法如下。

上腹部正中:急性胃炎、急性胰腺炎等;

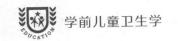

右上腹部:胆管蛔虫,肝、胆疾病等;

左上腹部:脾脏创伤等;

脐周围:肠蛔虫症、急性肠炎等;

右下腹部:急性阑尾炎等;

左下腹部:痢疾等;

腰部:肾盂肾炎等。

(五)呕吐

由于食管、胃或肠道呈逆流动,并伴有腹肌强力痉挛性收缩,迫使食管或胃内容物从口、鼻腔涌出,称为呕吐。

新生儿的消化道畸形、脑部创伤都会有呕吐的表现。在婴幼儿期,肥大性幽门狭窄或幽门痉挛可导致严重呕吐;各种感染,比如咽炎、化脓性中耳炎、肺炎、化脓性脑膜炎均可有呕吐症状;肠套叠等消化道疾病也会出现呕吐,同时还伴有腹痛和血性黏液便。除此之外,其他呼吸道、泌尿道感染,以及中枢神经系统疾病,各种中毒、寄生虫所致的并发症均有呕吐症状。

(六)便秘

便秘是指大便干硬、量少,排便困难。小儿发生便秘可能是由于摄取的食物及水分不足、饮食成分不适当、排便习惯不良所致。此外,肠道畸形、肛周炎症、肛裂等肛肠类疾病,也会由于排便疼痛导致便秘。

(七)咳嗽

急慢性呼吸道感染,伴有呼吸道炎症的急性传染病,比如麻疹、风疹、百日咳等疾病常有咳嗽的表现;此外,胸腔内炎症、邻近器官的压迫等也会导致咳嗽。另外,根据咳嗽的性质,可以进行疾病辨别:痉挛性咳嗽,应考虑百日咳;在进食或口中含有小物件的情况下,突然一阵呛咳,应考虑气管异物;犬吠样咳嗽,伴有呼吸困难,应考虑急性喉炎;咳嗽伴有哮喘,应考虑支气管哮喘。

(八)多汗

汗腺分泌过多,可因生理或病理因素引起。

生理性多汗可见于天气炎热、穿盖过多、剧烈运动等,出汗为肌体调节体温的机制。由于代谢旺盛,在夜间睡眠中,小儿也可见汗珠沁出。

佝偻病、活动性结核病、风湿热、低血糖、汞中毒、铅中毒、有机磷中毒以及休克早期都有多汗的表现。

第二节　学前儿童常见传染病护理及预防

一、传染病的基本特征和临床特点

（一）传染病的基本特征

1.有病原体

传染病的病原体包括微生物（病毒、细菌、真菌等）和寄生虫（包括原虫和蠕虫）两大类。每种传染病都有其特殊的病原体，如水痘的病原体是水痘病毒，结核病的病原体是结核杆菌，麻疹的病原体是麻疹病毒。

2.有传染性

传染病的病原体可以由人或者动物经由一定的途径，直接或者间接地传染给其他人或者动物，所以，所有的传染病都具有一定的传染性。当病原体的传染力超过了人群的免疫力时，就会在一定的时间内在一定的地区引起流行。

3.有免疫性

机体在感染病原体后，体内可产生不同程度的免疫力，对同一种传染病产生不感受性，即免疫力。机体对病原体的不感受性因病、因人而异。不同的传染病产生的免疫程度不同，有的传染病在病愈后可获终身免疫，如麻疹、水痘等；有的传染病免疫时间较短，在病愈后可再次感染，重新发病，如流感等；还有的传染病在感染未愈的同时，如果再接触同样的病原体，可产生重复感染，加重病情，如血吸虫病等。

4.有季节性和地方性

传染病的发生和流行受自然因素和社会因素的影响。按流行强度和广度可将传染病的流行方式分为散发流行、爆发流行、流行和大流行。许多传染病的流行与地理条件、气候条件和人们的生活习惯有关。例如，夏季炎热，适合肠道细菌繁殖，肠道传染病易高发；冬春季节天气寒冷，容易患猩红热、百日咳和流行性脑脊髓炎等呼吸道传染病；适合于钉螺繁殖的水洼地区容易有血吸虫病流行；牧区则易见布氏杆菌病及包虫病。

（二）传染病发病的阶段特点

传染病的发生、发展过程一般要经过四个阶段。

(1)潜伏期。从病原体侵入人体起到最初出现症状为止的这段时间称为潜伏期。不同的传染病,其潜伏期长短不同,比如猩红热的潜伏期是1~12天,麻疹的潜伏期是6~18天。潜伏期的时间长短是确定传染病检疫期的重要依据。如某幼儿园某班发现一名儿童患猩红热,自患儿离园之日起,该班需检疫12天(猩红热的最长潜伏期),而如果发现一名儿童患麻疹,则自患儿离园之日起,该班需检疫14天(麻疹的最长潜伏期)。

(2)前驱期。从起病至症状明显期之前的一段时间,是起病缓慢的传染病所有的一个时期,主要表现为头痛、发热、乏力、食欲减退等一般性症状。如起病急速可不出现前驱期。需要注意的是,传染病在前驱期已经具有传染性。

(3)症状明显期。这个时期,病情逐渐由轻加重,症状逐渐明显,表现出某种传染病所特有的症状。

(4)恢复期。在恢复期,传染病的主要症状慢慢消失,身体状况逐步恢复。但在此期间,需要特别注意,病情有时会恶化,甚至发生并发症。

(三)传染病的临床特点

(1)发热。发热是多数传染病共有的最常见症状,多为高热。

(2)皮疹。很多传染病都有皮疹表现,比如猩红热、水痘等。

二、传染病的流行过程及预防

(一)传染病流行的基本条件

1.传染源

传染源是指体内有病原体生长、繁殖并能排出病原体的人或动物。传染源分为以下三种。

(1)传染病患者。传染病患者是指感染了病原体,并表现出一定的症状和体征的人。传染病患者是重要的传染源。病人排出病原体的整个时期叫传染期,据此可确定病人的隔离期限。

(2)病原携带者。病原携带者是指受到感染后无明显症状与体征,但能排出病原体的人(或动物)。病原携带者可以分为病后病原携带者和健康病原携带者两类。病后病原携带者是指病人患病后,症状虽已消失,但仍能排出病原体;健康病原携带者指病原体虽侵入人体,但不出现任何临床症状,却能排出病原体的健康人。由于病原携带者在人群中数量较多,且能自由活动,因此,其作为传染源的影响不容忽视。

（3）受病原体感染的动物。由受感染的动物所传播的病称为人畜共患病,如狂犬病、流行性乙型脑炎等。如在日常生活中,一旦被狗咬伤,就要及时接种狂犬疫苗,以预防和治疗狂犬病。

2.传播途径

传播途径指的是病原体离开传染源,经过一定的方式,侵入他人机体所经由的途径。传播途径主要有以下几种。

（1）空气传播。空气传播是呼吸道传染病的主要传播方式。病原体由传染源的飞沫、唾液、痰以及鼻咽内的分泌物通过咳嗽、喷嚏、呼吸等方式从呼吸道排出体外污染空气,如被易感者吸入体内,就可感染上疾病。腮腺炎、流感、麻疹、结核病、百日咳等均通过空气飞沫传播。

（2）饮食传播。饮食传播是消化道传染病的主要传播方式。病原体污染食物、水源,经由消化道进入健康的人体而使其受到感染。如细菌性痢疾、甲型肝炎以及伤寒等,主要以饮食传播。

（3）接触传播。传染源与易感者直接接触而造成的传染病传播,如狂犬病、破伤风等可以这种方式传播。除直接接触外,传染病也可通过间接接触方式传播,如乙型肝炎、沙眼等可通过被病原体污染的衣物、手帕、用具、医疗器械等传播。

（4）虫媒传播。病原体通过媒介昆虫(如蚊、白蛉、蚤、虱等)直接或间接地传入易感者体内,造成传染。经虫媒传播的疾病主要有流行性乙型脑炎、疟疾、鼠疫、羌虫病、斑疹、伤寒等。

（5）医源性传播。医源性传播是在检查、治疗和预防疾病的工作中,因未能严格遵守规章制度和操作规程而人为造成的传播。如带有乙肝病毒的血液,经输血造成传播。

（6）母婴传播。母婴传播又称垂直传播。母婴传播主要包括胎盘传播、分娩损伤传播、哺乳传播和产后母婴密切接触传播等。

3.易感人群

易感人群是指对某种传染病缺乏免疫力而容易感染这种传染病的人。人群易感性是指整个人群对某种传染病的易感程度。易感者在人群中所占比例决定了该人群易感性的高低。人群中对某种传染病的易感者越多,则越容易发生该传染病的流行。

计划免疫和预防接种可使人群获得特异性免疫,减少了人群中的易感者,从而降低了人群的易感性。

◉ **拓展阅读**

关于"诺如病毒"的风险提示

一、诺如病毒的"简历"

诺如病毒属杯状病毒,又名诺沃克病毒,源于1968年在美国俄亥俄州诺沃克的一所学校引起的一次胃肠炎暴发,之后被改名为诺如病毒。

诺如病毒是全球急性胃肠炎散发病例和暴发疫情的主要致病源,能够引起人类急性胃肠炎。诺如病毒对环境抵抗力强,具有高度传染性和快速传播能力,引起的感染性腹泻在寒冷季节呈现高发,所有的非细菌性腹泻暴发中,60%~90%由诺如病毒引起,是一类自限性疾病。

二、诺如病毒的症状

诺如病毒感染性腹泻在全世界范围内均有流行,全年均可发生感染,感染对象主要是成人和学龄儿童,寒冷季节呈现高发,可在学校、餐馆、医院、托儿所等地集中暴发。

诺如病毒感染性腹泻潜伏期多在24~48 h,最短12 h,最长72 h,感染者发病突然,主要症状为恶心、呕吐、腹痛、腹泻、腹部痉挛等胃肠炎症状,以及头痛、发热、寒战、肌肉疼痛等病毒感染的全身中毒症状,严重时可因腹泻脱水致死。

目前,诺如病毒感染的治疗暂无特效药物,以对症或支持治疗为主,大多数人一周内可以康复,易脱水人群如幼儿、老人需格外关注。

一些人感染诺如病毒后,他们会说自己是"食物中毒"或"胃肠型感冒"。事实上,任何食物未经过煮熟或处理都有可能被诺如病毒污染。

表6-1 诺如病毒与食物中毒的区别

比较点	诺如病毒感染	食物中毒
不同年龄的临床表现	成人腹泻为主 儿童呕吐为主	基本一致
大便性状	只有水样便	还可能血样便、脓血样便
医疗救治	往往不需要(自限性)	往往需要
病程	2~3天	视治疗而定
潜伏期范围	12~72 h	数分钟到10天不等
高发季节	12月到次年2月	一年四季均可发生,夏季发生较多
传播途径	还可通过密切接触、气溶胶或水传播	只通过食物
传染性	有传染性	无传染性
隔离管理	期限为无症状3天	不要求

三、诺如病毒的传播途径

诺如病毒的传播途径广泛，"粪—口"途径是主要传播方式，也可以通过被诺如病毒污染的水源、食物、物品、空气等传播。由于病人的呕吐物和粪便可形成气溶胶，与病人接触即可能传染，隐性感染者及健康携带者均可为传染源。

通常通过以下途径获得感染：

（1）人与人之间的接触传染。主要可以通过"粪—口"途径、吸入或摄入混有病毒颗粒的气溶胶、间接暴露于污染物或接触其表面，是大部分诺如病毒暴发流行的主要传播途径。

（2）食源性传播。指以受污染的食物为病毒载体，从而导致人群感染。

（3）水源性传播。以水为病毒载体，若水源被污染，容易造成暴发流行。

诺如病毒在密闭场所中（如托幼机构、幼儿园、学校、养老院、游船等）传播速度快，易引起暴发。

四、易发人群

诺如病毒传染性强，所有人群均易感染，其中以儿童多见，常容易导致学校、托幼机构等集体单位暴发。感染对象主要是成人和学龄儿童，寒冷季节呈现高发。该病毒在全球广泛分布，资料显示，在中国5岁以下腹泻儿童中，诺如病毒检出率为15%左右。

五、诺如病毒的预防手段

良好的卫生习惯是预防和控制诺如病毒传播最重要、最有效的措施。注意手卫生，勤洗手，保持个人卫生。

喝开水、吃烧熟煮透的食物，不吃生的或半生的食物。制作食物要生熟分开，生吃瓜果蔬菜要洗净，不吃无证摊商销售的街边小吃。

发现呕吐、腹泻等疑似症状，立刻到医院就诊，进行隔离，隔离时间为急性期至症状完全消失后72 h。

加强对人员聚集场所的环境卫生管理，注意定期通风。

——资料来源于公共卫生与预防医学微信公众号

（二）传染病的预防

传染病的发生和流行有三个环节，缺少其中任何一个都不能造成传染病的发生和流行，因此，传染病的预防应针对这三个主要环节，采取针对性措施。

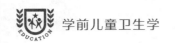

1.管理传染源

(1)早发现

多数传染病在疾病早期传染性最强,早发现病人,是防止传染病流行的重要措施。在托幼机构中如何做到"早发现"呢?

首先,托幼机构的工作人员应每年进行一次以上的体格检查,新来的工作人员必须通过严格的体格检查方能参加工作。

其次,婴幼儿入园(所)前应作全面的健康检查,入园后也要定期检查。

再次,落实晨检制度,通过"一摸"(摸前额,粗知体温是否正常)、"二问"(询问儿童在园外的生活情况)、"三看"(观看皮肤、五官和精神状况有无异常),若发现异常要及时诊断。

最后,做好全日健康观察。注意观察儿童的食欲、大小便、体温、睡眠状态和精神状态,如有异常,及时处理。

(2)早隔离

托幼机构可根据自己的实际情况建立隔离室,使病人及可疑传染病者得到隔离和个别照顾。隔离室的工作人员不要与健康儿童接触,不进厨房。隔离室内的用具应专用,用后消毒。照顾健康儿童的工作人员不得进入隔离室。不要把患不同传染病的儿童放在一间隔离室内,以免相互传染。

(3)对传染病的接触者进行检疫

对于曾与传染病患儿接触过的儿童,要实行检疫,进行观察。检疫期限根据该传染病的最长潜伏期而定。在检疫期间,受检疫儿童应与健康儿童隔离,但每日活动照常进行。根据受检疫传染病的种类和特征,密切观察儿童是否出现异常情况。

2.切断传播途径

切断传播途径是阻止传染病传播的一种有效手段,总的来说,可以从以下两个方面来切断传播途径。

(1)经常性预防措施

首先,要保持个人卫生,培养幼儿养成良好的卫生习惯,如饭前便后要洗手;用自己的专属毛巾洗手、洗脸;不吃生冷和变质食物;出入公共场所要佩戴口罩等。其次,要搞好公共环境卫生。保持公共环境卫生,消除适合病原体生存与繁殖的场所。做好经常性的消毒工作,消除或杀灭外界环境中的病原体。常用的消毒方法有煮沸法、日晒法、药品消毒法等。

（2）传染病发生后采取的措施

一旦发现传染病患儿或可疑患儿,应立即利用隔离室进行隔离,并由专人负责。同时对传染病患者所在班的环境进行彻底消毒。呼吸道传染病,以彻底通风换气为主。肠道传染病,对病人用过和接触过的物品要彻底消毒。

3.保护易感人群

坚持户外锻炼,提供合理营养,培养良好的个人卫生习惯,增强儿童体质。

进行预防接种,提高儿童抗感染的能力。预防接种又称人工免疫,是将疫苗通过适当的途径接种到人体内,使人体产生对该传染病的抵抗力,从而达到预防传染病的目的。学前儿童是预防接种的重点对象。

为提高人群免疫水平,控制和消灭传染病,国家实行计划免疫,即对适龄人群特别是学前儿童实施系统性、有计划、有组织的预防接种。

计划免疫包括基础免疫项目和加强免疫项目,也包括传染病流行前期在一定儿童群体中进行的免疫项目。一般而言,出生6个月以后的乳儿从母体获得的抗体就会逐渐消失,容易感染疾病,因此,必须通过预防接种提高其免疫能力。根据不同年龄儿童的免疫特点和常见传染病的发病情况,有针对性地选择几种对儿童威胁较大的传染病的疫苗,在短期内接种到儿童体内,使他们获得对这些传染病的免疫力,并为今后的免疫打下基础,这种初次接种叫基础免疫。由于疫苗种类不同,完成基础免疫所接种的次数也有所区别。一般而言,活疫苗(如麻疹减毒活疫苗、卡介苗)因免疫效果好,只需接种一次就可以达到基础免疫的效果,但死疫苗(如百白破混合制剂)由于免疫效果较差,必须接种几次才能达到基础免疫的效果。进行基础免疫后,体内获得相当的免疫力,其后免疫力逐渐下降,当下降到一定程度时,重复接种一次,就可使免疫力再度提高,以巩固免疫效果。这种复种叫作加强免疫。

预防接种应根据婴幼儿的年龄,在不同的时间按顺序进行。我国卫生与健康委员会规定了我国儿童免疫程序(表6-2)。

表6-2　儿童免疫程序

起始月(年)龄	疫苗
出生	卡介苗 乙型肝炎(乙肝)疫苗(第一针)
1月龄	乙型肝炎(乙肝)疫苗(第二针)
2月龄	三价脊髓灰质炎减毒活疫苗(第一次)
3月龄	三价脊髓灰质炎减毒活疫苗(第二次) 百日咳-白喉-破伤风(百白破)联合疫苗(第一针)

续表

起始月(年)龄	疫苗
4月龄	三价脊髓灰质炎减毒活疫苗(第三次) 百日咳-白喉-破伤风(百白破)联合疫苗(第二针)
5月龄	百日咳-白喉-破伤风(百白破)联合疫苗(第三针)
6月龄	乙型肝炎(乙肝)疫苗(第三针)
8月龄	麻疹-风疹(麻风)联合疫苗 流行性乙型脑炎(乙脑)减毒活疫苗(第一针)
6~18月龄	A群脑膜炎球菌多糖疫苗 (共两针,第1、2剂间隔3个月)
18~24月龄	百日咳-白喉-破伤风(百白破)联合疫苗(加强) 麻疹-流行性腮腺炎-风疹(麻腮风)联合疫苗
2岁	流行性乙型脑炎(乙脑)减毒活疫苗(第二针)
3岁	A群C群脑膜炎球菌多糖疫苗(第一针)
4岁	三价脊髓灰质炎减毒活疫苗(加强)
6岁	白喉-破伤风(白破)联合疫苗 A群C群脑膜炎球菌多糖疫苗(第二针)
12岁	卡介苗(农村)

注:根据各地区传染病流行情况,可增加甲肝、乙脑等疫苗。

经典研究

糖丸之父——顾方舟

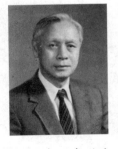

　　提起顾方舟的名字,对很多人来说,也许有些陌生。但回想小时候,从医生手中接过糖丸时的高兴情景,想必谁都印象深刻。而其发明者,正是我国著名的医学科学家、病毒学专家、中国医学科学院北京协和医学院校长、一级教授顾方舟。生于1926年,2019年去世,享年92岁的他,一生专注学术,执着科研的同时,拥有浓厚炽热的家国情怀。

　　作为"糖丸之父",顾方舟早在1957年,就临危受命,着手进行我国脊髓灰质炎疫苗研究工作。花了一年左右的时间,成功分离出"脊灰"病毒后,又进一步研制成功"液体""糖丸"两种活疫苗,从而既有效遏制了当时"脊灰"的肆虐势态,也让成千上万的儿童免于残疾。2000年,年逾古稀的顾方舟作为代表,在联合国"中国消灭脊髓灰质炎证实报告签字仪式"上,神圣而庄严地写下了自己的名字,从而标志着中国正式步入无脊灰国家之列,小儿麻痹在我国彻底被消灭。尽管对医学和人民健康事业做出了不可磨灭的重大贡献,但回顾总结自己人生时,他只是轻描淡写地说:"我一生只做了一件事,就是做了一颗小小的糖丸。"话虽这么说,但在外人看来,顾方舟所取得的成就,却远超于此。正如现任中国医学科学院北京协和医学院校长王辰所说:"他是协和医学院的顾方舟,是医科院的顾方舟,是国家的顾方舟,是人类的顾方舟。他的功劳和成就确实可谓功在当代,泽被子孙。"顾老低调谦虚的品质和风格,由此可见一斑,永远值得效仿和学习。

三、学前儿童常见传染病及防治

（一）病毒性传染病

1.水痘

（1）病因

水痘是由水痘-带状疱疹病毒引起的急性呼吸道传染病。以6个月至3岁的小儿发病率最高,多发生于冬春季。

病毒存在于病人的鼻咽分泌物及水痘的浆液中。患病者为唯一的传染源,从病人发病日起到皮疹全部干燥结痂,都有传染性。病初,主要是由呼吸道经飞沫或直接接触传染,皮肤疱疹破溃后,可经衣物、用具等间接传染。

（2）症状

水痘的潜伏期为2~3周,平均14天。起病较急,可伴有发热、头痛全身倦怠等前驱症状。随后的1~2天出现皮疹,皮疹出现呈向心性分布,先见于头皮、面部,渐延及躯干、四肢。初起时,为细小的红色的斑丘疹,1天左右变米粒至豌豆大的圆形紧张水疱,周围有明显红晕,有水疱的中央呈脐窝状。3~4天后水疱干缩,结成痂皮。干痂脱落后,皮肤上不留疤痕。出疹期间,皮肤瘙痒,如果疱疹被抓破,可能会出现继发感染而留下轻度凹痕。病后1周内,因新的皮疹陆续出现,陈旧的皮疹已结痂,也有的正处在水疱的阶段,所以在病人皮肤上可见到三种皮疹症状:红色丘疹、水疱、结痂。

（3）护理

①患病期间患儿应卧床休息,保持室内安静,保持室内空气流通。

②患病期间,让患儿多喝水,注意清淡饮食,多吃富含维生素的瓜果、蔬菜,少吃海产品。

③注意患儿的个人卫生,勤换内衣裤,勤洗床单、被罩,勤洗手,勤剪指甲,避免因

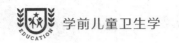

皮肤瘙痒患儿抓破皮肤而引起感染,进而皮肤留下凹痕。

(4)预防

一是接种水痘疫苗。

二是早发现、早隔离患儿。患儿隔离至皮疹全部干燥结痂,没有新皮疹出现,方可入园。

三是对与患儿接触过的儿童严格检疫3周。

四是患儿停留过的房间,开窗通风3 h。

2.麻疹

(1)病因

麻疹是由麻疹病毒引起的呼吸道传染病。麻疹病毒存在于病人的口鼻及眼的分泌物中,主要经飞沫传染。病毒离开人体后,生存力不强,在流通的空气中或日晒下半小时即被杀灭。

麻疹一年四季都可发生,但以冬、春季多见,6个月至5岁婴幼儿的发病率最高。

(2)症状

①麻疹的潜伏期是6~18天。病初3~4天患儿可有发热、咳嗽、流鼻涕、眼怕光、流泪等现象。

②发热后2~3天,在口腔两侧的颊黏膜上,有0.5~1.0 mm的灰白色的小点,外周有红晕,常在1~2天内迅速增多,出疹后又逐渐消失,留有暗红色小点,称 koplik 斑(也称"麻疹黏膜斑")。koplik 斑是早期诊断麻疹的重要依据。

③发热后3~4天开始出皮疹。皮疹先见于耳后、发际,渐至额、面部、颈部,然后蔓延到躯干、四肢,最后手心、脚心出疹,整体呈现自上而下的顺序。皮疹与皮疹之间可见到正常的皮肤。出疹期3~5天全身症状加重,高热、咳嗽,并有呕吐、腹泻等症状。

④出疹一般持续3~4天,之后,皮疹开始消退,体温渐渐恢复正常,精神、食欲等也渐渐恢复正常。皮疹消退后留下褐色的斑点,经2~3周斑点完全消失。

(3)护理

①患儿应卧床休息,室内温度、湿度要适宜,忌阳光直射和风吹患儿。

②注意个人卫生,保持口、鼻、眼等部位的清洁。用温开水洗净眼分泌物。注意鼻腔、口腔清洁,及时清除鼻腔分泌物。

③多吃营养丰富且易消化的食物。发热时,可吃流质饮食。热退,仍要清淡饮食,但不必吃素。

④注意预防并发现并发症。病人疹子出不透,疹色淡白或发紫,这可能是并发症

的表现,应及时治疗。

(4)预防

①接种麻疹减毒活疫菌。

②2岁以下或有慢性病的幼儿,接触麻疹病人后,可进行人工被动免疫。

③患儿停留过的房间,开窗通风3 h。

④接触麻疹的易感幼儿应检疫3周。

3.流行性感冒(流感)

(1)病因

流行病感冒简称流感,是由流感病毒引起的呼吸道传染病。多在冬末春初流行。本病传播力强,经飞沫直接传播,飞沫污染手、用具等也可造成间接传染。流感病毒易发生变异,人群对流感普遍易感,可发生流感大流行,且病后免疫力不持久。

(2)症状

①潜伏期数小时至1~2日。起病急,发热,寒战,头痛,乏力,眼结膜充血。

②以胃肠道症状为主者,可有恶心、呕吐、腹痛、腹泻等消化道症状。

③以肺炎症状为主者,发病1~2日后即出现咳嗽、气促、喘等呼吸道症状。

④部分患儿精神不振,有嗜睡、惊厥等症状。

⑤患儿易并发肺炎、喉炎、气管炎以及中耳炎等。

(3)护理

①高烧时卧床休息。患儿高烧应适当降温,婴幼儿多采用物理降温法。

②保持患儿室内空气清新。饮食要易消化、有营养,多饮水。

③可选用板蓝根、紫草、桉叶、贯众、鹅不食草、金银花、黄连、连翘、黄芩等药物。

④护理者戴口罩,护理患儿后洗手。

(4)预防

①平时注重体格锻炼,加强营养,预防佝偻病与营养不良。

②冬春季应尽量保持居室温度恒定、空气流通,并注意经常进行户外活动,以增强身体耐寒力。

③有流感流行时,避免外出。

4.流行性腮腺炎

(1)病因

流行性腮腺炎是由腮腺炎病毒引起的呼吸道传染病,俗称"痄腮"。病人腮腺肿大期间,唾液中有病毒,可经飞沫传染。患病后可产生终生免疫力。该病多见于5~15岁

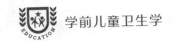

的儿童,在集体教育机构中极易造成流行。流行性腮腺炎多发于冬春两季,可引起全身其他器官及腺体疾病,如脑炎等神经系统的并发症等。

(2)症状

①潜伏期为14~25天(平均为18天)。表现为起病急,可有发热、畏寒、头痛、食欲不振、恶心、呕吐等症状。

②1~2天后腮腺肿痛,肿胀以耳垂为中心,向前、后、下发展,形状如梨形,边缘不清,有轻度压痛。张口或咀嚼时感到腮腺部位胀痛,尤以吃硬的或酸的食物时疼痛加剧。

③一般先一侧腮腺肿大,1~2日后累及对侧,大部分患儿双侧肿胀。腮腺肿胀大多于3~5天达到高峰,持续1周左右逐渐消退。

(3)护理

①注意口腔卫生,保持口腔清洁,饭后漱口。

②多喝水,注意清淡饮食,以流质、软食为宜,避免吃酸、辣的食物。

③腮腺炎肿痛时冷敷或采用中草药外敷(如青黛散、紫金锭等)。

(4)预防

①患儿隔离至腮腺完全消肿为止,应早发现,早隔离,早治疗。

②接触者可服板蓝根冲剂进行预防。

③接种腮腺炎减毒活疫苗。

5.传染性肝炎

(1)病因

传染性肝炎是由病毒引起的传染病。肝炎病毒可分为甲型、乙型、丙型、丁型和戊型。其中对儿童危害最大的是甲型和乙型,尤其是乙型肝炎。

①甲型肝炎病毒可引起甲型传染性肝炎(简称"甲肝")。病毒存在于病人的粪便中,粪便污染了食物、饮水,经口造成传染。

②乙型肝炎病毒可引起乙型传染性肝炎(简称"乙肝")。病毒存在于病人的血液中,病人的唾液、鼻涕、乳汁等亦带有病毒。含有病毒的极微量血液就能造成传染。可通过输血、注射血制品、共用注射器等途径传播。由于病人的唾液和鼻咽分泌物中也有病毒,所以日常生活密切接触,如共用牙刷、食具以及哺乳等都能造成传播。

在乙型传染性肝炎病人及带病毒者的血液中,"肝炎抗原"(或称澳抗)呈阳性,可借此与甲型传染性肝炎区别。

(2)症状

感染了甲型肝炎病毒后,在潜伏期1个月左右发病,有黄疸型肝炎与无黄疸型肝炎两种类型。而感染了乙型肝炎病毒后,在2~6个月的潜伏期发病,多为无黄疸型肝炎,黄疸型较少。

①黄疸型肝炎

病早期类似感冒,而后出现全身不适、乏力、食欲减退、恶心、呕吐、腹泻等症状,尤其讨厌油腻的食物。在发病1周左右,巩膜(白眼珠)、皮肤出现黄疸,尿色加深。肝功能不正常。出现黄疸后2~6周,黄疸消退,食欲、精神好转。肝功能逐渐恢复正常。

②无黄疸型肝炎

比黄疸型肝炎病情轻,起病隐袭,发展缓慢,症状轻微,一般可有发热、乏力、恶心、呕吐、头晕等症状。在病程中始终不出现黄疸。

(3)护理

①急性肝炎患儿应卧床休息。病情好转后可适当活动,以不感觉疲劳为宜,要保证作息规律,养成良好的生活习惯。

②饮食忌油腻,少吃脂肪,多吃水果、蔬菜,适当增加蛋白质和糖的量。

③护理患儿后,要用肥皂洗净手。

(4)预防

①注意饮食和个人卫生。饭前便后洗手,养成良好的卫生习惯。水杯、牙刷不混用,保持个人卫生。

②做好日常的消毒隔离工作。食具、水杯煮沸消毒。

③医用的针头、针管用后严格消毒,或使用一次性注射器。

④工作人员定期进行健康检查。

⑤早发现、早隔离病人。病人隔离后,所在班级的家具、玩具、被褥、衣服、食具、毛巾、便盆等要进行彻底消毒。

6.流行性乙型脑炎(乙脑)

(1)病因

流行性乙型脑炎是由乙脑病毒引起的急性中枢神经系统传染病,通过蚊虫传播,多发生于儿童,流行于夏秋季。乙脑的发病率农村高于城市,随着疫苗的广泛接种,我国的乙脑发病率已逐年下降。

人和动物,特别是家畜、家禽均可成为传染源。

(2)症状

①起病急。体温急剧上升至39~40℃,并伴有头痛、恶心、呕吐,同时也有嗜睡症状。

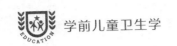

②2~3天后，体温持续上升，可达40℃以上，意识障碍明显，甚至出现抽风、昏迷，重症患者可出现全身性抽搐、强直性痉挛等症状。

③经中西医结合治疗，乙脑的死亡率明显下降，大多数患者可在半年之内恢复，但少数病人仍可留下后遗症，如意识障碍、失语、肢体瘫痪、智力减退等。

（3）预防

①应在流行期前1~2月接种乙脑疫苗。

②搞好环境卫生，消灭蚊虫滋生地。在流行季节应充分利用蚊帐、避蚊油、蚊香以及各种烟熏剂(除虫菊、青蒿、苦艾等)防蚊、驱蚊。

7. 手足口病

（1）病因

手足口病又称发疹性水疱性口腔炎，是由肠道病毒感染引起的一种常见传染病。该病四季皆可发病，常见于春末夏初，且多发生于5岁以下儿童，其中托幼机构是发病的主要场所。

手足口病可引起手、足、口腔等部位的疱疹，少数患儿可引起心肌炎、肺水肿、无菌性脑膜炎等并发症。患者咽喉分泌物及唾液中的病毒可通过空气(飞沫)传播，故与生病的患儿近距离接触可造成感染。饮用或食入被病毒污染的水、食物，也可发生感染。

（2）症状

手足口病潜伏期为2~7天，多以发热起病，一般为38℃左右。随后，口腔黏膜出现分散状疱疹，米粒大小，疼痛明显；手掌或脚掌部出现米粒大小疱疹，疱疹周围有炎性红晕。

轻症患者早期有咳嗽、流涕和流口水等类似上呼吸道感染的症状，也可有恶心、呕吐等反应。发热1~2天后开始出现皮疹，通常在手、足、臀部出现，或出现口腔黏膜疱疹。个别患儿不发热，只表现为手、足、臀部皮疹或疱疹性咽炎，病情较轻。大多数患儿在一周以内体温下降，皮疹消退，病情恢复。

重症患者病情进展迅速，发病1~5天后出现脑膜炎、脑炎、脑脊髓炎、肺水肿、循环障碍等并发症，极少数病例病情危重，可致死亡，存活病例可留有后遗症，应提高警惕。重症患者表现为精神差，嗜睡，头痛，呕吐，甚至昏迷；肢体抖动，痉挛，眼球运动障碍；呼吸急促，呼吸困难，口唇紫绀，咳嗽，咳白色、粉红色或血性泡沫样痰液；面色苍灰，四肢发凉；脉搏浅速或减弱，血压升高或下降。

（3）护理

①轻症患儿要多休息，保持室内空气新鲜，饮食方面注意多饮水和果汁，宜清淡饮

食,同时可进行抗病毒、抗感染、全身支持治疗。

②重症患者还应密切监测病情变化,尤其是脑、肺、心等重要脏器的功能,要注意观察,严防并发症。

(4)预防

①养成良好的个人卫生习惯,做到勤洗手、洗净手、喝开水、吃熟食、勤通风、晒衣被。

②幼儿入园时,要做好晨间检查,发现疑似患儿,及时隔离治疗。

③对被污染过的日常用品、食具等应消毒处理,患儿衣物、被褥、玩具、毛巾等要在阳光下暴晒。

④在手足口病流行时,尽量少带幼儿到拥挤的公共场所,减少被感染的机会。

⑤要注意幼儿的营养、休息,防止过度疲劳,降低肌体抵抗力。

(二)细菌性传染病

细菌性传染病主要以细菌性痢疾多见。

1.病因

细菌性痢疾简称菌痢,是由细菌(通常为志贺菌)引起的肠道传染病。病菌存在于病人的粪便中,经口传染。细菌性痢疾好发于医疗卫生条件差且水源不安全的地区,发展中国家的发病率明显高于发达国家,经济发达地区的发病率低于经济发展较差的地区。在我国,细菌性痢疾的发病率总体呈逐年下降趋势。细菌性痢疾全年散发,但于夏秋两季发病率最高。人群普遍易感,其中学龄前儿童和青壮年人群尤其易感。

2.症状

(1)细菌性痢疾的潜伏期为数小时到一周不等,平均1~4天,通常表现为发病急,高热、腹痛、腹泻。一日可腹泻几十次,有明显的里急后重(有总排不净大便的感觉)。大便内有黏液及脓血。

(2)少数病人有高热,很快抽风、昏迷,为中毒型痢疾。

3.护理

(1)发热时应卧床休息,饮食以流质或半流质为主,忌食多渣、油腻或有刺激性的食物。病情好转后逐步恢复普通饮食,并加强营养。

(2)应遵医嘱服药。急性菌痢的疗程为7~10天,若未按医嘱服药,治疗不彻底,易转成慢性菌痢。

(3)每次排便后,用温水洗净。

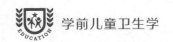

4.预防

(1)早期发现、隔离及治疗病人及带菌者。

(2)加强环境卫生、饮食卫生和个人卫生。

(3)夏秋季可就地取材,采用集体服药预防的方法,如马齿苋煎剂有一定的预防效果。

(三)寄生虫病

学前儿童常见寄生虫病有蛔虫病、蛲虫病、钩虫病等。

1.蛔虫病

蛔虫病由蛔虫寄生于小肠而引起,因进食被感染性蛔虫卵污染的食物而导致感染,它影响儿童食欲及消化吸收功能,影响儿童生长发育。

(1)病因

感染性蛔虫卵污染了食物、饮水、手,儿童吸吮手指或食前不洗手,生吃未洗净的瓜果、蔬菜,喝生水,可将虫卵吞入。

(2)症状

①蛔虫寄生于肠道内,影响肠道功能,可引起营养不良。小儿面黄肌瘦,贫血,生长发育迟缓。

②因蛔虫的机械作用和代谢产物的化学刺激,病人可反复发作,脐周围疼痛,片刻可缓解。

③蛔虫寄生所产生的毒素刺激神经系统,可致睡眠不安、磨牙、烦躁不安等症状。

④过敏性体质的小儿常会发生荨麻疹、皮肤瘙痒等过敏现象。

⑤可能引起严重的并发症,如胆道蛔虫病、蛔虫性肠梗阻、蛔虫性阑尾炎等。

(3)预防

①粪便无害化处理,消灭蛔虫卵。

②教育儿童讲究饮食卫生和个人卫生,防止感染。

③每年可集体驱蛔一次,可选择秋、冬季进行。

2.蛲虫病

(1)病因

蛲虫病是蛲虫寄生于人体肠道而引起的传染病。虫卵污染了患儿的手指、食物、食具等,经口进入人体。已患蛲虫病的幼儿可重复感染,因雌虫产卵致肛门周围瘙痒,患儿用手抓痒,手指上粘上虫卵,则引起感染。另外,虫卵也可借污染的衣物、被子、床单等直接或间接地引起感染。

（2）症状

①肛门周围及会阴部奇痒无比，夜间尤甚，影响睡眠。患儿可有精神不振、食欲不佳、烦躁不安等症状。

②由于抓挠可导致肛门周围皮肤发炎。此外，当蛲虫进入女孩外阴，还会导致阴道炎。

（3）预防

①注意个人卫生，养成良好的卫生习惯。教育幼儿饭前便后洗手，勤剪指甲，不吸吮手指。

②因蛲虫寿命很短，只要避免重复感染则可自愈。患儿宜穿满裆裤，避免散播虫卵。夜间睡前，可于肛门周围涂治蛲虫的药膏，以止痒并黏附虫卵。早晨用温水洗净药膏，换内裤，将内裤煮沸杀灭虫卵。

③应经常换洗被单，常晒被褥。

幼儿园传染病应急预案

为了提高预防和控制突发传染病的能力和水平，指导和规范各类传染病突发事件的应急处置工作，减轻或者消除突发事件的危害，保障全体教职员工以及幼儿的身体健康与生命安全，维护幼儿园正常的教学秩序和校园稳定，根据《中华人民共和国未成年人保护法》《幼儿伤害事故处理办法》《中小学幼儿园安全管理办法》《中华人民共和国传染病防治法》《中华人民共和国食品卫生法》《突发公共卫生事件应急条例》等的精神，特制定本应急预案。

（一）工作目标

1.普及各类突发传染病事件的防治知识，提高广大教职员工和幼儿的自我保护意识。

2.完善突发传染病事件的信息监测报告网络，做到早发现、早报告、早隔离、早治疗。

3.建立快速反应和应急处理机制，及时采取措施，确保突发传染病事件不在幼儿园园内蔓延。

（二）工作原则

1.预防为主，常备不懈。宣传普及突发传染病事件防治知识，提高全体教职员工的防护意识，加强日常监测，发现病例及时采取有效的预防与控制措施，迅速切断传播途径，控制疫情的传播和蔓延。

2.依法管理，统一领导。严格执行国家有关法律法规，对突发传染病事件的预防、疫情报告、控制和防治工作实行依法管理；对于违法行为，依法追究责任。成立幼儿园突发传染病事件防治领导小组，负责组织、指挥、协调与落实幼儿园的突发传染病事件的防治工作。

3.条块结合,以块为主。突发传染病事件的预防与控制工作实行条块结合、以块为主、属地管理。

4.快速反应,运转高效。建立预警和医疗救治快速反应机制,强化人力、物力、财力储备,增强应急处理能力。按照"四早"要求,保证发现、报告、隔离、治疗等环节紧密衔接,一旦发生突发事件,快速反应,及时准确处置。

(三)危机管理小组

成立由园长、保健老师、各班班主任、保育员组成的幼儿园突发传染病危机管理小组,具体负责落实幼儿园的突发事件防治工作。主要职责如下:

1.根据教育行政主管部门的突发传染病事件防治应急预案制订本园的突发事件应急预案。

2.建立健全传染病防治责任制,检查、督促幼儿园各部门各项突发事件防治措施落实情况。

3.广泛深入地开展突发传染病事件的宣传教育活动,普及突发事件防治知识,提高教职员工的科学防病能力。

4.建立幼儿缺席登记制度和传染病流行期间的检查制度,及时掌握师生的身体状况,发现突发传染病事件早期表现的师生,应及时督促其到医院就诊,做到早发现、早报告、早隔离、早治疗。

5.开展校园环境整治和爱国卫生运动,努力改善卫生条件,保证幼儿园教室、食堂、盥洗室及其他公共场所的清洁卫生。

6.及时向当地街道医院或疾病预防控制部门和上级教育行政主管部门汇报幼儿园的突发传染病事件的发生情况,并积极配合卫生部门做好对病人和密切接触者的隔离消毒、食物留存等工作。

(四)预防措施

1.高度重视,切实加强对幼儿园卫生工作的领导和管理,经常对食堂、教学环境与生活区环境进行自查,尽早发现问题,及时消除安全隐患。根据传染病在不同时期、不同地点的流行特征,制订防疫措施。针对传染病流行过程三个环节进行全面预防:控制传染源;切断传播途径;保护易感人群。

2.采取有效措施,强化幼儿园卫生规范化管理。增加幼儿园卫生投入,切实改善幼儿园卫生基础设施和条件。幼儿园食品从业人员必须持有效健康证、培训上岗并注意个人卫生。加强幼儿园生活饮用水的管理,防止因水污染造成疾病传播。大力开展爱国卫生运动,重点搞好食堂卫生、教室卫生和环境卫生,为幼儿提供一个安全卫生的学习和生活环境。严格执行新生入园前预防接种证查验和登记制度,提高幼儿疫苗接种率,防止疫苗相关性疾病的发生或流行。

3.加强健康教育,提高师幼的防疫抗病能力。增强幼儿对自身的防护意识,搞好健康教育,广泛宣传卫生知识。培养幼儿树立良好的卫生意识,养成良好的生活、卫生习惯和生活方式。结合季节性、突发性传染病的预防,通过黑板报、宣传橱窗以及校园网等宣传途径,大力宣传、普及防止突发事件的相关知识,提高教职员工及幼儿、家长的公共卫生意识和防止突发事件的能力。组织师幼加强体育锻炼,不断增强体质。

4.建立突发传染病事件的监测系统。指定专人对师生员工中的缺勤者进行逐一登记,查明缺勤原因。对因健康原因缺勤者进行登记汇总并进行追踪观察,分析其发展趋势,必要时采取进一步的措施。重视信息的收集。要与区疾病预防与控制中心建立联系,收集本地及周围地区的传染病事件的情报,密切关注其动态变化,以便做好预防工作。

5.建立自下而上的突发传染病事件逐级报告制度,并确保监测和预警系统的正常运行,及时发现潜在隐患以及可能发生的突发事件。突发事件期间,有关幼儿园及上级教育行政主管部门实行24小时值班制,并开通疫情监控联系电话。严格执行幼儿园传染病事件报告程序。在传染病暴发、流行期间,对疫情实行日报告制度和零报告制度。各部门应严格按程序逐级报告,确保信息畅通。任何部门和个人都不得隐瞒、缓报、谎报或者授意他人隐瞒、缓报、谎报突发事件。

(五)应急处理程序

危机发生→报告园领导→及时救治、通知家长;报告教育主管部门、疾控中心;处理危机→隔离、消毒、观察。

1.以最快的通讯方式向当地人民政府、疾病预防控制中心、卫生防疫站、上级教育行政主管部门和公安部门报告,请求援助,并上报疾病流行的名称、地点、时间、人数以及幼儿园已采取的措施等。

2.危机处理小组要遵循"先控制,后处置;救人第一,减少损失"的原则,积极协助卫生机构救治病人,及早隔离治疗传染病人或疑似者。

3.组织师生员工离开危险区域,停止群聚活动,做好人员的分散隔离,对接触过传染病人的人进行检疫。

4.切断传播途径,进行彻底消毒。一般采用空气或药物消毒,常用消毒药物有1‰~3‰来苏水、0.5‰过氧乙酸、0.5‰漂白粉澄清液等进行喷雾。

5.做好疫情信息的收集和报告,认真落实卫生行政部门要求采取的其他措施。

6.由班主任教师负责做好家访工作及家长的安抚工作,并留有记录。

第三节　学前儿童常见疾病护理技术

一、呼吸系统常见疾病

呼吸道疾病是由病毒、细菌引起的呼吸道感染性疾病，在学前儿童中发病率很高，且以病毒感染较为多见。

常见呼吸道疾病有上呼吸道感染（普通感冒、急性咽炎、急性喉炎）和急性支气管炎、哮喘性支气管炎及肺炎等。它们的症状表现、预防和治疗见下表（表6-3）。

表6-3　各种呼吸道感染的临床表现及防治

分类		病因	临床表现	并发症	治疗	预防
上呼吸道感染	普通感冒	病毒	鼻塞、流涕、轻咳、咽痛、低烧、头痛、乏力、畏寒、食欲不振、严重者可有呕吐、腹泻、腹痛	喉炎、中耳炎、颈淋巴炎等	一般治疗，对症治疗，抗病毒、抗感染治疗	加强儿童体格锻炼；呼吸道感染流行季节不去拥挤的公共场所，出门戴好口罩；不去病人家串门，隔离患儿；加强营养，注意休息；服用预防药
	急性咽炎	细菌病毒	咽痛并有吞咽困难，疼痛可放射至耳部，伴头痛、呕吐、咳嗽、全身不适，有扁桃体炎则可见扁桃体充血肿大	无	同上	
	急性喉炎	细菌病毒	发热、声嘶、犬吠样咳嗽，咽喉充血，重者可有吸气性呼吸困难，呛奶、烦躁，常白天为重	无	同上	
急性支气管炎		同上	发热、咳嗽最常见，开始干咳，后可有痰，并伴有食欲不振、乏力、头痛、呕吐及消化不良等	麻疹、百日咳、上感等	同上	同上

续表

分类	病因	临床表现	并发症	治疗	预防
哮喘性支气管炎	支气管痉挛	有上感表现,咳喘、听诊时有笛音样发哮鸣音,呼气延长,多反复发作	无	祛痰、镇咳、抗过敏、解痉挛	同上
肺炎	肺炎双球菌	多为支气管肺炎,发病前有上感表现;发生肺炎后,病情加重,如咳嗽加重、有痰、气急、呼吸浅快,严重时口唇发青,昏沉入睡	无	同急性支气管炎,严重时最好送医院	同上

二、消化系统常见疾病

腹泻俗称"拉肚子",是指排便频率明显超过平日习惯,粪质稀薄,水分增加的一种常见疾病。婴幼儿腹泻在发展中国家发病率很高,尤其多见于5岁以下的儿童。其死亡率为1%~2%,对儿童健康和生命的威胁仅次于婴幼儿肺炎,被我国列为儿童保健重点防治的"小儿四病"(另三种为维生素D缺乏性佝偻病、小儿营养性缺铁性贫血、婴幼儿肺炎)之一。

婴幼儿腹泻可分为感染性和非感染性两大类。急性感染性腹泻,即急性肠炎,在婴幼儿腹泻中多见。

1.病因

(1)非感染性腹泻

可因进食不当引起,如进食量过多、食物不易消化等。腹部受凉,或吃冷食过多致肠蠕动加快,牛奶过敏等也可致腹泻。

(2)感染性腹泻

可因食物或食具等被细菌污染,或感染病毒、霉菌、原虫等病原体而引起胃肠炎,多发生在夏、秋季。

消化道以外的全身疾病,如感冒、中耳炎、肺炎等,引起消化功能紊乱,也可引起腹泻。

2.症状

(1)不同病原体引起的急性感染性腹泻具有不同症状。如轮状病毒引起的肠炎,起病急,多伴有上呼吸道感染症状,腹泻以淡色稀水样便为特征,量多,无黏液,无腥臭;由沙门氏菌引起的感染,多以急性胃肠炎发病,起病后出现水样泻,黄绿色粪便,有

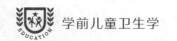

恶臭,或黏液便;而由大肠杆菌引起的肠炎,起病较缓,粪便呈水样,量多,黄色或黄绿色,有少许黏液,有腥臭。

(2)病情轻者,一日泻数次,体温、食欲尚正常。病情重者,一日泻十余次或更多,可引起婴幼儿不同程度的脱水。脱水的表现是眼窝凹陷,口唇干裂,口渴无比,精神萎靡。脱水中度以上可出现酸中毒症状。

3.护理

(1)注意腹部保暖。排便后用温水清洗臀部。

(2)注意调节饮食。症轻者仍可定时进食,但量可适当减少,食物以容易消化的为宜。症重者,可适当减少进餐次数。严重脱水者应及时补液。

4.预防

(1)坚持科学喂养。添加辅食要按照由少到多的顺序,每次限一种。断奶时要注意季节,严寒、酷暑都不宜给乳儿断奶。

(2)注意饮食卫生。确保食品的新鲜;注意饮水的消毒,对食具、毛巾、玩具、便盆等要经常消毒;保育人员和食堂工作人员要严格执行消毒常规。

(3)隔离消毒。患儿所用的毛巾等要彻底消毒,以免交互感染,造成流行。

三、五官常见疾病

学前儿童常见的五官疾病有龋齿、弱视、中耳炎等,在学前期有较高的发病率。

(一)龋齿

龋齿,俗称"虫牙",是学前期最常见的牙科疾病,在学前儿童中发病率达75%以上。

1.病因

残留在口腔中的食物残渣(主要是糖类)黏附在牙齿表面,在乳酸杆菌的作用下,发生发酵反应并生成酸类物质,腐蚀牙釉质,造成牙釉质表面脱钙、溶解,就形成龋齿。钙化不良、排列不整齐的牙齿,易患龋齿。

2.发展过程

(1)表层龋。龋坏仅限于牙釉质表面,牙面粗糙无光,呈白垩色或墨浸状,无疼痛感。

(2)中层龋。龋坏达牙本质浅层,且形成龋洞,口小底大,呈棕褐色。龋洞内遇有冷、热、酸、甜和食物嵌入等刺激,则引起一过性疼痛。除去刺激因素则疼痛减轻或消失。小儿在进食中常因疼痛而哭啼。

(3)深层龋。龋坏达牙本质深层,接近牙髓。食物嵌入龋洞引起明显疼痛。常并发牙髓炎,引起剧烈自发痛,小儿哭闹不安。

(4)末期龋。牙冠破坏较大,牙髓大部分坏死。病牙根尖部易并发感染。

(5)残根。牙冠完全破坏,牙髓完全坏死,仅留残根在牙槽内,学龄前儿童常见此症。

龋齿的演变没有明显界限。小儿张口往往可见有各种程度的龋齿同时存在。

3.预防

(1)保持口腔卫生。要教育学前儿童养成饭后漱口、睡前刷牙的良好生活卫生习惯,以使口腔中不停留食物残屑。教给儿童正确的刷牙方法,即要顺着牙缝直刷,要面面刷到。

(2)提供充足营养。为学前儿童补充足量的含钙、磷等物质以及维生素、氟、锶等微量元素,使牙齿能正常发育。

(3)多晒太阳,确保牙齿正常钙化,加强牙的抗酸能力。

(4)药物防龋。饮用含氟的水,或使用含氟牙膏等。

(5)定期进行口腔检查,尽早发现龋齿,尽早进行治疗。

(二)弱视

弱视是指眼球无近视、远视、散光等器质性病变,而其矫正视力仍不能达到正常状态的一种眼疾。弱视是一种危害较大的儿童视觉发育障碍性疾病。

1.病因

(1)斜视性弱视

斜视是指双眼向前平视时,两眼的黑眼珠位置不完全对称,一只眼的黑眼珠在正中,另一只眼的黑眼珠向外、向内、向上或向下偏斜。斜视使患儿产生复视(即视物成双)和视觉功能紊乱,这种视觉紊乱使人感觉极其不适。为缓解这种不适,大脑皮层视觉中枢就会抑制来自偏斜眼的视觉冲动,久而久之,偏斜眼就形成弱视。

(2)屈光参差性弱视

由于两眼的屈光性质不同或者屈光程度差别较大,同一物体在双眼视网膜上所形成的物像大小和清晰度差别较大,视觉中枢无法或者不易将差别显著的物像融合为一个物像,久而久之便形成弱视。

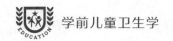

（3）屈光不正性弱视

这种弱视是由于双眼均有明显的远视、近视、散光，不能双眼单视[1]而造成的视物模糊。治疗强调戴镜，清晰视物可使视力恢复，否则严重后不易恢复。中、高度屈光不正是导致弱视发生的主要原因之一，70%为远视性弱视。尽早矫正屈光不正后进行弱视训练。

（4）形觉剥夺性弱视

患者由于有先天性白内障、上睑下垂、角膜混浊等，致使光线不能充分进入眼内，视网膜得不到充分的刺激，致视觉发育停顿，产生功能性障碍而发生弱视。

（5）先天性弱视

目前对先天性弱视的发病机理尚不清楚。

2.危害性

患弱视的儿童，不能建立双眼平视功能，难以形成立体视觉，故不能很好分辨物体的远近、深浅等，难以完成精细活动，对生活、学习和将来的工作带来不良影响。

3.预防

应对学前儿童进行视力筛查，定期检查视力，若发现异常，应立即就医。弱视的治疗越早越好，3岁左右治愈弱视的成功率非常高。如果在8岁之前弱视仍未诊断及治疗，可导致延误治疗时机，造成终生视力低下。

四、皮肤常见疾病

学前儿童常见的皮肤病有痱子、痱毒、脓疱疮、头癣、体癣等。

（一）痱子、痱毒

痱子，俗称汗疹、热疹、粟粒疹，是湿热环境中常见的一种皮肤病。常发生在炎热的夏季，特别是肥胖儿更易发病。

1.病因

痱子是由汗腺阻塞引起的皮肤汗腺开口部位的轻度炎症。在高温闷热的环境下，大量汗液不易蒸发，浸润皮肤使其肿胀，导致汗管变窄或阻塞，形成痱子。痱子被搔抓后发生感染而成痱毒。新生儿汗腺发育不全、环境温度过热、长期卧床等都是发生痱子的危险因素。经常穿不透气的衣服或长期用绷带包扎皮肤，可导致痱子，使用透皮

---

[1] 双眼单视是指物体虽然在两眼视网膜上单独成像，但大脑能将其融合为一个有立体感的物像的现象。

药物贴片也可能导致痱子。

2.症状

（1）痱子常出现在如头皮、前额、颈部、腋窝以及腹股沟等多汗或容易受摩擦的部位。发病初期，皮肤出现红斑，然后皮肤上逐渐隆起小水疱、丘疹、丘疱疹或脓疱，可有瘙痒、疼痛或灼痛。

（2）痱毒起初是小米大小，逐渐形成玉米粒或杏核大小的脓包，而后脓包慢慢变软，最后破溃，流出黄稠的脓液。

3.护理

（1）长痱子，先用温水洗净皮肤，再用痱子粉撒或痱子药水涂抹。

（2）若痱子发展为痱毒，可贴敷拔毒膏，促使脓疱软化。长在面部三角区内的疖肿，不可挤脓，以免出现并发症。

（二）脓疱疮

1.病因

脓疱疮又名传染性脓疱病，俗称"黄水疮"，是由细菌引起的皮肤传染病。具体来说，是由金黄色葡萄球链菌和（或）乙型溶血性链球菌引起的急性化脓性皮肤病，主要表现为皮肤上出现丘疹、水疱或脓疱，容易破溃糜烂，形成蜜黄色痂。该病易在儿童中流行，夏、秋季节高发，尤以夏末秋初汗多闷热的天气发病率最高。被昆虫叮咬后抓伤皮肤或因流涎、流鼻涕、烂嘴角等使皮肤破损为常见的诱因。

2.症状

（1）身体任何部位均可发生，多发生在口鼻四周、颈部、四肢等。

（2）发病早期为红色斑点或小丘疹，接着迅速转变成水疱、脓疱，时隔数日后，脓疱破裂、糜烂，流出蜜黄色脓液，结成黄痂，黄痂通常6~10天脱落，脱落后不留瘢痕。发病期间患儿可有瘙痒。

（3）蜜黄色脓液中有大量病菌，被脓液污染的健康皮肤可发生新的脓疮。

（4）重症者可并发发热、淋巴结炎，甚至出现败血症或急性肾小球肾炎等变态反应性疾病。

3.预防

（1）注意个人卫生，保持皮肤清洁，勤洗澡，勤换衣服。

（2）患儿要予以隔离、治疗。由于脓疱疮发病急，传染性强，一旦发病，应立即就医。患儿的衣服、用品等，用后煮沸消毒。护理患儿后，双手清洁消毒。

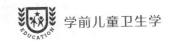

五、营养性常见疾病

近年来,随着社会经济的发展和人民生活水平的提高,营养性疾病在我国学前儿童中的发生率已明显下降。然而,营养性缺铁性贫血和维生素D缺乏性佝偻病在我国学前儿童中却依然较常见。此外,我国的儿童肥胖症也有上升趋势。

(一)营养性缺铁性贫血

营养性缺铁性贫血是学前期的一种常见病,3岁以下幼儿发病率较高,在我国的发生率约达40%,被列为我国儿童保健重点防治的"小儿四病"之一。

1.病因

(1)先天储铁不足。胎儿在出生前的3个月,需要从母体获得较多的铁储存在体内,以供出生后3~4个月的造血之需。早产儿、双胎儿,多因先天储存的铁少,出生后又发育迅速,较早将储存的铁用尽而出现贫血。

(2)后天铁摄入不够。由于乳类含铁量甚微,如果乳儿仅以乳类为主食,不按时添加含铁丰富的辅食,可导致贫血。

学前儿童可因偏食、挑食或机体发育过快,导致铁摄入量不足而贫血,影响生长发育。

(3)吸收障碍。植物性食物中的铁以非血红素铁为主,如果维生素C、氨基酸等能促进铁吸收的物质摄入不足也会影响铁的吸收。

(4)疾病影响。比如长期腹泻,导致铁的吸收和利用不好,肠道寄生虫(如钩虫)的吸血,导致机体长期慢性失血而致贫血。

2.症状

(1)由于贫血,患儿的皮肤、黏膜苍白,特别是口唇、口腔黏膜、甲床等部位最为明显,肝、脾和淋巴也有不同程度的肿大。

(2)呼吸、脉搏频率加快,活动后感到心慌、气促。

(3)患儿时常有烦躁不安或精神不振,对周围环境的刺激不感兴趣,易疲倦,注意力不集中,记忆力减退,反应速度慢,食欲减退。个别患儿甚至会有异食癖(嗜食泥土、煤球、生米等怪癖)。

(4)可表现出一些异常行为,如紧张、不安、害怕、忧郁、吵闹和不停地做小动作。

3.预防

(1)妊娠后期,孕母需增加含铁丰富的食物,或服补血药物,以保证胎儿出生3~4个月后身体内含有足量的铁以满足造血之需。

（2）新生儿从出生后3~4个月开始,可逐渐为其添加含铁丰富的辅食,如肝泥、蛋黄、豆腐、肉末等,也可食用含铁的强化食品。早产儿、双胎儿更应该及时补铁。

（3）2岁以后的儿童膳食,应多选用含铁多的食物,如肝脏、动物血、瘦肉、禽、鱼、木耳、海带、芝麻等,并同时选用水果和可以生食的蔬菜;也可在食盐、酱油、乳粉、饮料、点心等中添加适量的铁制剂和维生素C,维生素C可使三价铁还原成二价铁,使铁易溶于水,便于吸收。

（二）维生素D缺乏性佝偻病

维生素D缺乏性佝偻病（简称佝偻病）是一种常见的婴幼儿全身慢性营养缺乏疾病。该病主要见于3个月至2岁的婴幼儿,该病也被我国列为儿童保健中重点防治的"小儿四病"之一。

维生素D缺乏性佝偻病是由于体内维生素D缺乏,使钙、磷的代谢异常,引起骨骼发育障碍及全身生理功能紊乱。维生素D缺乏性佝偻病是一种慢性营养性疾病,严重者可导致骨骼畸形。

1.病因

（1）围生期①维生素D不足。孕母妊娠后期维生素D营养不足,如孕母严重营养不良、肝肾疾病、慢性腹泻,以及早产儿、双胎儿均可使得婴儿体内维生素D存储不足。

（2）日光照射不足。维生素D在婴幼儿的饮食中含量很少,主要由皮肤中的7-脱氢胆固醇吸收紫外线后转化而来。如果儿童缺乏户外活动,或冬、春季紫外线不足,或居住地区空气中的雾或尘烟过多,或隔着窗户晒太阳,阻止紫外线的通过,都会使儿童的紫外线照射不足而影响维生素D的合成,从而导致佝偻病。

（3）生长发育过快。早产儿、双胎儿出生后生长速度较快,对维生素D的需求量较多,易患本病。

（4）食物中摄取维生素D不足。食物中钙、磷含量过少或比例不当,过多食用谷类食物,谷类中谷酸与钙结合成植酸钙,影响钙的吸收和利用。食物中维生素D过少,可导致佝偻病的发生。

（5）疾病影响。慢性呼吸道感染、胃肠道或肝胆疾病可影响维生素D和钙、磷的吸收和利用,从而导致佝偻病。

---

① 围生期,也称围产期,是指孕妇围绕生产过程的一段特殊时期,分为产前、产时和产后三个阶段,一般是指自怀孕第28周到出生后1周这段时期。

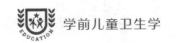

2.症状

(1)佝偻病初期,婴幼儿多表现为烦躁、睡眠不安、夜啼、多汗、摇头以及枕后秃发等症状。

(2)佝偻病进入活动期,出现骨骼改变。儿童在3~6个月时,仅见颅骨软化(俗称乒乓球头,指按压顶骨或枕骨中部有弹性感);7~12个月后,可见方颅(指头颅呈方形)、囟门闭合延迟、肋串珠(指肋骨与肋软骨交接处膨大似小球状,成串排列,似串珠)、肋软沟,也可呈鸡胸、漏斗胸畸形;会坐后,可见脊柱后凸或侧弯;学爬行时,腕、踝处骺部胀大,呈手镯或脚镯状;会走后,因负重而出现下肢弯曲,腿呈"O"形或"X"形畸形。

(3)动作发育迟缓。佝偻病患儿一般出牙晚且不整齐,且因肌肉、韧带松弛,坐、站、走等动作均较正常儿童发育迟缓。

(4)大脑皮层兴奋性降低,条件反射形成迟缓,语言发展较晚。

3.预防

(1)婴幼儿每天户外活动的时间不少于2 h,户外活动时要多晒太阳,接受阳光中紫外线的照射。

(2)提倡母乳喂养,及时添加辅食。母乳是钙的理想来源。及时添加蛋黄、肝等辅食。儿童多食用富含维生素D和钙质的食物。如果食物中含钙不足或早产、体弱,应按医嘱补充钙和维生素D制剂。

(3)补充维生素D。当阳光照射不足时,可根据实际情况在婴儿满月后给予适当的维生素D制剂,预防佝偻病。

(4)及时治疗某些疾病。如要及时治疗影响维生素D和钙吸收的胃肠道疾病及影响维生素D转化的肝、肾疾病等。

(三)肥胖症

肥胖是身体中的脂肪堆积过多。如果体重超过同年龄同身高儿童体重平均值的两个标准差,可诊断为肥胖症。出生至1周岁、5~6岁和青春期是人肥胖的三个关键期。近年来,我国学前儿童肥胖的发病率有增加趋势。

肥胖分为单纯性肥胖和继发性肥胖两大类,婴幼儿的肥胖多为单纯性肥胖。

单纯性肥胖是指无明显内分泌代谢病因可寻,主要是由于人体摄入的热量超过消耗的热量,使脂肪在体内积累过多而形成的肥胖。

继发性肥胖是指有明显的内分泌代谢病等病因可查。其特点为脂肪分布不均,并伴有其他方面病变的临床表现,如甲状腺功能减退症、肾上腺皮质功能亢进症,尤其是皮质醇增多症等。

1.病因

(1)多食、少动。摄入热能过多,体力活动过少,是单纯性肥胖的主要原因。单纯性肥胖是指非内分泌代谢疾病而引起的肥胖。

(2)遗传因素。父母体重超重,子女也往往肥胖。

(3)内分泌失调。因内分泌功能异常所致的肥胖,常伴有生殖器官发育迟缓、体脂分布特殊等表现,属于继发性肥胖,可与单纯性肥胖区别。

(4)精神因素。小儿因受精神创伤或因心理异常,可致食欲亢进而发生肥胖病。

2.症状(单纯性肥胖)

(1)食欲奇佳,食量超过一般小儿甚多,喜淀粉类、油脂类食品。

(2)体格发育较正常小儿迅速,智力正常,性发育正常。

(3)体脂聚集以乳房、腹部、臀部、肩部尤为显著。

(4)因肥胖而行动不便,不喜活动,怕热,多汗,易疲劳,呼吸浅快。

3.预防单纯性肥胖

(1)避免过度饮食。特别避免过多进食碳水化合物,尤其是糖果、饼干、甜饮料、油炸食品等。对有肥胖倾向的儿童,更要控制食量,饥饿时让他们多吃蔬菜水果。

(2)鼓励儿童经常参与体力活动,进行体育锻炼。

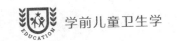

<table>
<tr><td>第四节</td><td>常用护理技术</td></tr>
</table>

一、测量体温

测体温一般用体温表。给儿童测量体温以前,首先要查看体温表有无破损,然后查看体温表的温度是否在35℃以下。如果超过35℃,应手持体温表的上端,向下、向外轻轻甩几下,使水银线降到35℃以下,这样才可使用该表测量体温。甩表时不能触及硬物,否则容易破碎。

学前儿童的体温比成人略高,在一昼夜之间有生理性波动,一般波动范围不超过1℃。当进食、运动、哭闹、衣被过厚或室温过高时,都会使体温升高。所以,测量体温最好在儿童进食、饮水、运动出汗等情况下休息半小时以后,在安静状态下进行。如遇哭闹,应该设法让其停止啼哭,保证处于安静状态下进行测量,这样测量的结果才可靠。

给婴幼儿测量体温,可以选用的部位有腋窝、口腔和肛门。测量腋下温度,既安全又卫生,是最常用的测量部位。如果腋窝有汗液,应该先擦干,把体温表的金属端放在患儿腋窝中间,可嘱咐较大的幼儿自己夹紧胳膊。若是小婴儿,需大人扶住其胳膊,以免体温表移动而导致测量不准确。一般测量 5 min 后取出体温表,准确读数并做好记录。

体温表使用完毕,应用酒精棉球擦拭消毒后放置,以备后用。

二、测量脉搏、呼吸

脉搏可以反映心脏的搏动情况。正常脉搏规则而有力,每分钟搏动次数随年龄增大而逐渐减少,至10岁时接近成人。脉搏易受体力活动及情绪变化的影响,所以幼儿哭闹、发热或剧烈活动后所测脉搏数有误差,应在儿童安静状态下进行测量。

凡分布浅表靠近骨骼的大动脉均可用于测量脉搏,常测的部位是手腕部靠近拇指侧的桡动脉,其次是颈动脉。

操作者用食指、中指、无名指的指腹按在动脉上,压力大小以清楚触到脉搏为宜。测 1 min 的脉搏数做好记录。有时为确保测量的准确性,需做预备试验。连续测量3个

10 s的脉搏数,其中两次相同且与另一次相差无几时,即认为处于安静状态,然后计数1 min的脉搏数。

正常婴幼儿的呼吸节律均匀。年龄越小,呼吸频率越快,婴幼儿在发热、哭闹、活动时,呼吸频率增快。垂危病人的呼吸不规则,表现为时快时慢、时深时浅,有明显的呼吸困难。由此可见,观察患儿的呼吸情况,可为疾病的诊断提供依据。

测量婴幼儿的呼吸情况应在其安静状态下进行。因为婴幼儿以腹式呼吸为主,胸壁起伏不大,测量呼吸时可观察其腹部起伏的次数,一吸一呼计为一次呼吸。若呼吸十分微弱,可用棉线放在鼻孔处,观察棉线吹动的次数来间接得知呼吸情况。

不同年龄正常婴幼儿的心率和呼吸频率见表6-4。

表6-4　不同年龄正常婴幼儿的心率和呼吸频率

年龄	平均心率/(次/分)	呼吸频率/(次/分)
1岁以内	120	30~40
1~3岁	105~110	25~30
3~7岁	85~105	25

三、测量血压

为学前儿童测量血压时,应在安静、温度适宜的房间进行,同时配备高度合适的桌子和椅子。测量血压前,应准备台式汞柱血压计及儿童袖带、听诊器、室内温度计,并检查血压计空气管是否漏气、水银柱是否归零,如果血压计空气管漏气、水银柱未归零应及时更换新的血压计,确保血压测量正常进行。被测者在测量前半小时不做剧烈运动,安静休息5~10 min,避免在活动、憋尿、寒冷、饱食、情绪激动、发热、喝咖啡和饮料等状态下测血压;不服用影响血压的药物。询问被测者之前是否做过这样的血压测量,告诉对方测量时臂带会膨胀并轻微压迫手臂,不要紧张;告诉被测者应脱去外套和毛衣,衣袖单薄宽松者可卷起衣袖至腋窝,衣袖与手臂不应过紧。

测量开始时,一般采用坐位或仰卧位,学前儿童一般采用坐位,受测者背自然坐直,双足平放在地面上,不可悬空;用右上臂测量。取坐位时,将肘部和前臂放在桌上,前臂自然伸直并轻度外展,掌心向上,使肘窝高度约在心脏水平;取卧位时,将手臂放在床边,仰卧位时,由于上臂低于心脏水平,可在上臂下垫一枕头。测量时,首先将袖带捆绑至肘关节上方约2 cm处,保持袖带平整、松紧适宜;其次,在肘窝内侧找动脉搏动,在动脉最强搏动点处放置听诊器;接着关紧充气球上的螺旋帽,边充气边听诊,待

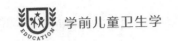

肱动脉搏动声消失,再升高20~30 mmHg;然后缓慢放气测压,当下降约2 mmHg/s,柯氏音开始出现时(K1)为收缩压,柯氏音变弱时(K4)定为舒张压;最后,解开袖带,将袖带中的空气完全排净。等待1 min,活动一下被测手臂,再次测量。分别记录两次读数。

四、热疗法

热疗法是应用于人体温度的物质,作用于机体的局部或全身,使血管扩张,促进血液循环,达到消炎、解除痉挛、止痛、舒适等治疗的方法。

(一)湿热法

准备一盆热水(水温在40~50℃),小毛巾或纱布若干。具体操作如下:在需要热敷的部位先盖一层纱布,把小毛巾在热水内浸透,捞出拧至半干,放于干纱布上,其上再盖以毛巾以防散热。每隔2~3 min换1次,每次热敷10~15 min,每天2~3次。

(二)干热法

准备热水袋及毛巾或套子,水温略低于50℃。具体操作如下:先检查热水袋有无损坏,然后将热水灌入袋中,达1/2~2/3满,排出袋内空气以增加热敷效果,拧紧盖子,擦干外面水分,倒提抖动热水袋以检查有无漏水,然后装入套子或用毛巾包裹好,置于需要热敷的部位。

运用热疗法时,要注意两个问题。其一,幼儿户外活动出现扭伤时,在24 h内不宜用热敷或用手按揉,以防局部血流增多而造成充血肿胀;其二,面部及口腔周围等处感染,也不宜用热敷,以防病菌随血流循环进入颅内而加重病情。

五、冷疗法

冷疗法,就是用温度较低的物品持续地用于受伤的皮肤上,最好用自来水冲洗或浸泡,但一定要保持水温处于较低的温度,这样持续冲洗或浸泡30~60 min后,再就近到正规医院接受治疗。此前,最好不要涂抹任何药物。冷疗法不仅容易寻找到降温物品(比如自来水),而且能控制高温向皮肤深处渗透,从而减少烫伤面积。冷疗法通常有以下几种。

(一)冷敷法

把小毛巾叠成数层,放在冷水中浸湿,拧成半干,敷在患儿前额,或者放在患儿颈部两侧、腋窝、肘窝、大腿根等处,因为这些部位有大血管通过且血管分布比较浅表,通过凉血或水分蒸发带走热量,达到降低体温的目的。每5~10 min换一次毛巾,水温多保持在18~25℃之间。

另外,也可用水袋灌进凉水或碎冰冷敷。若使用碎冰,需在打碎冰块后,放在盆中用自来水冲一下以去除棱角,避免扎破水袋。

(二)酒精擦拭

其机理是借助酒精易挥发的特性迅速带走人体热量。可将70%酒精或白酒加水一倍,使酒精浓度在20%~30%之间。把毛巾在酒精中浸透,拧成半干,擦拭颈部两侧、腋窝、肘窝等处。

操作时注意避风,以免患儿受凉使病情加重。

(三)温水擦浴

水温在32~34℃,与正常人皮肤温度接近,且无刺激、不过敏,尤其对新生儿、婴儿的降温更适宜。用此法可全身擦浴。

具体做法:将一块不透水的油布铺于床上,在其上面铺一层毛巾被,让患儿躺在上面,用毛巾等蘸温水给患儿擦身。先从面部开始,然后擦躯干,最后是四肢。用温水降温后,一定要擦干皮肤。同时注意避风,以免患儿受凉使病情加重。

运用以上物理降温方法为患儿退烧时,要密切观察他们的体征。若出现突然寒战或面色发灰,应停止擦拭。一般在患儿体温降至38℃左右即可停止,因为此时发生抽风的危险已很小了。

🖐 学习研究

孩子发热了该不该马上送医院?

现实生活中,总会遇到孩子发烧的情况。一些家长认为,只要孩子发热就应该立即送往医院,因为如果送医不及时,就有可能耽误孩子的病情,甚至可能危及孩子的生命。但也有一些家长认为,发热对于年幼的孩子来说是一种较为常见的症状,很多情况都会引起发热,如果能在家帮助孩子退烧就没有必要往医院送,毕竟医院的医疗资源有限,要留给最需要的人,如果大人确实处

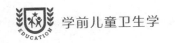

理不了再往医院送。以上两种看法似乎都有一定的道理。

请你结合所学知识,查阅相关资料思考:孩子发热了我们该怎么做?到底该不该立即送医?什么情况下要及时送医?

六、喂药

若药物为水剂,应当先将药液摇匀再给婴幼儿喂服。给3岁以下婴幼儿喂片剂,要先将片剂碾成细粉,或融化在水中;给3岁以上的幼儿喂片剂,小粒药物可直接口服,大粒药物需分成几份后口服。

喂药时,幼儿取坐位或半卧位,服药后用温开水送下。

对于哭闹或不愿吃药的幼儿,不要强行灌药,以防呛咳。

幼儿服药后,若出现恶心、呕吐时,应轻拍其后背或逗引以分散其注意力。要严格按照医生要求的药量和时间间隔服用药物,遇到婴幼儿吐出药物时要酌情补喂。

◉ 拓展阅读

不合理使用抗生素会有什么危害

在人体内,到处都有细菌,不是所有的细菌都是我们的敌人。我们的口腔内、耳朵里、鼻子里、肠道里存在很多细菌,这些细菌我们叫正常细菌,它们和我们人类是共存的。

抗生素的作用就是杀菌,病毒不是抗生素能够杀掉的。如果我们不合理地使用抗生素,就容易导致整个菌群紊乱,菌群紊乱以后,可能导致与抗生素相关的腹泻或霉菌的感染。没有有益菌钳制霉菌,会使霉菌得以滋生,用了抗生素反而延长了病程,加重了病情。但是不合理使用抗生素的真正危害在于加剧细菌耐药的情况。抗生素在杀灭细菌的同时,也起到了筛选耐药细菌的作用。随着突变,少部分细菌产生新的耐药基因,它们在抗生素造成的生存压力下存活下来并继续繁殖,久而久之,耐药细菌就会越来越多,抗生素对它就失去了治疗效果。如果过多地把抗生素用在不必要的地方,就会增加环境中的细菌接触到抗生素的机会,从而加快耐药菌群的扩张。不仅如此,绝大多数抗菌药物都不能杀死的"超级细菌"也产生了。

正确合理使用抗生素,需要医生针对疾病的特点,应用专业知识才能做出适当的选择。作为家长,不管孩子遇到什么问题,都要注意以下几点:(1)不要自己决定是否用抗生素。抗生素是处方药,必须经过医生的判断再使用。(2)不要自己停药或减量。抗生素并非用量越少越好,不足量的使用更容易催生细菌的耐药性。(3)不要追求新的、高档的抗生素药物。

七、滴眼药水

幼儿平卧,大儿可取坐位。操作者先洗净双手,若患儿眼部有分泌物,应先用干净毛巾擦净。给患儿滴眼药时,操作者用左手的食指、拇指轻轻分开患儿的上下眼皮,让其头后仰,眼向上看,右手拿药瓶,将药液滴在下眼皮内,每次1~2滴。滴后嘱其轻轻闭上眼睛,用拇指和食指轻提上眼皮,让患儿转动眼球,可减轻药液外溢,而且有助于药液扩散。药物若有流出,可用消毒过的干棉球揩干。

眼药膏宜在睡前涂用。操作者用干净的玻璃棒(或棉棒)挑取少许软膏,让患儿向上看,扒开下眼皮,将所蘸药膏涂于下眼皮内。闭上眼皮后将棒平行由眼角部抽出,操作者应用手轻揉眼球以使药膏涂布均匀。若使用筒装眼药膏,操作者可直接把眼药膏挤在患儿下眼睑内,嘱其闭上眼睛轻轻揉匀即可。

八、鼻腔滴药

让患儿平卧,在其肩下垫一枕头,使头后仰鼻孔向上。或让患儿坐在椅子上,背靠椅背,头尽量后仰。这样可避免药液通过鼻咽部流到口腔,使幼儿感到味苦而拒绝滴药;也可防止仅将药液滴在鼻孔处,而影响治疗效果。

给患儿滴鼻药时,操作者右手持药瓶,在距离鼻孔上2~3 cm处将药液滴入鼻孔,每侧2~3滴,用左手轻轻按压鼻翼,使药液均匀接触鼻腔黏膜,以发挥药物的疗效。滴药完毕,用棉球擦净流出的药液,最好过3~5 cm再起来。

九、止鼻血

患儿流鼻血时,身体采取前倾位,不要过于紧张,明确是哪侧鼻孔出血,然后用大拇指按压鼻孔处,一般按压10 min左右看看出血能否停止。可以用冷水拍拍额头或者是用冷毛巾敷一敷鼻根部,这些都有助于末梢血管收缩从而减轻出血。如果鼻腔内有较多的血凝块时,在止血之前一定要尽量将其擤出,否则出血会断断续续。如果出血点能够明确,可以找一个比较硬的纱布块直接塞入到鼻孔内,能够起到压迫止血的作

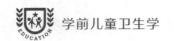

用。同时,保持鼻腔一定的湿度,饮食上多吃一些清凉去火的食物。如果出血量比较大难以止住,及时到医院就诊。

十、简便通便法

采用简而易行、经济有效的措施,协助患儿排便。所用的通便剂为高渗和润滑剂所制成,具有吸出组织水分,稀释、软化粪便和润滑肠壁刺激肠蠕动的作用。常用的简易通便方法有以下几种。

1.开塞露通便法

开塞露由50%甘油或少量山梨醇制成,装于密闭的塑料胶壳内。小儿用量为10 mL。用时将顶端剪去,先挤出药液少许起润滑作用,然后轻轻插入肛门,将药液全部挤入,嘱患儿忍耐5~10 min,以刺激肠蠕动,软化粪便,达到通便目的。

2.甘油栓通便法

甘油栓是由甘油明胶制成,为无色透明或半透明栓剂,呈圆锥形,具有润滑作用。使用时将甘油栓取出,操作者戴手套或手垫纱布,捏住栓剂较粗的一端,将尖端插入肛门内6~7 cm,用纱布抵住肛门口轻揉数分钟,利用机械刺激和润滑作用而达到通便目的。

3.肥皂栓通便法

将普通肥皂削成底部直径1 cm、长3~4 cm圆锥形,蘸热水后插入肛门(方法同甘油栓通便法),由于肥皂的化学性和机械性刺激作用引起自动排便。

禁忌:肛门黏膜溃疡、肛裂及肛门有剧烈疼痛者,均不宜使用。

4.按摩

用右手食指、中指、无名指深深按在腹部,自右下腹盲肠部开始,沿结肠蠕动方向,即由升结肠、横结肠、降结肠、乙状结肠进行推压,如此反复按摩。或在乙状结肠部,由近心端向远心端做环状按摩,每次5~10 min,每日2次,可帮助排便。

✎ 本章小结

本章主要介绍了学前儿童常见疾病和传染病的护理及预防。核心内容总结如下。

(1)学前儿童生病迹象主要有精神、表情、脸色、食欲、大小便、睡眠、囟门、体温、头痛、呕吐、皮肤等。

(2)传染病的基本特征:有病原体、传染性、免疫性、季节性和地方性。

(3)传染病的预防包括管理传染源、切断传播途径、保护易感人群。

（4）学前儿童常见传染病包括水痘、麻疹、流行性感冒、流行性腮腺炎、传染性肝炎、流行性乙型脑炎、手足口病等。

（5）常见呼吸道疾病有上呼吸道感染（普通感冒、急性咽炎、急性喉炎）和急性支气管炎、哮喘性支气管炎及肺炎等。

（6）常见呼吸道疾病预防主要方法：加强儿童体格锻炼；呼吸道感染流行季节不去拥挤的公共场所，出门戴好口罩；不去病人家串门，隔离患儿；加强营养，注意休息；服用预防药。

（7）常用护理技术有测量体温、测脉搏血压、热疗法、冷疗法、喂药、滴眼药水、鼻腔低药、止鼻血、简便通便法等。

思考与实训

（1）学前儿童是否患有疾病，可以从哪些方面进行观察？如何进行相应的预防和护理？

（2）传染病的流行有哪些特点？灾后易暴发哪些传染病？

（3）学前儿童常见传染病有哪些？它们的病因、症状分别是什么？如何有针对性地防治？

（4）学前儿童的常见病有哪些？如何识别判断并进行相应的预防和护理？

（5）如何给学前儿童正确测量体温？

专题探讨

一些孩子一入园就生病怎么办?

"为啥我娃在家好好的，一上幼儿园就生病了?"不少老师都听到过家长的这种抱怨。其实，除了孩子个体差异，有的孩子自身体质较弱容易生病外，导致孩子"一入园就生病"的原因还有很多。

1.季节交替

9月正是夏秋换季时节，因为温度忽高忽低，会使得多种病毒大量繁殖，刚上幼儿园的孩子免疫功能尚未完善，所以较容易感染疾病。同时入秋之后，早晚温差较大，孩子在外玩耍奔跑后，大量汗水在捂干的过程中，也很容易导致着凉。此外，平时需重点防控新冠肺炎、登革热和食源性疾病。

2.环境变化

有些小朋友离开了熟悉的环境和家人，需要较长时间适应幼儿园的生活，心里难免会充满各种不安，进而产生烦躁、焦虑、哭闹、拒食等现象，长期处于应激状态下，机体抵

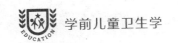

抗力会下降。另外,一些家长在孩子生病后,会当着孩子的面抱怨"怎么一去幼儿园就生病",让孩子对幼儿园产生恐惧,从而上幼儿园后产生更大的心理压力。

3.交叉感染

在幼儿园,小朋友每天至少要接触几十个小伙伴,如果防范意识不强,很容易发生交叉感染。

4.生活习惯

小朋友从家中到幼儿园,从饮食习惯结构,到睡眠作息乃至排便习惯,都发生了变化,甚至需要重新养成。有些小朋友短时间内无法适应,从而出现喝水少、挑食、偏食,甚至消化功能紊乱、睡眠缺乏等情况,久而久之,就容易生病了。

5.卫生习惯

很多小朋友活泼好动,没有较强的卫生意识,饭前便后不洗手,极容易造成病从口入。

孩子因特殊生理特征,在园期间不建议佩戴口罩,帮助孩子养成良好的生活、卫生习惯格外重要。饭前便后、外出回来、使用公用物品后均要洗手,孩子们都应按照正确的洗手法用肥皂在流动水下洗手,也可使用速干手消毒剂揉搓双手。勤洗手、勤漱口,咳嗽、喷嚏要掩口鼻,这些小细节可以有效避免交叉感染。

6.身体素质

想要提高小朋友免疫力,营养搭配很重要,同时还要培养孩子自主进餐能力。应注意合理膳食、荤素搭配,让孩子们多吃富含维生素与蛋白质的食物,增强身体免疫力。引导孩子每天多喝水(首选白开水),少吃零食及含糖饮料,注意饮食卫生,不吃生冷或半生的海产品和水产品。

请各小组搜集资料讨论:针对"一入园就生病"的幼儿,如果你是幼儿园教师,应做哪些工作? 会给家长提出哪些有用的建议?

1.帮幼儿适当缓解焦虑情绪

小朋友新入园都有一个适应期,请家长以积极的态度帮助宝贝一起渡过难关。在最初入园的一两个月里,请家长多花时间来陪伴孩子,给孩子心理上的安全感,让孩子逐渐适应接受新环境。除此之外,家长在家时,还可以多鼓励孩子自己动手做事,自理能力强的孩子会很自信,在集体生活中有成就感。孩子心情好了,生病的概率也相应减小了。

2.合理安排幼儿的饮食、作息

除了在幼儿园注意卫生、健康饮食,孩子们回到家中,还需要家长配合,让孩子的"家园"作息时间保持一致。

日常饮食安排上,请家长合理安排小朋友的进餐时间、进食数量,尽量不吃零食、不喝饮料,养成独立进食、不偏食、不挑食的好习惯。请家长多与老师沟通,了解孩子的每日进食情况,避免盲目增加家庭豪华晚餐,从而引起孩子营养不均衡或消化不良而生病。

另外,充足的睡眠是孩子发育的先决条件。孩子贪玩,夜间不睡觉,家长也熬夜,久而久之孩子过度疲劳,免疫力也会随之下降。所以,家长还需要帮助孩子养成早睡早起的习惯。

3.遵循"春捂秋冻",预防感冒

夏秋交替时,家长可适当给孩子多穿一层单衣或者薄背心。天气由暖变冷,不要急于给孩子添加衣服。掌握"春捂秋冻"原则,根据当天的天气预报、气温变化、自己的感觉,有计划地给孩子增减衣服。进入不同室温环境时,应当科学使用空调、暖气、电风扇。不要把室内温度调得太低,一般情况下,室内与室外温度之差不超过7℃。睡觉时,给孩子厚薄适当的被子。运动时,要给孩子穿吸汗、透气好、宽松的适合运动的衣服。孩子满身是汗时,家长要先用干毛巾擦干汗水。不要马上进入有冷气的房间,更不要直接对着空调的冷风口和电扇吹。

4.陪伴幼儿坚持户外运动

到了周末,家长还可以带小朋友多参加一些户外活动,适当的运动可以促进孩子器官和肌肉的生长发育,提升孩子的免疫力。此外,户外活动还可以促进孩子与更多小朋友交往,提高人际交往能力,更好地适应集体生活。

5.请教会幼儿这四句话

不少初入园的孩子在陌生环境中不知道该如何进行表达,老师在幼儿园会进行引导和帮助。在家时,也请家长教会孩子大胆表达自己的需要,比如:"老师,我要尿尿/便便。""老师,我感觉冷。""老师,我要喝水。""老师,我吃饱了/没吃饱。"孩子的生理需求得到及时满足,可以有效降低生病的概率。

6.生病不适,在家休息是首选

如果孩子生病了或者有要生病的前兆,在家休息是首选。此刻孩子最需要的是及时就医、多休息,待疾病痊愈后再将孩子送到幼儿园。带病去幼儿园,一方面可能会导致二次感染,另一方面可能会传染给别的小朋友。另外,生病时往往是孩子的情绪谷底,对外界的应激反应也更为敏感,因此,不建议在这时勉强他们加入集体生活。

7.按时接种疫苗

接种疫苗是预防大部分流行性病的有效手段,可有效避免如水痘、麻疹、流感等传染病。

"孩子入园就生病"这种现象,值得教师、家长共同重视。孩子生病不一定是坏事,这是孩子自身免疫力系统得到刺激、成长强大的必经之路,希望家长们都能以平常心对待,耐心细心,协力呵护孩子度过这段身心"敏感"的特殊时期。

参考文献

1. 么娜,李洋.学前儿童卫生与保育[M].北京:北京出版社,2014.

2. 杨玉红.学前儿童卫生与保育[M].天津:天津科技翻译出版有限公司,2015.

3. 李静.学前卫生学[M].北京:北京师范大学出版社,2015.

4. 康松玲.学前儿童卫生与保育[M].上海:华东师范大学出版社,2015.

5. 王来圣.学前卫生学(第三版)[M].北京:科学出版社,2018.

6. 朱家雄,汪乃铭,戈柔.学前儿童卫生学(修订版)[M].上海:华东师范大学出版社,2006.

7. 崔玉涛.崔玉涛图解家庭育儿10小儿常见病[M].北京:东方出版社,2012.

8. 陶金玲.民办幼儿园管理概论[M].天津:天津教育出版社,2010.

学前儿童的安全与急救

学习目标

- 了解学前儿童意外伤害的现状及其特点。
- 知道影响学前儿童意外伤害的因素有哪些。
- 掌握学前儿童常见意外伤害的处理办法。
- 掌握学前儿童常见意外伤害的急救方法。
- 能够结合学前儿童特点开展学前儿童安全教育。

学习重难点

- 重点:学前儿童常见伤害的处理办法和急救办法。
- 难点:在实践教学过程中通过实施安全教育有效地减少儿童意外伤害的发生。

案例破冰

一天,某大班的小朋友涵涵表情痛苦地被老师带到了保健室,保健医生询问他哪儿不舒服,他说胳膊疼,然后把摔伤的经过讲了一遍。原来,户外活动时,涵涵用手撑在地上玩儿,炎炎小朋友从后面跑过来压在了他身上,由于力量较大,涵涵支撑不住,胳膊一下子被压在了身子底下。保健医生了解情况后立刻带他到医院找了外科的主任医师,经诊断,涵涵的胳膊脱臼了,在做了透视检查确定没骨折后,外科主任就把胳膊给他接上了,孩子又能活动了。大家这才都松了口气。

　　学前儿童身体发育尚不成熟,安全意识薄弱,所以是意外事故的高发群体,托幼机构作为学前儿童一日生活教育的主要场所,活动类型丰富,所以意外事故也时有发生。托幼机构怎样才能减少幼儿意外事故发生的概率呢? 作为教育人员,就需要了解学前儿童意外事故发生的特点、影响因素,掌握意外事故的预防以及急救常识,并在日常生活中对幼儿进行安全教育。

　　以此事件为例,在户外活动时,老师要精心组织,注意清点人数,视线不离幼儿、不聊天、不"放羊"。在一日生活中要对幼儿开展安全教育,禁止幼儿互相推挤、碰撞、攀越护栏,严禁幼儿从大型玩具上摔下来。在幼儿发生意外事故后,应立即做出反应,并依据幼儿实际情况做出正确判断。

第一节 学前儿童意外伤害概述

意外伤害是指外部的、突然的、无意的、非身体疾病的客观伤害事件。儿童意外伤害包含交通事故、坠落、撞击伤、挤压伤、机械伤害、爆炸伤、昆虫和动物咬伤、溺水、气道异物、电击伤、烧伤、中毒等。

《幼儿园教育指导纲要》明确指出,保障幼儿的生命安全和促进幼儿健康成长是幼儿园工作的重中之重。幼儿受制于其特殊的生理和心理特点,导致意外事件发生频率高,这些意外伤害不仅给儿童及其家庭带来身心痛苦,也给社会造成极大的负担。因此,防止意外伤害的发生,保障学前儿童的生命和健康是托幼机构卫生保健工作的重点。

一、学前儿童意外伤害现状及特点

(一)学前儿童意外伤害的现状

学前儿童意外伤害种类多样,通过研究发现,年龄越小,儿童受到意外伤害的概率就越大。根据北京市儿童医院2007—2013年因意外伤害住院的病历统计分析,0~14岁儿童随年龄增长意外伤害的数量变化如图7-1所示。

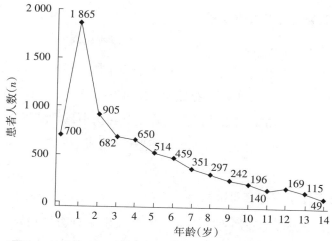

图7-1 2007—2013年北京市儿童医院意外伤害年龄分布图

年龄越小,儿童受到意外伤害的概率越大(0~1岁除外),0~6岁婴幼儿在7334例

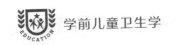
意外伤害患者中占比78.74%,所以0~6岁是儿童易受到意外伤害的高发期。

除此之外,研究还统计了各类意外伤害所占比例,如图7-2。0~14岁儿童发生意外伤害最高的四项是:跌落、呼吸道异物吸入、交通伤、烧烫伤。世界卫生组织(WHO)全球疾病负担调查显示,每年有90多万儿童死于伤害,其中超过90%属于意外伤害。我国监测数据表明,意外伤害是0~14岁儿童死亡原因顺位的第1位。当下,意外伤害是一个主要的全球性公共卫生问题,它已成为世界范围内儿童的头号"杀手",是21世纪威胁儿童生命和生存质量的主要健康问题。

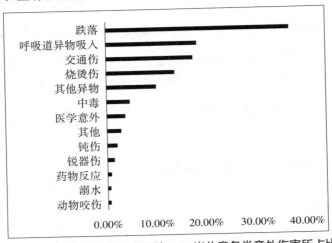

图7-2　2007—2013年北京市儿童医院0~14岁儿童各类意外伤害所占比例情况

(二)学前儿童意外伤害的特点

1.学前儿童意外伤害存在性别差异

国内外调查研究均表明,男童意外伤害发生率和严重程度明显高于女童。2007—2013年,某儿童医院的医院信息系统(HIS)中采集了因意外伤害入院的所有0~14岁患者,其中男性占大多数(64.81%)。据统计,2004—2013年,广东省某市一家三甲综合性医院收治的0~14岁4626例意外损伤住院儿童病例中,男性2990例(64.6%),女性1636例(35.4%),男女比例为1.83∶1。这与男童比较好动、不顺从、喜欢尝试新奇事物有关。

2.学前儿童意外伤害存在年龄差异

大量研究资料表明,意外伤害在不同年龄的发生率有明显差异。其中,不满1岁的婴儿以意外的器械性窒息为主,跌落次之;1~3岁幼儿活动范围增大,对新事物充满好奇,却缺乏安全常识,所以本阶段儿童发生意外事故较多,其中呼吸道吸入异物、跌落、烧烫伤发生概率较高。4~6岁幼儿大动作、精细动作得到了发展,也具备了基本的安全常识,所以意外事故发生概率低于1~3岁幼儿,但是也需要特别注意跌落、交通伤、异物入体等意外伤害。

3.学前儿童意外伤害存在地域差异

在城市化发展进程中,很多农村家长进城务工,把孩子留给了家里的老人,老年人精力有限,安全防范意识薄弱。有调查表明,留守在农村的孩子比较容易发生意外伤害,在农村地区,留守儿童意外伤害发生率达到32.4%,显著高于平均水平。另外,由于生活环境的差异,城市与农村幼儿受到意外伤害的类型也有所差异,农村儿童受到溺水、狗咬伤相对较多,而城市儿童的交通事故、跌落伤发生概率较大。

二、影响学前儿童意外伤害发生的主要因素

(一)儿童自身因素

1.生理因素

一方面,学前儿童身体发育尚未成熟,运动系统发育并不完善,肢体协调能力差,易发生跌倒、跌落等意外伤害。另一方面,学前儿童神经系统发育不完善,对危险因素缺乏准确的理解和判断,当自身处于危险中时,大脑对身体动作的变化不能灵活地做出相应的反应。

2.心理因素

首先,儿童性格特点与意外事故发生具有一定的关系。贾改珍等对菏泽市东明县农村儿童意外伤害的调查发现,好动的儿童意外伤害发生率约63.2%,明显高于性格安静的儿童。所以,自身因素如冲动性、注意力易分散、活泼好动会对意外伤害的发生具有显著影响。其次,学龄前儿童存在较强的好奇心,但是其并未形成较好的自控能力,并且对安全的认识不到位,因而在意外伤害袭来时还无法以适宜的措施进行自我保护。

(二)家庭因素

(1)家庭住所环境。在对上海市闵行区儿童意外事故的调查和研究中发现,儿童意外事故发生的主要地点在家里,伤害发生的类型主要为跌倒、碰撞、挤压等,这表明未来的干预应将家庭环境安全设为重点,消除家庭因素的风险,如避免使用桌角尖锐的桌子,避免将热水瓶放在地面上或较矮的桌子上,避免药品、有毒物品乱摆乱放等。

(2)家庭经济环境。研究表明,绝大多数与意外伤害有关联的死亡发生在低中收入国家。2008年,世界卫生组织指出,处于贫困家庭的儿童,由于缺少相对安全的活

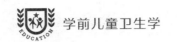

动空间及设施,居住环境潜在危险因素多,因此更容易受到意外伤害。

(3)家庭文化氛围。家长之间的教育观念是否一致,家庭关系是否融洽,会影响学前儿童是非观念的判断、心理承受力的程度、行为和性格等是否健康发展,因而也会影响儿童受到意外伤害的概率。

除上述家庭因素外,研究表明,母亲年龄、父母婚姻状态、父母受教育程度、父母就业状况,以及父母对意外伤害的知识、态度、行为水平等因素,与儿童意外伤害的发生都有关。低收入家庭、母亲年龄较小、父母离异、单亲家庭、父母受教育程度较低、父母失业、父母缺乏安全知识、对儿童教育和监管不够等也是导致儿童意外伤害发生的主要因素。

(三)社会因素

社会因素既包括学前儿童朝夕相处的生活环境质量,也包括社会制度、道德规范、社会舆论、国家法律、风俗习惯等人文环境。社会环境因素涵盖范围广泛,所以影响学前儿童意外事故发生的因素也比较多。比如,生活中的道路安全状况、活动设施质量安全、空气质量等社会环境因素,人文环境中的安全管理制度、大众安全防护常识等都会影响学前儿童意外伤害的发生。

第二节 学前儿童意外伤害的处理及预防

一、意外伤害紧急处理的原则

（一）抢救生命

抢救生命是急救的第一原则。发生意外伤害事故后，首先要关注受伤幼儿的呼吸、心跳是否正常。在正常温度下，呼吸、心跳完全停止4 min以上，生命就岌岌可危；超过10 min，生命体征很难复苏。因此，当呼吸、心跳出现严重障碍时，必须立即采取人工呼吸和心脏按压相结合的急救措施，同时联系急救中心。

（二）减少痛苦

在处理意外伤害时，要尽量减少患儿痛苦，以改善病情。比如各种烧烫伤、骨折会带来剧烈疼痛，甚至出现疼痛性休克，因此在处理包扎、固定、搬运时，动作要轻柔，位置要适当，语言要温和，必要时可用镇痛药。

（三）预防并发症

抢救时要尽量预防和减少并发症的出现，如伤口感染的问题。比如学前儿童摔伤或坠落伤发生骨折时，应减少移动体位；如果伤及脊背，转运时不能抱着、背着，一定要用木板作担架运送，防止韧带、血管、脊髓神经的再损伤。若遗留残疾，将带来终身不幸。

二、常见意外伤害的种类及紧急处理

（一）小外伤

幼儿期正是孩子活泼好动的年龄，再加上其身体平衡性发育还并不成熟，所以幼儿在奔跑、跳跃、游戏时经常会出现一些小外伤，教师需要掌握一些基本的卫生常识，以便于及时有效地对幼儿患处进行处理。

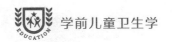

1.摔跌伤

幼儿摔倒、跌倒事件时有发生,尤其是夏天户外活动增加的情况下,幼儿手掌、胳膊、膝盖、小腿、面部等部位比较容易摔伤、跌伤。

具体做法:如果没有破皮,仅伤口肿痛,可用干净的毛巾浸透冷水或用毛巾包裹冰块后对患处进行冷敷,可防止患处内部瘀血凝固。一天后,再用湿热的毛巾敷于患处,以促进患处血液循环。

蹭破皮肤后,应先观察伤口的深浅和污染程度。若伤口较浅,仅蹭破表皮,并没有出血,只需要将伤口处的泥沙清理干净即可。如果伤口较深,并有出血,需要用凉开水或生理盐水清洁伤口,再用碘酒自伤口由内到外进行消毒,处理后如不再出血就不需要包扎;如果出血较多,加压包扎后送往医院治疗。

以上处理完成后应时刻观察幼儿伤势变化及治疗效果,若出现疼痛反应强烈或感到头、胸憋闷或胀痛,应及时将其送往医院进行治疗。

需要注意的是,在没有采取任何治疗措施的情况下,教师千万不要忙于给幼儿揉搓患处,否则将会加剧患处肿胀,造成严重瘀血。

2.刺伤

花草上面的刺,栅栏和手工活动材料里的木屑、竹屑刺入皮肤,可造成刺伤,并伴有疼痛。

若刺未完全扎入皮肤,尚有一部分暴露在外面,应立即拿出。具体做法:先用凉开水或生理盐水清洗伤口,然后用消过毒的针或镊子顺着刺的方向将刺全部挑出、拔出,不能有残留,挤出瘀血,然后用酒精或碘酒消毒伤口。

若刺完全刺入皮肤或指甲难以拔出,应送医院处理。

3.划伤

幼儿使用剪刀、小刀等文具,或误触纸边、草叶,或打破玻璃器皿、陶瓷时,都可能会发生手被划破的事故。

具体做法:先用纱布按压伤口止血,再沿着伤口由内至外用碘酒或75%的酒精消毒,最后敷上纱布,用绷带包扎。

如果是玻璃器皿扎伤,应先用清水或生理盐水清理伤口,再用镊子清除玻璃碎片,消毒后加压包扎。

4.扭伤

幼儿从高处往下跳,有可能扭伤脚踝。

具体做法:首先应判断有无骨折或脱臼。若无骨折或脱臼,宜先冷敷,限制伤肢活动,一天后改用热敷或按摩,舒筋活血;若有骨折或脱臼,应平稳、迅速地送往医院治疗。

5.挤压伤

幼儿手指有时会被门、抽屉等挤伤,重者甚至会造成指甲脱落,疼痛异常。

具体处理方法:如果表皮没有破损,可用冷敷,起到止血和减轻痛苦的作用。疼痛难忍时,可将受伤的手高举过心脏,以缓解痛苦。若有出血,应消毒、包扎、冷敷。如果指甲掀开或脱落,应立即去医院处理。

(二)异物入体

1.鼻腔异物

婴幼儿好奇心强,但又缺乏安全常识,常把豆粒、小珠子、橡皮、纽扣等较小物品塞入鼻中,异物会造成鼻塞,影响呼吸,还会引起鼻腔炎症,甚至异物下行会下落到咽喉、气管,产生严重后果。所以,教师发现异物入鼻后应及时取出。

具体做法:告诉幼儿不要用手指捅鼻孔或挖鼻孔,教师用手指堵住幼儿没有异物的鼻孔,告诉幼儿用力擤鼻,将异物呼出。

如果幼儿两个鼻孔同时堵塞,可用两只手指同时轻按着上鼻孔,告诉幼儿用嘴吸一口气,然后闭嘴、低头,突然用力擤鼻,反复几次,直至将异物呼出。

如果异物没有造成鼻孔堵塞,幼儿只是感觉不舒服,教师可用湿纸巾或清洁的手纸捻成纸绳,轻轻在幼儿的鼻孔中转动以刺激鼻孔黏膜,促使人为打喷嚏而将异物喷出。

若经过上述处理,异物尚未取出,要及时送往医院处理,切不可擅自用镊子夹取圆形异物,否则会将异物捅入鼻孔深处,甚至落入气管,造成窒息。

2.气管异物

幼儿在进食时或口含小物体嬉戏、哭闹时,就可能将嘴里面的食物、小物件吸入喉部或气管内。婴幼儿气管有异物时,会出现呛咳、吸气性呼吸困难、憋气、面色青紫等现象。需要成人及时做出反应,立即加以处理。

具体方法:婴儿气道异物梗阻处理可采用背部拍击法及胸部冲击法。一手固定婴儿头颈部,面部朝下,头低臀高,另一手掌根部连续叩击肩胛区5次(如图7-3)。再将婴儿翻转成面部朝上、头低臀高位,或用食指、中指连续按压其胸骨下半部5次(如图7-4)。两种方法反复交替进行,直至异物排出。

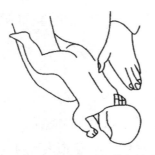
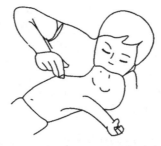

图7-3 婴儿气管异物背部拍击法　　图7-4 婴儿气管异物胸部冲击法

若发生在年龄较大幼儿身上,令幼儿上半身倾斜,头朝下,教师一手托胸部,另一只手掌连续猛击背部两肩胛骨间5次,促使儿童咳嗽,将异物排出。或采用腹部冲击法(亦称海姆立克急救法,如图7-5),教师站在儿童背后,双手环抱其腰部,让儿童弯腰,头向前倾。教师一手握空心拳,将拇指顶住儿童腹部正中线,肚脐上方两横指处;另一只手紧握在握拳手之上,两手用力向儿童腹部的后上方挤压,约每秒挤压一次,可持续5~6次,每次挤压动作要明显分开。腹部冲击法亦可用于成人,施救者位于伤者身后,一腿置于伤者两腿之间,弓步,身体贴近伤者后背。施救者一手握拳,拳眼对准伤者上腹部(肚脐以上两横指),另一手抓住拳头,用力快速往后上方冲击,直到异物排出。

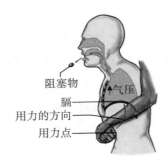

阻塞物
气压
膈
用力的方向
用力点

图7-5 1岁以上的儿童或成人适用的海姆立克急救法

拓展阅读

如何判断要施行海姆立克急救法?

如果我们发现有人突然面色青紫,口唇发绀,昏迷倒地,尤其是这个人在进餐时发生状况,我们就应该立刻想到他很有可能发生了气道异物阻塞。如果这个人神志清醒,他会感到极度痛苦,常常不由自主地将手呈现"V"字形紧紧抓住自己的喉咙,这个姿势在急诊医学领域中非常有名,称为"海姆立克征象"。

海姆立克征象的快速简易识别:三不能+V形手。"三不能":异物阻塞气管后,患者不能说话、不能呼吸、不能咳嗽。"V形手"就是当患者出现"三不能"时,双手不由自主呈现V形而紧紧抓住自己的喉咙。识别出海姆立克征象,请立即使用海姆立克手法进行急救。

(1)有反应的成人或1岁及以上的儿童:5次拍背,5次腹部冲击,5次胸部冲击。

(2)有反应的1岁以内的婴幼儿:一只手掌托住其胸部,将孩子头低脚高地放在大腿上,另一只手拍孩子的背心,或用食指、中指连续按压其胸骨下半部,两种方法交替进行,直到拍出异物为止。

(3)有反应的肥胖成人或孕妇:5次拍背+5次胸部冲击,反复进行,直到开始呼吸或咳嗽。

(4)对于气道梗阻、失去反应的儿童及成人:将伤者置于平卧位,实施心肺复苏,从胸外按压开始,每按压30次,检查口腔是否有异物排出:有,则小心移除;无,则人工呼吸2次。如此反复,直到急救人员到达。

(5)如果独自一人时,握紧拳头,将拳头靠在椅背上或桌边,对准肚脐上方,使劲撞向拳头,直到把异物撞出来为止。注意用力的方向一定是向内、向上的。

3.咽部异物

咽部异物以鱼刺、骨头渣、枣核等较为常见。这些异物大多扎在扁桃体或其周围,吞咽时引起疼痛。咽部异物最好能够用镊子夹取出来,若无法取出,应立刻送医院处理,切不可采用食醋或大口吞咽食物的方式,否则会使异物越扎越深,增加创伤。

4.眼内异物

眼内异物通常是沙尘、小昆虫、木屑之类的。

具体做法:教师需要告诉幼儿不要用手揉眼睛,以防沙尘等小异物擦伤眼角膜。如果眼睛内的异物是沙尘,应立即用生理盐水清洗眼睛,如果没有生理盐水,也可用矿泉水或自来水代替。

如果眼睛内的异物是小昆虫或木屑,应让幼儿弯腰低头,将手洗干净,轻轻翻开幼儿的眼皮,对异物轻轻吹气或用干净的手帕将异物擦拭出来。

如果幼儿的眼睛红肿或异物难以取出,应立即将其送到医院治疗。

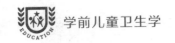

5.外耳道异物

常出现的进入外耳道的异物有小型昆虫、纽扣、豆类、小石子等。外耳道异物可引起耳鸣、耳痛、外耳道炎症及听力障碍等,应及时取出。

具体的方法:若外耳道异物是小昆虫,可用手电筒照射幼儿外耳道,或吹入香烟烟雾将小虫引出,若不见效,应立即送往医院处理。

若外耳道异物为小石子等物品时,应帮助幼儿将头歪向有异物的一侧,扶住幼儿身体侧身蹦跳,使异物落出。若无效,应去医院处理,切不可用小棍儿捅,用镊子夹,以免造成外耳道损伤。

(三)烫伤

幼儿皮肤角质层较薄,保护能力差,发生烫伤的机会比较多。幼儿在园内被烫伤主要是开水、热粥以及热蒸汽、化学药物、强碱强酸等所致。

1.一度烫伤

一度烫伤,只损伤到幼儿的皮肤表皮,使皮肤发红、微肿,但是没有出现水疱,幼儿有局部疼痛感,2~3天后即可消失,皮肤受损部位变黑剥落。

教师应立即用冷水冲洗幼儿烫伤部位,或将烫伤部位浸入冷水中,以降低局部温度和伤害程度,然后在烫伤部位涂烫伤药膏,如獾油等。

2.二度、三度烫伤

二度烫伤,已伤及真皮,在红肿和微肿皮肤表面上随后又形成了水疱,疼痛剧烈。三度烫伤是最严重的,不仅全层皮肤受损,有时甚至会导致较深组织坏死,进而形成溃疡和瘢痕。教师应先用冷水将幼儿烫伤部位冲洗15 min,然后再轻轻将其衣服剪开并小心脱掉,此时不用弄破幼儿的皮肤。

当幼儿遭受二度烫伤后,教师应迅速用冷水冲洗其受伤部位,如果烫伤部分不是头部、创面较小,可在冷水冲洗后涂抹药膏并用无菌绷带进行包扎,创面较大时,绷带包扎后要及时送往医院进行专业处理。幼儿遭受三度烫伤,幼儿全身、多部位或大面积烫伤时,千万不要涂抹药物,迅速用冷水冲洗其受伤部位,只需用清洁布单将其包裹后快速送往医院即可。

需要注意的是,如果幼儿是穿着衣服、裤子、袜子等被烫伤时,教师在为其降温时不要直接将其衣裤、袜子等脱掉,要立即把幼儿抱到水池或浴室中将其头部以下身体部位全部浸在水中,慢慢脱去衣物,然后用自来水缓慢、间断性地冲洗被烫伤部位15~30 min。过程中切勿用手揉搓幼儿烫伤部位。

(四)鼻出血

学前儿童鼻出血的原因很多,比如运动中的撞击、跌碰以及刺伤等外伤,也有因学前儿童鼻黏膜干燥、挖鼻孔、鼻内异物以及感冒发热等引起的鼻出血。

具体做法:

(1)安慰学前儿童不要紧张,要安静地坐着,头略微向前倾,不能躺着,也不能头向后仰,以免血液呛入呼吸道。

(2)压迫止血。用食指压住出血一侧的鼻翼,压迫5~10 min后可止血。如果幼儿两侧鼻腔均出血,用拇指及食指紧捏其双侧鼻翼,让幼儿张口呼吸,压迫5 min以上,一般均能止血。同时,可用双手掌蘸凉水轻拍或用冷毛巾敷幼儿的前额或后颈,可使鼻腔小血管收缩,减少出血。止血后,禁止在2~3 h内做剧烈运动。

若鼻子依旧血流不止,应赶紧将其送往医院治疗。

学习研究

生活中我们常见一些错误的急救方法,如被鱼刺卡住了就喝醋,吞米饭;鼻出血了就用纸塞住鼻孔等。请讨论生活中有哪些常见错误的急救方法,这些方法有哪些危害。

(五)中暑

中暑是指长时间在烈日下活动或处于高温环境下,导致人体体温调节功能发生障碍而引发的急性疾病。中暑后学前儿童会出现头疼、头晕、耳鸣、眼花等症状,严重时,患儿呼吸加速,脸色发白,失去知觉。

具体做法:

(1)将患儿立刻移至阴凉、通风、干燥处,解开其衣扣,让其躺下休息,头歪向一侧;将患儿的双脚垫高20~25 cm,有利于血液回流。

(2)用凉毛巾冷敷头部,用扇子扇风,帮助散热。若患儿能自己饮水,可让其饮用一些清凉饮料。但是不能过量饮水,否则可能会造成体内电解质紊乱,可以少量多次饮水,补充一些淡盐水。较轻的中暑,经上述处理后,很快能够好转。

同时还应该注意,炎热的夏天,幼儿户外活动时间应避开上午十点至下午两点半,因为这一时间段阳光处于灼热阶段,可以选择在树荫或屋檐下游戏,但是也要注意活动不能过量,要多提醒幼儿喝水。

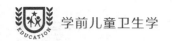

（六）中毒

学前儿童中毒，一般可分为食物中毒、化学物质中毒等。一般都是误食、误服有毒物质而发生中毒事件。症状表现先有恶心、呕吐、腹痛，水样便或脓血便，继而体温升高，迅速出现脱水、酸中毒，甚至休克、昏迷等症状。

1.排毒

儿童食物中毒以后应该根据所摄入的毒物的品种，中毒的途径、时间，采取不同的排毒手段。对于年龄较大、意识清楚、食入毒物在6~8 h以内者或者现场无洗胃条件时，可用手指、筷子、压舌板刺激咽部引起反射性的呕吐。催吐时，可以将患儿腹部顶在救护者膝盖上，将其头部放低，防止呕吐物堵塞呼吸道。

若进入的毒物过稠，可令病儿饮适量温清水、盐水或者选用其他解毒液体，然后再进行催吐。如此反复施行，直至吐出液体变清为止。如果食入的食品有腐蚀性而不能催吐，要到医院进行洗胃治疗。毒物不明时，可灌服食盐水或肥皂水催吐，直到全部吐出为止。

2.解毒

如果是由于吃了一些变质的食物导致的食物中毒，在催吐之后，还可以采取一些有效的解毒方法，从而让孩子的肠胃免受食物的破坏。通常可以将准备好的食物加水稀释之后一次服下，同时还可以配合紫苏和生甘草进行治疗。若误食了变质的防腐剂，用鲜牛奶或其他含蛋白质的饮料缓解肠胃的压力。如果学前儿童误服药物，也需要在催吐之后，拨打急救电话，或直接将患儿送往医院，并将变质食物、药物带上。

对于幼儿园内出现的中毒事件，应马上获取所有可疑有毒物品，禁止食用，收集呕吐物、排泄物等有关样本并送到医院做毒物分析。

（七）溺水

幼儿无监护状态下在河边游泳玩水，是造成溺水的最主要原因。另外，幼儿也会因失足落水，如雨天掉入沟坑、冬季在薄冰上行走落水、坠入冰洞造成溺水。施救者将溺水儿童救上岸后，在等待医疗救援的同时，应立即开展急救，迅速恢复溺水儿童的呼吸和心跳。

具体做法：

（1）打开气道。立刻解开溺水儿童的衣物和腰带。清除其口腔和鼻腔中的淤泥、杂草等，保持呼吸道通畅。

（2）控水。若溺水者意识清楚，语言表达流畅，仅为体内进水，控水就可以了。控水时,救护者取半跪姿势,让溺水者匍匐在救护者的膝盖上,使其头部下垂,按压其腹、背部,帮助溺水者将进入体内的水排出。

（3）实施心肺复苏。检查溺水儿童呼吸、心跳情况。有心跳、无呼吸者,可以做口对口人工呼吸;如果心跳、呼吸都停止了,应就地进行心肺复苏(具体方法见第三节),以保证溺水儿童脑部供血。

（八）惊厥

惊厥(抽风),表现为阵发性四肢和面部肌肉抽动,头向后仰,多伴有两侧眼球上翻、凝视或斜视,神志不清,有时伴有口吐白沫或嘴角牵动,呼吸微弱。持续时间不等,可短至 1 min,长至几十分钟。发生惊厥后,保教人员不可惊慌、大声呼叫或拍打幼儿,更不能强力撬开紧咬的牙关。

具体做法:

（1）立即稍稍抬起患儿的头,轻轻转向一侧,有利于口中分泌物流出,及时清除呼吸道分泌物及口腔分泌物,保持气道通畅。

（2）松开衣领、裤带,保持血液循环通畅。

（3）将毛巾或手绢拧成麻花状放于患儿的上下牙之间,防止舌咬伤。

（4）尽量让患儿安静地躺着,取侧卧位休息,可尝试用手指按压患儿的人中、合谷、内关等穴位两三分钟以止惊。

（5）一般情况下,学前儿童惊厥 3-5 min 即可缓解,如果持续 5 min 以上还未缓解,或短时间反复发作,惊厥的同时伴有发热,预示病情较重,必须急送医院。在送往医院的同时,可用冰袋冷敷,既可降温,又可减少大脑耗氧量,保护脑细胞。

第三节 **学前儿童常见意外伤害的急救方法**

一、心肺复苏

心肺复苏是采用胸外按压和人工呼吸交替进行的急救技术。在日常的生活中,学前儿童可能会因为各种窒息、触电、溺水、药物中毒、过敏等引起心跳呼吸骤停,从而导致机体缺氧和二氧化碳潴留,心肌收缩力减弱,血压下降,心律失常,脑组织受损甚至死亡。这个时候就需要立即现场使用心肺复苏急救术,帮助学前儿童恢复呼吸和心跳。

(一)人工呼吸

任何原因导致呼吸完全停止 4 min 以上,就可造成死亡或濒临死亡。人工呼吸是当自然呼吸停止时,借助于外力使空气进入肺部,并且使肺内二氧化碳排出,维持肺部肺泡通气与氧合作用,使机体能够获得对氧的最低需求,维持体内氧化代谢过程,减轻组织缺氧现象的一种急救方法。

1.判断有无呼吸

急救人员将手放在患儿鼻子或将耳朵贴近病童口鼻附近并感觉有无气息,观察患儿胸部有无起伏动作。如果呼吸停止,应立刻拨打急救电话,并立即实施抢救。

2.通畅呼吸道

(1)患儿取仰卧位,松开患儿衣领、裤带,清除口腔中的异物、血块、淤泥、黏液、呕吐物等。

(2)将患儿颈部垫高,可一手托着患儿颈部,一手将其前额向后压,使其前额向后仰,舌根抬起,保持呼吸道畅通。

3.进行口对口吹气

急救人员一只手捏住患儿鼻孔,另一只手托起下颌,使病童的头尽量向后仰;嘴紧贴患儿的嘴,缓慢向里吹气,直至胸部隆起。吹完一口气,嘴离开,放开患儿鼻孔,轻压其胸部,帮助呼吸。3~4 s 间隔一次(一吹一压算一次),直至患儿自主呼吸恢复或救援医生到达时为止。若患儿牙关紧闭,也可对着鼻孔吹气,方法与口对口吹气法相同。

对小婴儿,需要用嘴衔住婴儿的口鼻,往里吹气,吹完一口气,轻压其胸部,帮助呼气。这样有节奏地进行,2~3 s间隔一次。婴儿肺部娇嫩,胸壁较薄,吹气时不可太用力,见其胸部隆起,就把嘴松开。这样有节奏地进行,直至患儿恢复自主呼吸为止。

注意事项:

(1)人工呼吸时嘴对嘴吹气的吹力大小,要依据病童的年龄及体质而定。年龄小则吹力小,年龄大则吹力大,一般以吹气后患儿胸部略有隆起为度。如果吹气力量过大,可能会将肺泡吹破;而吹气力量太小,则有可能达不到气体交换的目的。

(2)急救人员在进行人工呼吸后,应该将耳朵贴近患儿口鼻及胸部,注意空气是否由病童肺部排出,观察患儿是否有自主呼吸。若吹入气体后,未见胸部抬起,应检查患儿呼吸道中是否有异物,并尽可能清除。如果患儿开始呼吸,让其躺平,将双脚稍微抬高,并注意保暖。

(二)胸外心脏按压

胸外心脏按压是儿童心脏复苏的重要方法。胸外心脏按压原理是,通过外力挤压给停止搏动的心脏施加压力,促使心脏排出血液,输送到全身组织器官,使心脏复苏。对儿童进行胸外心脏按压时要注意部位准确,不能用力过猛,否则易导致肋骨骨折、肝脏破裂,或将食物从胃内压出反流到气管。

1.检查有无心跳

可以用手触摸颈部动脉检查有无搏动,用耳贴在患儿胸前听有无心跳。若确定没有脉搏和心跳,要立即拨打急救电话,并实施急救。

2.心脏按压

让患儿仰卧在坚实的平面上,解开腰带或胸部纽扣,保持气道畅通,选择按压部位(心前区,乳头连线与胸骨正中线交点)。

对于新生儿,双手握住其胸,拇指与其他四指同时按压胸骨(两乳头的中央),使其胸骨下陷1 cm左右,然后放开。每分钟120次左右,直至患儿心跳恢复。如图7-6所示。

1岁以内的婴儿胸外按压的部位在胸骨中部,两乳头之间的连线上。一手托其背(或让婴儿平躺),另一手的食指和中指指头(可以使用中指和无名指)有节奏地冲击下压,使胸骨下陷2 cm左右,每分钟100~120次,直至患儿恢复自主呼吸。如图7-7所示。

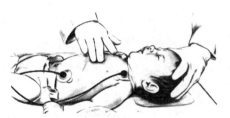

图7-6　新生儿心脏按压

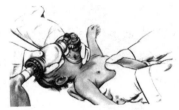

图7-7　1岁以内儿童心脏按压

1~8岁的儿童用单手手掌根部按压,急救者需要用手掌根按压其胸骨偏下方,使胸骨下陷2.5~4 cm,按压频率为每分钟80~100次,直至患儿恢复自主呼吸。如图7-8所示。

对于较大儿童以及成人,急救人员需要跪在患者的一侧,救护者一手手掌放在其胸骨偏下方,一手压在另一只手上,呈垂直交叉式,便于用力,胸骨必须被压向下4~5 cm,每分钟60~80次,直至患者恢复自主呼吸。如图7-9所示。

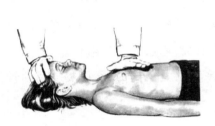

图7-8　1~8岁儿童心脏按压

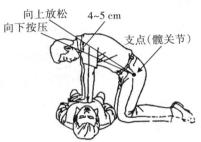

图7-9　较大儿童或成人的心脏按压

(三)胸外心脏按压与口对口吹气同时进行

垂危病人常见呼吸、心跳同时停止,此时人工呼吸和胸外按压应同时进行。

一位救护者做人工呼吸,另一位救护者做胸外按压,两者的比例1:5,即吹一口气,做4~5次心脏按压。如果只有一位救护者,也可先吹两口气,再做8~10次心脏按压。如此交替不断进行,直至患儿心跳、呼吸均恢复为止。

二、止血

创伤后常发生出血,一次大量出血若达到全身血量的1/3时,就会有生命危险,因此,出血后的止血十分重要。常见的出血类型有动脉出血、静脉出血以及毛细血管出血。不同出血类型要使用不同的止血方法。

动脉出血呈鲜红色,速度快,呈间歇性喷射状,出血速度快且量多,危险性大。动脉出血的止血方法如下。

(一)加压包扎法

这是最常见的止血方法。具体做法:用数层消毒纱布、干净毛巾或布块等,折叠成比伤口稍大的垫子盖在创口上,再用三角巾或绷带加压包扎,其松紧度以能达到止血目的为宜。必要时,可用手掌置于纱布外均匀加压,一般5~15 min后即可止血。包扎后将手上部位抬高,以利于静脉血回流或减少出血。

(二)指压止血法

在出血部位的上端(近心端),用手指或手掌用力压向骨骼,以阻断血流,达到暂时止血的目的。此法较难持久,只能作为应急措施,需在短时间内改成其他方法。指压止血法适用于头部、颈部、四肢的动脉出血。

1.头皮出血

根据出血的部位及动脉供血区选用以下方法。

指压颞浅动脉:压迫点为耳屏前方1 cm处,压迫到颧弓根上。本法适用于前额、颞部(太阳穴)出血。如图7-10。

指压耳后动脉:压迫点为耳郭与乳突之间凹陷处,适用于一侧耳后外伤出血。

指压枕动脉:压迫点为耳后与枕骨粗隆之间的凹陷处,适用于一侧头枕部外伤出血。

2.颌面部出血

指压面动脉,压迫点为下颌角前方1~2 cm动脉搏动处,常常需要同时压迫双侧面动脉才能止住出血。如图7-11。

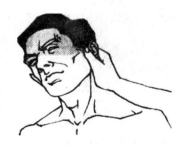 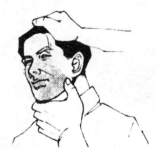 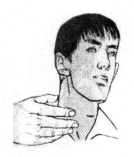

图7-10　指压颞浅动脉　　图7-11　指压下颌角面动脉　　图7-12　指压颈根、气管旁颈总动脉

[图10到图18资料来源:首都医科大学附属北京安贞医院官网 https://www.anzhen.org/HtmL/Mobile/Articles/10932.htmL]

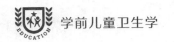
3.颈部出血

指压颈总动脉,压迫点为喉结向外旁开2 cm动脉搏动处,将颈总动脉用力向后压至第5颈椎的横突上。但应注意,压迫时要避开气管;不能双侧同时压迫,以免阻断脑部血液供应;压迫位置不能高于环状软骨,以免压迫到颈动脉窦,引起血压下降。如图7-12。

4.肩部和腋窝出血

指压锁骨下动脉,拇指放在锁骨中内1/3上方的凹陷处(锁骨上窝),向内下方用力压迫至第一肋骨上。如图7-13。

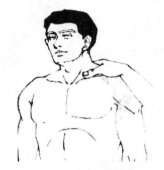

图7-13 指压锁骨上窝锁骨下动脉

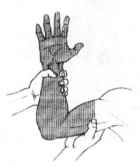

图7-14 指压肱动脉

5.前臂出血

指压肱动脉,把伤肢高举超过心脏,抢救者四指压迫上臂中部、肱二头肌内侧沟肱动脉搏动处,向外压迫至肱骨上。如图7-14。

6.手部出血

指压桡动脉及尺动脉,用双手拇指分别按压在桡动脉(手腕腕横线近心端的大拇指侧)和尺动脉(手腕腕横线近心端小手指侧)动脉搏动处,用力压迫到桡骨及尺骨上。如图7-15。

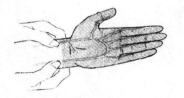

图7-15 指压桡动脉及尺动脉

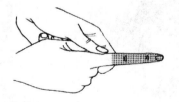

图7-16 压迫手指两侧指动脉

7.手指出血

压迫指动脉,可用拇指和食指压迫手指两侧的血管。如图7-16。

8.下肢出血

压迫股动脉,使伤者大腿屈曲,抢救者用双手拇指或两手掌根重叠,在腹股沟(大腿根部)中间稍下方,斜向股骨头方向用力压迫。因股动脉较粗而且位置较深,所以压迫时要用力。如图7-17。

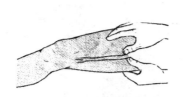
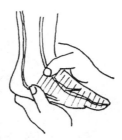

图7-17　指压大腿根部的股动脉　　图7-18　指压胫前动脉和胫后动脉

9.足部出血

指压胫前动脉及胫后动脉,两手指分别按压在足背中部动脉搏动的胫前动脉和跟骨结节与内踝之间的胫后动脉。如图7-18。

上述止血点压迫止血仅适用于紧急情况下止血,不能长时间使用,应同时尽快寻找物品行其他止血方法。

(三)止血带止血法

本法适用于大血管破裂出血,尤其是动脉出血,且在加压包扎法无法止血的情况下使用。要准备的器械有橡皮管、绷带、三角巾等。

具体操作如下:

(1)上止血带前,先抬高伤肢,以帮助静脉回流。

(2)找准出血点,在止血带与皮肤之间垫上垫子,将止血带扎在伤口的近心端处。

(3)松紧要适宜,以摸不到远端的脉搏为宜。

(4)扎上止血带后,每隔15~20 min放松30~60 s(一般待血流恢复后再扎紧),若出血停止,不必再包扎。

注意事项:止血带下应加以衬垫,以增加接触面积,以免造成神经损伤。如果动脉出血,应在放松的同时指压动脉止血;松解止血带前,应先输液或输血,补充血容量,打开伤口,准备好止血用的器材。

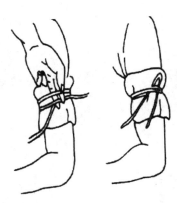

图7-19　止血带止血法

[资料来源:张孟.急救护理技术[M].南京:东南大学出版社,2006:157.]

(四)静脉出血止血法

静脉出血多为暗红色,血液持续涌出,其后由于局部血管收缩,流血逐渐减慢,危险性较小。此时只要抬高出血肢体就可以减少流血,然后再在出血部位盖上几层纱布并扎紧即可。

(五)毛细血管出血止血法

毛细血管损伤多为渗血,呈鲜红色,自伤口缓慢流出,危险性小,只需用自来水或温水冲洗伤口,然后涂上红药水或者用消毒纱布或干净手帕将伤口扎紧即可。

三、骨折的处理

学前儿童在意外事故中容易发生骨折,以四肢骨折为多见。当发现或怀疑儿童有骨折时,在确定情况前不要轻易移动伤者,以免骨折折损处刺伤周围组织甚至神经,造成二次伤害。

(一)判定伤情及前期处理

幼儿发生骨折后,不能牵拉或强行抱起孩子,告诉幼儿不要用手去揉搓骨折处,然后先观察幼儿的全身状况,确定受伤面积和骨折的确切部位后让幼儿平躺安静下来。

若为轻度无创面的骨折,在尚未肿胀时,可先使用冰块、冰水冷敷,防止肿胀,注意冷敷物不可直接接触皮肤,以免冻伤,且冰敷时间不可超过20 min。

若为有伤口的开放性骨折,可先采用止血法进行止血、止疼,防止休克,然后再处理骨折。

若骨折端外露,切忌将骨折端复原,继续保持外露状态。处理的基本原则:限制受伤肢体的活动,防止断骨再刺伤周围组织,以减轻疼痛。

(二)固定

骨折后及时固定,可避免断端移动,防止加重损伤。固定后伤肢较为稳定,可减轻疼痛,且便于转运患儿。未经固定,不可随意移动患儿,尤其是大腿、小腿和脊柱骨折的患儿。

1.四肢骨折的固定

用夹板、木板或是木棍等硬物固定患处。固定材料的长短、宽窄要适宜,使骨折处上下两个关节都固定;夹板要用绷带或软布包垫,缚扎夹板的绷带或宽布条应缚在骨折的上下段;注意不可固定过紧,松紧度应适中;上肢骨折固定后,用悬臂带将患者挂于胸前;下肢骨折固定后,可将患腿与健腿绑缚在一起。

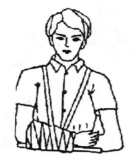

图7-20　下臂骨折的固定

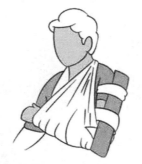

图7-21　上臂骨折的固定

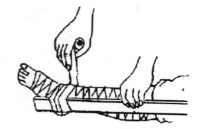

图7-22　小腿骨折的固定

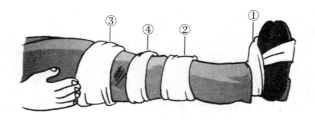

图7-23　大腿骨折的固定顺序

2.颈椎、脊椎骨折的固定

如果怀疑患儿颈椎有损伤,应平抬伤员至担架上,专人牵引、固定其头部,并上颈托。一时无颈托时,应在患儿的颈部两侧各放一只沙袋或衣物,以防头部扭转或屈曲导致颈椎损伤加重。在移动患儿时要使用门板、床板或硬木板、硬担架作为搬运和固定的工具,严禁采用"搬头搬脚"的抬抱方式移动或搬运伤者,也禁用普通的软担架搬运;需要几个人托住患儿并同时抬起,小心地将患儿平放在固定工具上,注意在搬运过程中不要让骨折处出现移动;用绷带或绳索将整个身体进行固定再送往医院。如图7-24、图7-25。

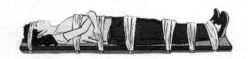

图7-24　颈椎骨折的固定

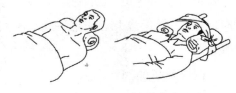

图7-25　脊椎骨折的固定

第四节　学前儿童的安全管理和安全教育

学前儿童身心发展尚不成熟,在活动中难以对危险因素做出正确判断,不能预见行为后果,容易身处险境。《"健康中国2030"规划纲要》明确提出要预防和减少儿童伤害,建立伤害综合监测体系;开发重点伤害干预技术指南和标准;加强儿童伤害预防和干预;减少儿童交通伤害、溺水,预防和减少自杀、意外中毒等。托幼机构作为学前儿童主要受教育场所,可以通过加强安全管理与安全教育以减少安全事故的发生。

一、托幼机构安全管理措施

(一)提高安全意识

托幼机构要对全体教师进行安全知识培训,提高其安全意识。安全无小事,教育人员基本义务在于保护幼儿安全,这是所有教育的基础。托幼机构可以通过安全知识培训、座谈会、知识竞答等活动,增加保教人员安全知识储备,在日常生活中,大家应相互监督,互相检查彼此在日常生活中是否有忽略掉的不安全因素;熟悉幼儿园安全管理的各项规章制度,遇到突发情况时,要按照流程办事,提高效率;掌握基本的急救方法,当遇到意外事故时,能够在第一时间进行正确施救。

(二)建立安全管理制度

建立全面的安全管理制度,有利于落实预防儿童伤害的各种措施,有效降低安全事故所造成的伤害。托幼机构安全管理制度的建设,需要结合本单位的实际,可操作性要强。

首先需要建立健全幼儿安全管理网络,成立幼儿园安全管理领导小组,下设工作小组,明确各小组的职责,实行分工合作、责任到人,并把安全工作要求列入各岗位职责中。其次幼儿园要注意房屋、场地、玩具、用具及运动器械的使用安全,定期检查,及时维修,避免触电、砸伤、摔伤、烫伤、火灾等重大事故的发生。另外,安全管理制度涉及工作的方方面面,教师、家长应按照安全管理规定行事,不能想当然,以免给幼儿造成伤害。

幼儿园常见的安全管理制度包括以下内容。

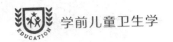

1.接送制度

幼儿来园和离园严格实行安全接送制度,门卫加强管理,防止幼儿出大门而走失,禁止外来人员来园玩耍。入园时家长应引导幼儿稳定情绪,让幼儿自觉接受晨检。若幼儿情绪不好、身体不适或身上有伤等,请主动与老师说明,以便老师随时观察、照顾或让家长接回家休息。外来人员来访一律要求实行登记。坚持规范使用接送卡,凡幼儿叫不出称谓者、未成年人、未与教师提前沟通确认的均不得带幼儿离园。

2.晨检制度

《托儿所幼儿园卫生保健工作规范》要求,幼儿园应该坚持对幼儿进行每日晨、午检以及全日健康观察。幼儿园应严格执行"一摸、二看、三问、四查"的晨检环节,做好晨检工作记录:"摸"能感受幼儿肌肤的质感与温度,即嫩滑与干燥、冷与热;"看"能观察出幼儿的色与形,即精神状态、面色及传染病的早期表现,如咽部、皮肤有无皮疹等;"问"能从幼儿和家长的回答中获得需要的信息,进而对可疑问题做分析;"查"能证实或排除老师对一些问题的猜疑和认识,进而采取措施。

3.意外事故处理流程

实行安全事故及时上报制度,发生一般事故要做好记录。幼儿园内发生重大伤害事故后,应在2 h内及时向上级主管部门汇报情况,并报当地有关部门,不得漏报。

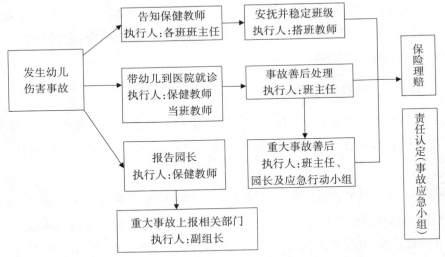

图7-26　托幼机构发生幼儿伤害事故处理流程

4.药品的保管制度

幼儿在出现感冒、流鼻涕、咳嗽等轻微身体不适的情况后,经正规医院诊断确诊幼儿无传染性疾病、无高烧的情况,且可以参加幼儿园正常的一日活动时,家长可为患儿携带符合国家药品监督部门认定的口服药品来园。幼儿带药必须开具药品处方单连同药品一并交保健室。家长未签字或服用方法不清楚的,幼儿自己带药来园,又无家长纸条交代的,幼儿园有权拒绝给幼儿服用。

保健医生严格按家长的服药登记说明为患儿服药,服药前与该班老师共同查对,认真做好"三查五对"工作("三查"即查服药登记单上的姓名、药名,药袋上的姓名、药名,呼叫幼儿姓名;"五对"即与服药登记单核对幼儿姓名、药品名称、药品用量、服用方法、服用时间),确定无误后方可服用。

5.厨房卫生安全管理制度

采购员杜绝买腐烂变质、三无(无厂家、无商标、无生产日期)食品;工作人员要严格执行卫生制度,按卫生要求验收保管好购进食品;搞好厨房清洁消毒工作,炊具、餐具天天做到一洗、二刷、三冲、四消毒、五保洁,并负责保管好;工作人员要定期进行体格检查,确保健康上岗,上班时必须安全穿戴清洁的工作衣帽、口罩,搞好个人卫生,养成良好的卫生习惯;预防烫(烧)伤事故,滚烫食物要加盖并放在安全位置。

除此之外,幼儿园也应该建立规范的门卫制度、外来人员证件查验制度、外来人员入园登记制度、物品出入查验制度、接送卡制度、安全检查防范制度等,做到幼儿园各种事项有章可循,减少幼儿在园意外事故的发生。

◉ **拓展阅读**

幼儿园常见灾害避险要领

常见灾害	预防	避险要领
火灾	1.进行安全教育。让学前儿童了解火和电是有危险的;教会孩子认识一些消防标志,知道安全出口、危险、有毒物质的标志 2.进行火灾演练,了解自救常识。通过演练让幼儿知道火灾发生时,要及时告知家长;知道火警119报警电话;要掌握一些正确施教方法和技巧,比如用棉被裹在身上可以冲出火区,要用湿毛巾捂住口鼻等自救常识	1.遇到火灾时,教师不要惊慌失措,需有秩序地组织幼儿从安全通道离开 2.大火封门无法逃生时,可用浸湿的被褥、衣物等堵塞门缝,泼水降温,呼救待援 3.必须穿过烟火才能逃生时,应尽量用浸湿的衣物或被子裹在身体上,冲出火区。切不可迎着烟雾直立行走,应用湿毛巾、手帕捂住口鼻,弯腰低位或匍匐爬行,寻找安全出口,避免中毒窒息 4.身上着火时,可就地打滚,用厚重衣物覆盖压住火苗,切不可带火乱跑 5.最重要的是,遇到火灾时要遵循安全撤离、救助结合的原则

续表

常见灾害	预防	避险要领
地震	1.加强安全教育。让学前儿童了解地震是怎样发生的、地震的前兆有哪些等常识 2.进行地震演练,让幼儿具有一定的自救常识 3.托幼机构需制订一套完整的防震、防灾工作制度,要根据政府和有关部门的防震要求准备食品和饮料 4.及时检查并消除托幼机构内防震隐患,该加固的要加固,该拆除的要拆除	1.如地震时孩子们在教学楼上,应立即组织幼儿躲到课桌下、讲台旁,并注意避开吊灯、电扇等悬挂物,避开玻璃门窗,或组织幼儿到有管道的卫生间等小空间,绝不可让幼儿乱跑或跳楼;地震后,利用两次地震之间的间隙沉着地组织幼儿迅速撤离到楼下空旷地带 2.如地震时孩子们在楼梯上,应立即组织幼儿快速下楼,不要停留,尽可能迅速逃离建筑物,转移到空旷地带;来不及逃出时,应尽量躲在楼梯间墙角或支撑结构较多的空间部位 3.如地震时孩子们在操场和室外,则可让幼儿原地不动蹲下或趴下,双手保护头部,并避开高大建筑物或危险物,不要乱跑,不要返回室内 4.如果地震时孩子们在教学楼一楼,应立即组织幼儿紧急撤离到空旷的室外,撤离时注意避开高大建筑物及大型玩具,如果来不及跑出去,应迅速躲避在课桌下、讲台旁 5.如地震时孩子们在睡觉,应立即叫醒幼儿,就地避险,躲到床下,也可叫幼儿用枕头护头蹲下,蜷缩身体,并利用两次地震之间的间隙迅速组织幼儿到室外空旷地带 6.在户外活动的小朋友不要在狭窄的位置停留,不要躲进厕所、游艺室及教学楼等建筑物附近,教师应带领幼儿到开阔地避震
踩踏事件	1.开展文明礼仪教育,养成上下楼梯时要靠右行的习惯,不拥挤,不跑跳,防止踩踏、挤压等不安全事故的发生 2.对幼儿上下楼梯故意打闹等不良现象给予制止,防止拥堵现象的发生 3.幼儿在经过楼梯发生踩踏等安全事故时,教师要及时组织疏导,防止事故进一步扩大 4.对托幼机构教学和生活设施、设备以及场地、房屋和设备进行安全检查,发现隐患要立即整改	1.一旦发生踩踏事件,值班教师或所在老师要马上报告幼儿园领导,再报教育管理办公室。同时根据伤情拨打120急救电话,组织送往最近的医院进行抢救处理 2.在场的教师和领导要注意按照应急疏散指示、标志和图示进行合理正确的疏散

续表

常见灾害	预防	避险要领
暴力入园	1.加强对园内工作人员的培训,增强他们的防范意识 2.严格门卫验证登记制度,加强管理,严禁可疑人员进入幼儿园 3.做好托幼机构工作人员的思想工作,了解各个人员的心理,对有不满倾向的人员要耐心进行开导	1.若非法分子闯入教学楼,但还未进入教室,各班教师和保育员立即关闭并锁上所有门窗,同时安抚幼儿情绪,并报警 2.非法分子闯入某一教室,当班教师立即与其周旋,保育员尽量争取将幼儿转移到安全的地方(如其他教室) 3.如发生劫持人质事件,园方要尽力周旋,尽力规劝非法分子终止犯罪,同时要全力疏散其他人员去安全地方,减少人员伤亡 4.如有人员受伤,以最快的速度将伤员送往医院进行抢救,并通知家长 5.保护好现场,配合警方调查 6.在警方的指导下维持秩序和善后处理

(三)消除意外事故隐患

1.定期对园内、班内的设施进行检查维修

托幼机构要设专人负责对全园环境、设备、房舍、场地、大型用具以及防火、防电设备、交通安全等进行定期检查。班上教师应随时观察,如有不安全因素,随时报告或采取措施加以解决。

定期检查园内、班级内设施,查看是否有油漆剥脱,是否有带钉、木刺、棱角、裂缝、绊脚的桌椅,地面是否过滑,台阶是否过高,大型玩具连接处是否松动等;定期检查园内和班级内有无安全隐患,如水瓶、开水、过烫的饭菜、刀剪、图钉、锁扣、消毒液、电源插座、药品、暖气等。

2.在一日活动中留意危险因素

晨检时要严格做好一摸、二看、三问、四检查工作,不允许幼儿携带任何危险物品入园,如发现带有尖利、花生米等物品应立即没收或让家长带回,并告知幼儿及家长的危害性;教育活动和游戏时要提前检查活动场地和活动材料是否安全,在活动过程中也要注意幼儿安全;组织户外活动时要提前规划路线,筛查危险因素,针对危险因素做出预案,出行时要保证有序、安全,防止幼儿走失和发生意外;进餐时,尽量让幼儿在心情愉悦的状态下就餐,养成良好的就餐习惯,提醒幼儿不要说笑、打闹,不要勉强喂食;午休时,尽量不让幼儿在过度饱腹的状态下入睡,可以在睡前散步、阅读半小时之后再入睡,入睡后教师也要进行巡视。

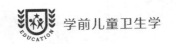

二、托幼机构安全教育

(一)学前儿童安全教育的目标与内容

《幼儿园教育指导纲要(试行)》指出,要密切结合幼儿的生活和活动进行安全、保健等方面的教育,以提高幼儿的自我保护能力。学前儿童安全教育的目标,是让学前儿童掌握安全和自我保护的知识和技能,培养安全意识和自我保护的能力。

1.交通安全教育

(1)认识交通标记,如红绿灯、人行横道线,并且知道这些交通标记的含义。

(2)了解基本的交通规则,如红灯停,绿灯行,行人走人行道,上街走路靠右行,不在马路上踢球、玩滑板车、奔跑、做游戏,不横穿马路等。

2.消防安全教育

(1)知道火的危险性。

(2)掌握简单的自救技能。如一旦发生火灾必须马上逃离火灾现场,并及时告诉附近的成人。当发生火灾,自己被烟雾包围时,要用防烟口罩或湿毛巾捂住口鼻,并立即趴在地上,在烟雾下面匍匐前行。

(3)组织幼儿参观消防队,看消防队员的演习,介绍火灾的形成原因、消防车的作用、灭火器的使用方法。

(4)组织幼儿进行火灾疏散演习,事先确定各班安全疏散的路线,让幼儿熟悉幼儿园的各个通道,以便在火灾发生时,能在教师的指挥下统一行动,安全疏散,迅速离开火灾现场。

3.食品安全教育

(1)不随便捡食和饮用不明的东西。勿将各种非食物的东西放入口中,以免发生食物中毒。

(2)不吃腐烂的、有异味的食物。

(3)养成良好的饮食习惯,如在进食热汤或喝开水时,必须先吹一吹,以免烫伤;吃鱼时,要把鱼刺挑干净,以免鱼刺卡在喉咙里;进食时,不嬉笑打闹,以免食物进入气管;等等。

(4)不能随便吃药,确实需要服药,一定要按医生的嘱咐、在成人的指导下服用。

4.防触电、防溺水

(1)不能随便玩电器,不拉电线,不用剪刀剪电线,不用小刀刻划电线,不将铁丝等插到电源插座里,等等。

（2）一旦发生触电事故，知道不能用手拉触电的人，而应及时切断电源，或者用不导电的东西挑开电线。

（3）知道不能私自到河边玩耍，不能私自到河里游泳。

（5）当同伴失足落水时，要及时就近叫成人来抢救。

5.幼儿园活动安全

（1）幼儿在玩大型玩具滑梯时不要拥挤，提醒幼儿要排队并按照顺序玩；玩秋千时，要注意坐稳，双手拉紧两边的秋千绳；玩跷跷板时，除了要坐稳，还要双手抓紧扶手。

（2）幼儿玩积木、游戏棒时，提醒幼儿不得用手中的玩具去打其他幼儿的身体，特别是头部。

（3）教育幼儿玩玻璃球、木珠子时，不能将它们放入口、鼻、耳中，以免造成伤害等。

6.幼儿生活安全

（1）在运动和游戏时要有秩序，不拥挤推撞；在没有成人看护时，不能从高处往下跳。

（2）不擅自爬树、爬墙、爬窗台；不从楼梯扶手上往下滑；推门时要推门框，不推玻璃，手不能放在门缝里。

（3）乘车时不要在车上来回走动，手和头不伸出窗外。

（4）不轻信陌生人的话，未经允许不跟陌生人走；当独自在家有陌生人敲门时，不随便开门。

◎拓展阅读

社会生存教育

社会生存教育，对不同年龄段的人来说，意味着不同的含义。在幼儿阶段，社会生存教育可能应聚焦于如何让幼儿学会认识来自物理环境和人际环境的各种外显和潜在的危及生活的事物，并能通过适宜的措施来消除威胁的安全教育。因为只有身心都是安全的，才有可能在社会上生存。

（二）学前儿童安全教育的方法和途径

1.学前儿童安全教育的方法

（1）环境教育法

"环境是幼儿的第三位教师"，通过浅显易懂的环境创设让幼儿在潜移默化中接触

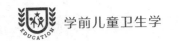

到安全教育的知识。比如,可以通过有趣的图片、标志符号、照片等布置安全教育宣传栏,让幼儿在环境的潜移默化中感受安全教育。

(2)随机教育法

随机教育法是利用日常生活中的一些偶发事件随机地对幼儿进行安全教育的一种方法。教师要把握时机,幼儿一日生活的各个环节都是安全教育的好时机,教师可以通过一日生活常规中的各个环节随机进行安全教育。例如,晨检、午餐、盥洗、户外活动、自由活动等。

(3)游戏体验法

游戏是幼儿最感兴趣的活动,也是最有效的教育方式,幼儿园安全教育的根本是将安全知识转化为安全行为。教师可以利用游戏,让幼儿在轻松、愉快的氛围中掌握一些安全知识。如通过开展角色游戏"交通警察",让幼儿扮演他们崇拜的"警察叔叔",使之懂得过马路要走人行道、"红灯停,绿灯行"等基本的交通安全知识。

(4)情景表演法

情景表演法是将生活中经常出现的安全事故或安全隐患作为情景表演的内容,以现场表演的方式呈现出来,幼儿可以通过观看表演或亲自表演的方式了解有关自我保护和安全自救的知识。比如,开展"发生火灾怎么办"主题活动时,教师就可以组织幼儿观看发生火灾的录像和图片,演示如果发生火灾该怎么办,在情景表演的过程中增强幼儿自我保护能力。

(5)实地参观法

如参观消防队,让幼儿近距离观看消防救援人员的日常演练,聆听消防救援人员讲解消防器材的种类和适应范围,了解发生火灾时如何报警、如何逃生自救等消防知识。通过实地参观学习,以激发幼儿学习安全知识的兴趣,拓宽幼儿的安全知识视野。

2.学前儿童安全教育的途径

(1)专门的安全教育课程

教师是课程的主要设计者,可以在执行课程实践中适时、适宜地将安全教育的内容有机地纳入其中。另外,进行安全教育还可以充分挖掘和利用各种有效的课程资源,不断丰富安全教育的内容,为安全教育的实施注入活力。比如,可以在日常生活场景中与幼儿一起识别周围的安全标识;带幼儿共同去一些公园、商场、影院等公共场所走走、看看,讲讲如果发生了特别的情况该怎么办,经常与幼儿谈论有关生命安全的常识与话题等。

（2）渗透在游戏、生活中的安全教育

游戏的情景、生活的实景很容易为幼儿所感知，幼儿在玩的过程中、在真实的体验中可以学习有关安全的知识。游戏是孩子最喜欢的活动，教师可以将健康生活的相关内容以游戏的形式呈现，使一些生活中的安全常识在游戏的情景中再现，让孩子去操作、去尝试、去感受，使得幼儿在模仿中学习，在情景中体验。以消防安全教育这一主题为例，教师通过组织幼儿讨论关于消防安全的相关内容，如消防演习有哪些步骤，怎样逃离火灾现场，有哪些消防用品等，然后幼儿就可以玩消防灭火的游戏，亲身体验讨论过的内容，了解有关的安全知识。

（3）渗透在各领域中的安全教育

托幼机构的各领域活动也蕴含着丰富的安全教育资源，教师通过在各领域教学活动中渗透安全教育是当前向幼儿进行安全教育的必要途径。

如健康领域绘本教学"我变成一只喷火龙了"，通过小怪兽阿古力的"遭遇"，知道"火"对周围事物的危险性，让幼儿养成稳定情绪的同时，也懂得不能随便玩火。

（4）环境中的安全教育

托幼机构可以通过合理的环境创设，引导幼儿利用蕴藏在环境中的教育资源，提高安全意识。例如，用有趣的漫画、形象的照片或直观的符号制作活动室的墙饰，用幼儿看得懂的文字和照片宣传安全知识。除此之外，托幼机构中的活动器具种类多样，内容丰富，在组织活动的过程中，可以通过在环境中布置障碍围栏、指示牌、模型加油站、平地、斜坡等，让幼儿既玩得开心，又懂得开车和走路的安全要求，在乐此不疲的活动中学习安全知识。

（5）安全演练

托幼机构的安全演习是以事先制订好的安全事故应急预案为依据，是对突发安全事件应急救援过程的模拟练习。通过安全演练，让教师和幼儿了解遇到突发情况该怎么办。

（6）构建安全教育的"托幼机构-家庭-社会"一体化

保障幼儿的安全，是幼儿教师和家长的共同任务。教师的重视、家长的沟通、社区资源的共享都是幼儿园安全教育顺利进行的前提。托幼机构教师应当始终与家长保持沟通交流，以托幼机构为纽带，发挥托幼机构、家庭、社会一体化的教育优势，同时也带动家长提高安全意识、促进社会营造安全环境。

经典案例

安全伴我快乐行——中二班"小红帽之家"安全教育系列活动[1]

中班的孩子们迈过了懵懵懂懂的门槛,独立意识开始逐步形成,对周围的事物也充满好奇,什么都想看一看,摸一摸。在探索世界的过程中如何提高孩子们对接触到的各类事物的分辨能力,增强自我保护意识,明白在各种环境中、各个活动中的安全规则是中班孩子亟待了解的重点。

安全无小事,责任重泰山。中二班的老师们结合班级孩子的实际情况开展了富有启发性的安全教育系列活动,充分让孩子了解身边潜在的各种危险,并通过实地考察和动手操作的形式增强孩子的安全意识和规则意识。

家中安全我知道

生活中的"不安全"随处可见,我们温暖舒适的家里就有好多安全规则需要学习,那么安全教育就先从孩子们在家中的安全开始吧!家中有哪些不安全的物品和地方呢?如果不小心碰到了会造成什么后果?我们应该怎么办?"小红帽之家"的孩子们仔细思考了一番,想探个究竟。

为了寻找答案,"安全小卫士"们首先仔细观察了家中的物品和每个房间,查找不安全因素,并与家长配合完成了"寻找家中的不安全"调查表(图7-27),明确了家里的危险物品和地方,以及自家的安全逃生路线,远离"不安全"。

---

①引自微信公众号"西南大学实验幼儿园"。

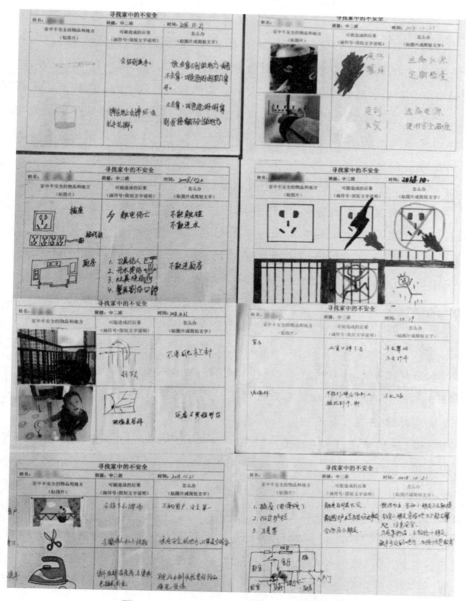

图7-27　"寻找家中的不安全"调查表截图

　　小朋友独自在家也会遇到一些特殊情况,如果有陌生人敲门该怎么办呢?对此孩子们也表达了自己的想法。

　　老师请大班的哥哥走进中二班讲述独自在家时应遵守的规则。通过大哥哥生动有趣的讲述,孩子们都懂得了独自在家时不要做危险动作。例如,不要剧烈跑动、翻跟斗等;不要玩耍电器插头、插座及煤气开关,更不要到阳台上去玩耍;如果有陌生人敲门,千万不能开门……这些在家的安全技能孩子们都完全学到了!

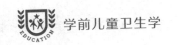

交通标识要牢记

懂得了家中的安全规则,那么出行的安全规则你又懂得多少呢?孩子们争先恐后地把自己知道的交通规则与大家分享。孩子们在"认识各种各样的交通标识"活动中通过交流和探讨,认识了交通标识,了解了基本的交通规则,有了一定自觉遵守交通规则的意识。当然对爱思考、爱动手的孩子们来说,仅仅认识交通标识还不够,大家一起来画一画,从颜色、形状上认识安全标识,并牢记在我们心里。

安全规则要遵守

生活中有这么多的安全标识,那我们的幼儿园里有哪些安全标识呢?如何在幼儿园里安全地玩耍呢?……孩子们急于解开这一个个问题,于是变身"小小侦察兵"的孩子们通过实地观察寻找,发现了一些在活动中容易被忽视的安全规则,在讨论中明确了安全规则,那么就用安全标识来帮忙吧!孩子们针对不同的场地制作了安全标识,并认真地把安全标志贴到相应的场地上,以此来提示小朋友们玩耍时注意安全,遵守安全规则。

紧急情况我有招

生活就像一本精彩的故事书,跌宕起伏,永远不知道下一页会有什么新奇的情节。孩子们也会在成长路上遇到各种各样的突发情况,机智如你,在遇到突发情况时你会怎么办呢?

绘本《汤姆走丢了》讲述了一只名叫汤姆的小兔子,在和妈妈逛商场的时候走丢了,最后在商场工作人员的帮助下找到了妈妈的故事。老师引导孩子们观察、阅读、思考,用绘本中能够引起孩子共鸣的画面来提高安全教育的有效性,使安全意识深入童心。

原来"110""120""119"这些特殊的电话号码是帮助人们解决紧急困难的,可不能乱拨打。对于好问爱玩的孩子们来说,记忆这些号码的方法也很多哦!快看,孩子们和电话号码做起了游戏,先用彩色油画棒均匀地涂染特殊电话号码标识图……

——内容来至西南大学实验幼儿园微信公众号

✏ 本章小结

托幼机构是学前儿童生活的主要场所,与学前儿童的健康息息相关,托幼机构可以为学前儿童提供专业的保育教育,因此,托幼机构需要做好安全管理和教育工作,以减少意外事故的发生。

学前儿童好奇心强,自我保护意识又薄弱,所以意外事故发生概率较高。学前儿童教师掌握各种常见意外伤害的正确处理方法,可以有效降低意外事故给学前儿童带来的伤害。

除了常见的意外伤害,一些严重的疾病或重大事故甚至会危及性命,这个时候教师如果能够掌握基本的急救操作要领,就可挽回幼儿性命,提高医院治疗效果。

对于学前阶段的儿童,教师可以结合生活、利用环境、开展游戏等方式开展安全教育,提高幼儿的自我保护能力,从而减少幼儿意外事故的发生。当然,安全教育离不开家长、社会的配合,构建"托幼机构-家庭-社区"安全教育一体化,才能尽最大可能保障幼儿的健康成长。

◆■ 思考与实训

1.幼儿不小心将饭菜吸入气管,该如何处理?

2.针对新生儿、婴儿、幼儿,该如何进行胸外心脏按压?

3.对于学前儿童如何进行口对口人工呼吸?

4.托幼机构应如何进行安全管理和安全教育?

◆■ 专题探讨

如何培养幼儿的自我保护意识和能力?

自我保护能力是人保护生命、适应社会、适应生存的一种基本能力。幼儿意外事故的发生,有相当大的比例是由于幼儿缺乏自我保护意识和自我保护能力。因此,加强安全教育,培养幼儿的自我保护能力就尤为重要。

在幼儿一日生活中如何培养幼儿的自我保护能力?

1.在生活中训练自我保护的行为

家长可以带领孩子了解生活中的安全标志,比如过马路要按照红绿灯指示通行,走在马路上要随时关注过往车辆情况;了解一些常见的标志,比如"禁止通行""小心地滑""危险品""请勿触碰"等。教师可以通过游戏设计让幼儿了解更多的安全常识,比如游戏活动"小小消防员",让幼儿扮演消防队员进行灭火,使幼儿了解火的用处、害处及救火的一般常识。

2.在情景中让幼儿自己分析讨论问题

3~6岁幼儿思维特点是具体形象的。家长和教师可以通过给幼儿创设安全教育情景,提高学前儿童解决问题的能力。例如,运用木偶表演创设了《狼和小羊》中羊遇难寻

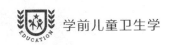

求帮助的游戏情景,让孩子自己想办法解决问题,孩子可能会想出请大象帮忙、打电话给黑猫警长、设计陷阱等方案,以此提高幼儿自己分析和解决问题的能力,等到真的遇到问题时能够沉着应对。

3.抓住偶发事件教授自我保护的方法

日常生活中的每个环节均可用来对幼儿进行自我保护教育,特别是一些偶发事件,更应随机把握,灵活运用,有针对性地进行教育。比如,一名幼儿鼻子出血了,教师在帮助幼儿止血后,就可以借此事件,让幼儿讨论:大家看到小朋友流鼻血,有什么感受呢?假如老师不在,你会怎么做?由于幼儿目睹了真实事件的发生,幼儿大多有了办法:让出血者不要害怕,先坐好把头向上抬;用药棉止血,休息。像这种偶然发生的事件,教师和家长都可以随机开展教育。

🚀 参考文献

1.周蓉,熊鸿燕,张学兵等.儿童意外伤害的临床流行病学特征分析[J].中华创伤杂志,2011,27(5):466-471.

2.韩琨等.北京市7334例住院儿童意外伤害流行病学特征分析[J].中华疾病控制杂志,2015,19(5):431-434.

3.World report on child injury prevention[R].Geneva:World Health Organization & United Nations Children's Fund,2008.

4.中国疾病预防控制中心慢性非传染性疾病预防控制中心.全国疾病监测系统死因监测数据集(2006、2007、2008)[M].北京:军事医学科学出版社,2010.

5.Blum RW,Nelson M K.The health of young people in a global context.*Journal of Adolescent Health*,2004.35(5):402-418.

6.蒋耀辉,钟燕,刘康香等.儿童意外伤害2543例原因分析及干预对策探讨[J].中国儿童保健志,2008,16(2):231-232.

7.陈健峰.4626例意外损伤住院儿童的调查分析[J].中国卫生计,2016,33(1):144,145.

8.胡洋,宇翔,廖珠根.中国农村地区留守儿童意外伤害发生率的Meta分析[J].现代预防医学,2015,42(23):4240-4243.

9.贾改珍,宋龙笛,徐天和等.菏泽市东明县农村儿童意外伤害特征及其影响因素研究[J].中国儿童保健杂志,2014,22(4):423-426.

10.李云,顾伟卷.闵行区儿童意外伤害状况及影响因素分析[J].中国妇幼保健,2010,25(13):1789-1790.

11.David C,Schwebel,Joanna Gaines. Pediatric Unintentional Injury：Behavioral Risk Factors and Implications for Prevention[J].*Journal of Developmental and Behavioral Pediatrics*,2007,28（3）：245-254.

12.梁雅珠,陈欣欣.幼儿园保育工作手册[M].北京:人民教育出版社,2016.

13.王雁.学前儿童卫生与保健[M].北京:人民教育出版社,2018.

14.顾荣芳.学前儿童卫生学[M].南京:江苏教育出版社,2009.

15.张兰香,潘秀萍.学前儿童卫生与保健(第2版)[M].北京:北京师范大学出版社,2016.

16.李姗泽,蒋希.幼儿卫生学[M].北京:中国人民大学出版社,2021.

17.王萍.学前儿童卫生学[M].北京:中国人民大学出版社,2021.

第八章

幼儿园环境与建筑设备的卫生保健

🎯 **学习目标**

● 认识幼儿园环境对学前儿童生长发育的影响。

● 了解国家和有关部门规定的幼儿园建筑的标准和要求。

● 掌握幼儿园建筑物的卫生原则和卫生要求。

● 掌握幼儿园常用设备设施的选择标准和卫生要求。

📝 **学习重难点**

● 幼儿园常见设备设施的选择和卫生要求。

● 按照卫生要求为学前儿童创设安全的幼儿园环境。

🚀 **案例破冰**

　　2018年,天河区出台《天河区微小型幼儿园开办工作指引》,率先在全市试点开办微小型幼儿园。9月,广州首个微小型幼儿园卉华幼儿园正式开办,该园位于华景新城华景东路202号。天河区微小型幼儿园规模设定在5个班及以下,招收托幼儿(3~6岁)数量设定在150名及以下。如果办学条件符合,即使一个班也允许开办。在园区面积上,在满足生均建筑面积不小于7 m²、户外活动面积3 m²要求前提下,微小型幼儿园不再受限于"生均占地10 m²"的规定。此外,微小型幼儿园每班至少配备1名本科及以上学历教师。每年将组织一次专项质量考核和安全检查。发生特别重大社会安全类事件、安全事故、公共卫生事件的幼儿园,实行一票否决。

——《天河年鉴2019》

第一节 幼儿园的建筑卫生

一、幼儿园的规划

(一)幼儿园的规模

为了让广大儿童能够接受学前教育,同时也为了解决家长的后顾之忧,应在居民区适中的地方设置幼儿园。根据居民生活和学前儿童身体发展特点的需要,幼儿园的服务半径一般为400~500 m,以方便家长接送。

幼儿园的规模分为大、中、小三种基本类型。一般来说,1~4个班以下为小型,5~9个班为中型,10~12个班为大型;小班为20~25人/班,中班为26~30人/班,小班为31~35人/班。规模以中型为宜,过大难以管理,特别是发生传染病时不能很好控制;而规模过小,易造成设备、人力等的浪费。

幼儿园的建设规模分类宜符合表8-1的规定。

表8-1 幼儿园建设规模分类表①

分类	服务人口/人
3个班(90人)	3000
6个班(180人)	3001~6000
9个班(270人)	6001~9000
12个班(360人)	9001~12000

注:幼儿园办园规模不宜超过12个班。城镇幼儿园办园规模不宜少于6个班。农村幼儿园宜按照行政村或自然村设置,办园规模不宜少于3个班。服务人口不足3000人的,宜按3个班规模的人均指标设办园点。

---

① 中华人民共和国教育部.幼儿园建设标准(建标175-2016).

表8-2　幼儿园各类用房人均使用面积和建筑面积指标　　　（㎡/人）

类型	用房类型		面积指标			
			3个班	6个班	9个班	12个班
全日制	幼儿活动用房		5.10~6.30	5.10~6.30	5.00~6.20	4.90~6.10
	服务用房		0.49~0.74	0.99~1.24	0.84~1.07	0.69~0.90
	附属用房		0.60~0.80	1.22~1.34	1.15~1.26	1.08~1.18
	人均使用面积合计		6.19~7.84	7.31~8.88	6.99~8.53	6.67~8.18
	人均建筑面积合计	K=0.6	—	12.18~14.80	11.65~14.22	11.12~13.63
		K=0.7	8.84~11.20	10.44~12.69	—	—
寄宿制	幼儿活动用房		5.10~6.30	5.10~6.30	5.00~6.20	4.90~6.10
	服务用房		0.55~0.80	1.05~1.30	0.90~1.13	0.75~0.96
	附属用房		0.83~1.08	1.43~1.55	1.36~1.47	1.29~1.39
	人均使用面积合计		6.48~8.18	7.58~9.15	7.26~8.80	6.94~8.45
	人均建筑面积合计	K=0.6	—	12.63~15.25	11.65~14.22	11.12~13.63
		K=0.7	9.26~11.69	10.83~13.07	—	—

（二）园址的选择

幼儿园园址的选择应符合以下要求。

1.环境安静

环境中的噪声既对儿童的听力和神经系统产生有害影响，又会干扰幼儿园正常的生活与学习秩序，因此，园址要选择远离喧闹的交通要道、车站、码头、机场、工厂、市场等场所。农村幼儿园宜设在集镇或毗邻乡村中小学，应避开养殖场、屠宰场、垃圾填埋场及水面等不良环境。

2.空气清新

新鲜的空气是儿童利用自然因素进行体育锻炼的重要条件之一，大气污染容易引发儿童呼吸道疾病，因此，园址应远离医院和工业区，如属这类单位的自建园，则应将园址定于上风地带，并有足够的防护距离或可靠的隔离措施，以减少粉尘、有害气体等的污染。

3.园址安全

幼儿园周围不能有生产或贮藏易燃、易爆及农药等危险物品的车间库房，不能在架空高压线影响范围内。虽然为了方便家长接送，幼儿园周围要交通便利，但为保证儿童安全,幼儿园应远离城市主要干道,园门不宜直接开向机动车流量超过300辆/h的道路,门前应留有一定缓冲地带(80~100 m为宜)。

4.日照充分

幼儿园主体建筑物应有良好的日照和朝向,与四周的建筑物应保持一定距离。一般来说,在东、南两个方向,距离不得小于最高建筑物的2倍;在西、北两个方向,距离不得小于最高建筑物的1.5倍。室外活动场地应有1/2以上的面积在标准建筑日照阴影线之外。

5.地势适宜

幼儿园不宜选址在地势较低的地段,以防排水不畅而影响儿童活动。园内场地应平坦、干燥、排水良好。幼儿园不得建在高层建筑内。3个班及以下规模幼儿园可设在公共建筑内的1~3层,应有独立院落和出入口,室外游戏场地也应有防护措施。3个班以上规模幼儿园不应设在多层公共建筑内。

6.面积充足

幼儿园的面积应符合《托儿所、幼儿园建筑设计规范》中的规定,建筑占地面积不超过总占地面积的30%,以保证幼儿园有必需的建筑场地及绿化面积,并为托幼机构各种户外设施的设置提供必要条件,同时留有足够的空地供学前儿童户外活动使用。按照教育部暂定标准,全日制幼儿园每名儿童所占面积平均为15~20 m²,寄宿制幼儿园每名学前儿童至少占20~25 m²。

二、园内布局的卫生要求

幼儿园的用地面积主要由建筑用地、运动场地、绿化地带三部分组成,规划时应做到功能分区合理,避免相互干扰,方便管理,有利于交通疏散,朝向适宜,运动场地日照充足,创造符合学前儿童身心发展特点的环境空间。

(一)建筑用地

建筑用地包括生活用房、服务用房与供应用房等主体建筑物和附属建筑物。城市幼儿建筑用地按主体园舍建筑的三层楼房计算,附属建筑物的面积以平方米为单位计算,建筑密度不宜大于幼儿园占地总面积的30%。

1.主体建筑物

主体建筑物主要是指生活用房,包括活动室、卧室、卫生间、音体活动室等。为方便儿童开展各种活动,楼房以2~3层为宜,不应采用高层建筑。一般将小、中班安排在低层,大班安排在高层,音体活动室可安排在较高层。生活用房应朝南,日照充分,通风良好,满足冬至日底层满窗日照不少于3 h的要求。温暖地区、炎热地区的生活用房应避免朝西,否则应设遮阳设施。

主体建筑物的顶部应有防雷设施,走廊应设有防火设施。楼梯应按照保障安全、便于行走和疏散的原则来设计,一栋楼最好有几个楼梯同时使用,并有直接通向户外的楼梯。楼梯内应天然采光,不宜采用螺旋式楼梯。楼梯两侧应加儿童扶手,扶手高度不应高于0.6 m,楼梯宽度不应小于1.2 m,以三人能同时上下为宜。楼梯的坡度应不大于30°;每一踏步的高度以12~14 cm为宜,不应大于15 cm,深度为20 cm左右。楼梯栏杆的高度不低于90 cm,并在高50 cm处装有学前儿童专用扶手,每根栏杆之间的距离不大于12 cm。

2.附属建筑物

附属建筑物主要是指服务用房与供应用房。服务用房包括保健室、隔离室、晨检接待室以及教职工办公室、会议室、值班室、资料室、教职工厕所等;供应用房包括厨房、消毒室、洗衣用房及储藏室等。

附属建筑物应与主体建筑物分开,但厨房与生活用房不宜距离太远,应有走廊连接,以便遮雨。厨房及隔离室应有单独的出入口。

(二)游戏场地

幼儿园必须设置各班专用及全园共用的室外游戏场地。每班的游戏场地面积不应小于60 m²,当园内一旦流行传染病,各游戏场地之间可以隔离。全园共用的室外游戏场地,供设置大型游戏器具、30 m跑道、沙坑、洗手池和储水池深度不超过0.3 m的戏水池等,人均面积不应小于2 m²,以便儿童进行户外活动。全园共用的室外游戏场地,其面积不宜小于下式计算值:

$$室外共用游戏场地面积/m^2=180+20(N-1)$$

其中,180、20、1为常数,N为班数(乳儿班不计)。

(三)绿化地带

幼儿园应有足够的绿化面积,不应小于全园总面积的30%。

绿化地带可改变局部小气候,对净化空气、减少尘埃、降低温度、增加湿度、减少噪声、美化环境都十分有利,同时可兼做自然科学园地。

幼儿园既要有高大的乔木,又要有低矮的灌木。高大的乔木可以在夏季提供阴凉,低矮的灌木可以用于隔断场地,有助于幼儿近距离触摸和观察。即使是乔木,应该既有果木,又有花木,多样的树木有助于开拓幼儿的视野,感知植物的多样性。

幼儿园既要有树木,也要有藤蔓、花坛和草坪。草坪的创设有助于幼儿开展各类跑、跳、翻、滚、爬的游戏。幼儿园户外的草坪不仅仅是观赏的草坪,因此,草坪选择的种类非常重要,应该是耐踩踏、可自我修复的品种。

避免在绿地内种植有毒的、带刺的、有飞絮的、病虫害多的、有刺激性的植物。

▤ 经典研究

幼儿园建筑空间环境的设计实践

1.探索期的设计实践(1949—1986年)

探索期的幼儿园建筑分为3种类型:托幼一体寄宿制幼儿园、独立全日制幼儿园、改建改造型幼儿园。

托幼一体寄宿制幼儿园具有面积大、功能全的特点,如武汉曙光幼儿园、六一幼儿园。独立全日制幼儿园和改建改造幼儿园以调研案例的形式出现在同时期的研究文献中,班级规模一般以3~4个班为主。20世纪80年代末,幼儿园建筑基本形成了教学、办公、辅助三大功能分区的空间环境特征。

2.推广期的设计实践(1987—1999年)

标准化设计是这一时期的主要特征,环境上形成教学、办公、后勤三大功能分区,建筑上将儿童活动单元和班级活动场地作为设计基本单位。教学空间的功能构成分为休息室、活动室、卫生间、储藏室;室外环境包括班级活动场地和合班活动场地。

确定幼儿园规模及面积指标,以3、6、9、12个班为宜,班级组织形式采取三轨制,分为大、中、小三个年级。超规范的大型幼儿园开始出现,如新疆哈土油田中心幼儿园。

空间类型主要有回廊式、折廊式、直廊式,也有以交通核代替廊的集中布局方式。积木、笑脸、玩具等具象形式常常成为主要的造型手法。

3.发展期的设计实践(2000年—)

随着素质教育改革的全面推进,幼儿园建筑出现新的变化。

(1)教寝合一的教学单元模式开始出现,教学空间面积增加,如北京现代城幼儿园。

(2)交通空间面积增加,功能多样,扩大的交通空间成为儿童室内活动功能的有益补充。

（3）专用教室开始出现，主要包括多功能厅、科学发现室、图书阅览室、美术室、计算机室等专用教学空间。

（4）超标准大型幼儿园逐渐增多，占地和建筑面积、班级数量等均突破规范和标准的要求。

（5）综合型幼儿园开始出现，大致分为两类：幼小一体型和学前教育综合型。

（6）建筑造型趋于抽象，空间环境更加丰富。

三、幼儿园各室配置的卫生要求

（一）幼儿园各室配置的卫生原则

1.便利性原则

各室的配置应以儿童为中心，有利于儿童的游戏、教学、进餐、盥洗、睡眠等活动的顺利开展，为保证儿童一日生活的正常进行提供便利条件。

2.预防性原则

为有效控制传染病的流行，幼儿园每个班级应有一套单独使用的空间，组成独立的单元，主要包括活动室、卧室、盥洗室、厕所、储藏室等。每个班的单元房间以活动室为主，单元内部各个室分别与之相互连接。每个班的单元房间都应有其通往园内的出入口，必要时可将班级隔离，有效控制传染病的传播。

3.安全性原则

（1）注意防火。生活用房在一、二级耐火等级的建筑中不应设在四层及四层以上，在三级耐火等级的建筑中不应设在三层及三层以上，在四级耐火等级的建筑中不应超过一层。

（2）注意用电安全。电线应用暗线，不宜用暴露在外的明线。电器固定设备装置高度应在 1.70 m 以上，应有带接地孔。

（3）注意防止外伤。室内墙角及各种用具如窗台、暖气罩、窗口竖边等应避免棱角，必须做成小圆角；1.30 m 以下的墙角应采用光滑且易清洁的材料，不应粗糙。门以开放式为佳，宽度为 1.2~1.5 m，门把高达 1.2 m，儿童经常出入的门应在距地面 0.6 m 处加设儿童专用把手。在距地 0.60~1.2 m 高度内，不应装易碎玻璃，不应设置门槛和弹簧门，不应装落地玻璃门。

学习研究

排除安全设施

幼儿园楼体外面的设施主要包括操场上的大型玩具、建筑物外墙上的空调等设备。这些设施长期放在室外,经受风吹雨打、日光照射,势必造成油漆脱落或零件老化,需要定期排查,以消除安全隐患。

请头脑风暴:幼儿园室内外需要对哪些地方和设施进行安全排查? 安全隐患没有排除之前,应该怎么办? 如果险情比较严重,幼儿园自身无力解决,应怎么办?

(二)幼儿园各室的卫生要求

1.活动室

活动室是儿童开展室内活动及午睡、进餐的主要场所。为了保证儿童在活动区内能正常地开展各项活动,活动室应有足够的活动面积和空气容量,并有空间存放家具和大型玩具。根据中华人民共和国住房和城乡建设部《关于托儿所、幼儿园建筑设计规范》规定,城市幼儿园活动室每班一间,使用面积120㎡,如果活动室与卧室分设,活动室的使用面积不宜小于70㎡。

幼儿活动用房宜设双扇平开门,禁止设置弹簧门、推拉门、旋转门、玻璃门,不宜设置金属门,不应设置门槛;宜在靠墙部位设置固定门扇的装置,班级活动单元内各项用房之间宜设门洞,不宜安装门扇;幼儿经常出入的门在距地0.60 m~1.20 m高度内应设观察窗,观察窗应采用安全玻璃;直接采光窗不应采用彩色玻璃;幼儿活动用房窗台距楼地面不宜高于0.60 m,并应设安全护栏;走廊和阳台开启窗距地1.80 m以下不应设平开窗或悬开窗。

2.卧室

寄宿制幼儿园或有条件的全日制幼儿园应设专门的儿童卧室。

为了避免儿童卧床的紧密接触,减少飞沫感染的机会,方便保教人员和儿童在床间行走,床头的间距应为0.5 m,两行床的间距应为0.9 m。每个儿童应有单独的床及床上用品。

卧室墙面宜用淡色,应有质地较厚的深色窗帘。地面宜铺木地板,室内注意防潮,经常开窗通风。被褥应经常清洗、暴晒,根据气候及时更换。

3.卫生间

每班配备一间卫生间,包括盥洗室和厕所,使用面积不少于15㎡。卫生要求应符合以下规定:(1)宜临近活动室或寝室,宜分间或分隔设置;(2)卫生间内不应设台阶;(3)卫生间的门不应直对活动室和寝室;(4)盥洗室与厕所应有良好的视线贯通;(5)盥洗台、厕位的高度、间距及进深应适合幼儿使用需求;(6)盥洗水龙头应采取降压措施;(7)宜有直接的自然通风,无外窗的应设置防止回流的机械排气设施;(8)地处干旱缺水地区的农村幼儿园宜设置节水型卫生环保厕所,严禁在化粪池盖板上设置蹲位,化粪池应设于室外并密封,盖板上应设竖向排气管道,出粪口应加盖并应有防止幼儿移动、开启的措施。

每班卫生间的卫生设备数量不应少于表8-3的规定。

表8-3　每班卫生间卫生设备的最少数量

污水池/个	大便器/个	小便器(沟槽)/个(或位)	盥洗台水龙头/个
1	6	4	6

盥洗室应位于厕所与活动室或卧室之间,避免厕所内的污浊气味直接进入活动室或者卧室。盥洗室内应设有盥洗台1个,高度为0.50~0.55 m,宽度为0.40~0.45 m,水龙头6~8个,水龙头的间距为0.55~0.60 m。

厕所内无论采用沟槽式或坐便式大便器,都应有1.2 m高的隔板,隔板处应加设幼儿扶手;每个厕所的平面尺寸为0.80 m×0.70 m,沟槽式的槽宽为0.16~0.18 m,坐式便器高度为0.25~0.30 m。

设茶杯箱和毛巾架,每条毛巾间距应在10 cm以上。

全托幼儿园还应有淋浴设备,设更衣准备室,热水洗浴设施宜集中设置,集中浴室的使用面积一般为20~40 m²。

幼儿园生活用房单元房间的最小使用面积不应小于表8-4的规定,最小净高参见表8-5。

表8-4　幼儿生活用房单元房间的最小使用面积　　　　　　　　单位/m

房间名称		房间最小使用面积
活动室		70
寝室		60
卫生间	厕所	12
	盥洗室	8
衣帽储藏间		9

表8-5　室内最小净高　　　　　　　　　　　　学位/m

房间名称	最小净高
托儿所睡眠区、活动区	2.8
幼儿园活动室、寝室	3.0
多功能活动室	3.9

4.保健室和隔离室

为方便开展卫生保健工作,幼儿园应设保健室一间,其使用面积按幼儿园规模大小,一般为14~18㎡。保健室设有盥洗设备、简单的医疗器械及常用药品。

隔离室供隔离传染病患儿及临时观察治疗病儿所用,故出入口要远离活动室,使用面积一般为10~16㎡,内设隔离床1~3张,有专用的床上用品、盥洗用具和独立的厕所以及玩具、食具等。

保健室和隔离室宜相邻设置,与儿童生活用房有适当距离。

5.厨房

厨房是食品加工的主要场所,为避免油烟、气味和噪声,不应设置在主建筑内,与生活用房分开单独设置,但又不宜过远。应有走廊与主建筑相通,便于雨雪天气送饭。

厨房内应有各种必备的烹调设备,洗切食物、储存生熟食物和洗刷食具的设备,应有纱门纱窗,有对食具进行消毒和保洁的设备以及防蝇、防鼠、防蟑螂和防尘的卫生设施等。如果厨房内设有食品加工机械时,应注意适当增加厨房的使用面积。

◎ **拓展阅读**

儿童环境创设的适宜性要求

适宜度要求是指儿童空间环境的创设应适合儿童生理和心理的特点。

首先,儿童的人体尺度是确定环境设施和环境景观的重要依据之一,其大小长短不仅影响设施和景观的外形,而且对儿童的活动也至关重要。

其次,儿童空间环境创设要考虑到儿童视觉器官的特点。儿童的视野要小于成人,其头部转动的角度与视野范围的角度大致相同。儿童头部转动的适宜度范围是左右45℃,上下30℃之间。因此,儿童空间环境的创设要从儿童的生理特征出发进行设计和布置,例如墙饰的高度要以儿童的视觉为中心。

除此之外,对儿童肢体运动的适宜度也有要求。由于儿童正值生长发育期,骨骼肌肉的发育还未完全,错误的身体姿势、过度的活动和疲劳都会给儿

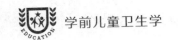

童的身体造成不良的影响。儿童适宜的肢体运动要求是：①活动时有舒展的姿势；②动作简单而有节奏，上下两个动作自然连贯；③经过一段时间的活动后不易引发疲劳；④活动效率高。因此，在进行空间环境布局时，要把儿童身体活动的姿势纳入设计考虑范围之内，采取与其相应的环境安排策略。

四、室内的采光和照明

采光和照明是为了形成良好的视觉环境，保证安全和卫生，提高生活和学习的效率。幼儿园的房舍，尤其是活动室的采光充分，照明良好，能减少学前儿童的视觉疲劳，保持儿童情绪愉快。

(一)自然采光

采光又称自然采光，是指以太阳光线为光源，室内所得到的光线，保证有效率的室内生活和活动的条件。

活动室内自然采光的卫生要求：桌面和黑板面有足够的照度，照度分布均匀；单侧采光应从儿童左侧射入，双侧采光也应将主要采光窗设在左侧；避免眩光的作用，形成柔和、舒适的生活与活动环境。为了综合评价活动室的采光情况，一般用采光系数作为衡量指标。采光系数是指室内工作面一点的照度与同时间室外开阔地天空散射光的水平照度的比值。一般要求离窗最远的桌面上的采光系数不低于1%~1.5%。

室内采光状况与多种因素相关，除了太阳光的强弱，以下因素也对自然采光产生重要影响。

1.玻地面积比

玻地面积比是指窗玻璃的透光面积与地面积之比，是衡量室内采光状况的一个重要指标。为了提高室内自然采光的效果，采光窗应适当地加大，窗的上缘应尽可能高些。

幼儿园的生活用房、服务管理用房和供应用房中的各类房间均应有直接天然采光，其采光系数最低值及窗地面积比应符合表8-6的规定。

表8-6　采光系数最低值和窗地面积比

房间名称	采光系数最低值/%	窗地面积比
活动室、寝室、乳儿室、多功能活动室	2.0	1:5.0
保健观察室	2.0	1:5.0

续表

房间名称	采光系数最低值/%	窗地面积比
办公室、辅助用房	2.0	1:5.0
楼梯间、走廊	1.0	——

2.室深系数

室深系数是指窗上缘距地面高度与室深之比。单侧采光时,室深系数不应小于1:2,或投射角(室内桌面一点到窗侧所引的水平线与该点到窗上缘之间的夹角,也称为入射角)不小于20°~22°。若是双侧采光,室深系数应不小于1:4。为了使室深系数符合卫生学要求,活动室窗户要适当加大,窗上缘尽可能高些。

3.室外遮挡物

室外如果有高大的建筑物、树木、围墙、大型运动器械等遮挡物,会对室内的采光影响很大。一般来说,对面建筑物(遮挡物)至活动室之间的距离应不小于该建筑物高度的2倍。活动室附近不应种植高大树木或安置大型运动器械。

4.玻璃的清洁程度

普通玻璃的遮光率为10%左右,而被尘埃污染的玻璃的遮光率可达20%~30%。为降低遮光率,应保持门窗玻璃的清洁。

5.墙壁、家具及天花板的色调

室内墙壁宜刷成白色,天花板及家具宜为淡色,以改善室内的采光状况。颜色越深,光反射率越小,如白色是0.8~0.9,淡米黄色是0.5~0.6,浅黄色是0.5~0.6,黄色是0.4,浅蓝色是0.3,浅褐色是0.15,黑色是0.01~0.02。

6.活动室朝向

我国大部分地区的建筑物以南向(或南向偏东、偏西)为宜。东西朝向所接受的太阳光时间过短,所以幼儿园主体建筑物不应采用东西朝向,最好采用南北向的双侧采光。南外廊北活动室,应以北向窗为主要采光面,教师应将小黑板、贴绒板等置于活动室东面,以使儿童在进行桌面活动时,大部分桌面能形成左侧采光。

(二)人工照明

人工照明是指利用人工光源获得光线的方法。采光条件较好的幼儿园,一般不需要人工照明,但在冬季、阴雨天或室外有遮挡物时,需要利用人工照明来弥补自然采光的不足。

幼儿园室内人工照明的卫生要求：应保证桌面和小黑板面上有足够的照度，照度分布均匀，不产生或少产生阴影，没有或尽量减少眩光作用；在儿童视野内看不到强烈的发光体（如裸露的灯泡）；保证空气的质量和安全性，不因人工照明而使室内气温过度增高或使空气受到污染等。

1.照度大小适宜

照度的大小取决于灯的数量、功率和种类。工作面照度的大小对儿童的视觉功能以及学习效率有直接的影响。如果暂时无法改变室内照度不足的情况，就应缩短儿童作业时间，增加休息次数，以防视疲劳过度。幼儿园的房间照明标准值应符合表8-7的规定。

表8-7　房间照明标准值

房间或场所	参考平面（及其高度）	照度标准值/lx	UGR	Rn
活动室	地面	300	19	80
图书室	0.5 m水平面	300	19	80
美工室	0.5 m水平面	500	19	80
多功能活动室	地面	300	19	80
寝室、睡眠区、活动区	0.5 m水平面	100	19	80
办公室、会议室	0.75 m水平面	300	19	80
厨房	台面	200	—	80
门厅、走道	地面	150	—	80

2.室内照度应均匀

照度的均匀度即均匀系数，是指室内最小照度与平均照度之比，一般要求该系数不低于0.7。照度的均匀度主要与灯的数量、种类、悬挂高度、布置方式等有关。一般来说，均匀系数是随灯的悬挂高度的升高而加大的，但要注意桌面的照度会因悬挂高度的增加而降低。

3.减轻或消除室内眩光

眩光是指在视野范围内形成不舒适的干扰或使视觉产生疲劳的光亮，分为直接眩光和反射眩光。直接眩光是指在观察物体的方向或接近这一方向的发光体而引起的眩光；反射眩光是由视野内的定向反射表面反射的高亮度影像所产生的。

眩光会形成视觉范围内的不舒适，极易造成视觉疲劳。降低光源亮度或降低视野范围内的亮度对比，以及在视野范围内尽量减少形成眩光的光源面积，或光源尽量避开视野，都可以减轻或消除室内眩光。

五、室内的通风和采暖

由于季节和天气的变化影响着室内的气温、湿度和气流,而儿童的身体调节机能不够完善,需要在室内得到必要的新鲜空气,在适宜的微小气候中生活和活动,因此幼儿园必须有科学合理的通风和采暖。

(一)通风

通风的目的是通过空气流动,排出室内的污浊空气,送入室外的新鲜空气,调节室内的气温、湿度和气流。学前儿童对气温、湿度等变化的调节机能发育尚不完善,对氧的需要量相对较大。如果幼儿园室内气温过高、过低,或者骤然变化,都容易引起上呼吸道感染等疾病。活动室和卧室是儿童生活和活动的主要场所,由于儿童人数较多,室内空气容易变得浑浊,二氧化碳增加,空气闷热,导致儿童注意力不集中、精神不振、疲倦、头晕等现象。因此,解决室内通风换气问题,创造适宜的微小气候,是幼儿园建筑设备的重要内容。

通风的形式可以分为自然通风和人工通风两种,幼儿园多采用自然通风的形式。

1.自然通风

自然通风是由于风力和室内外气温差引起空气的流动。风力和室内外温差越大,气流速度就越快,通风所需时间就越少。

幼儿园生活用房应有良好的自然通风,天花板、地板、门窗缝隙、通风管道等均能通风。但在门窗紧闭的室内,仅靠建筑物的空隙所流入的空气是远远不够的,还必须经常开窗换气,以保证室内空气新鲜。

为了加强自然通风,可采取以下措施。

(1)活动室及卧室设气窗。幼儿园的生活用房有足够面积的窗户,最好能在相对两侧设置窗或门,使空气对流。还可在窗户的上部1/3处设总面积不应少于地面积1/60的风斗式小窗,以小窗底部为轴,向室内开启,回转角度为30°左右。窗框两侧有铁制或木制夹板。室外气流经风斗式小窗流向天花板,呈弧形下降,这样可避免冷气直接吹到儿童身上,也不会使室内气温骤然下降。

(2)合理的开窗换气制度。应按不同季节和天气规定合理的开窗制度。寒冷季节,应在儿童室外活动期间,及时开窗换气。如果室内有合理的供暖和通风小窗设备,寒冷季节也可整日打开小窗。炎热地区四季都可开窗,温暖地区可采用开窗与开小气窗相结合的方式。

(3)室内墙壁设自然抽出式通风管道。有通风道的室内比无通风道的二氧化碳蓄积程度低,可使每小时换气次数自然增加。

2.人工通风

在自然通风的情况下,室内气温仍然到达30℃时,应采用人工通风的辅助设备,如电扇、空调、排风扇等,使室内外空气得以交换,弥补自然通风的不足。厨房与卫生间应安装排风扇。

当采用换气次数确定室内通风量时,房间的换气次数不应低于表8-8的规定。

表8-8 房间的换气次数

房间名称	换气次数/(次/h)
活动室	3
寝室	3
厕所	10
多功能活动室	3

采用机械通风或空调房间,人员所需新风量应不小于表8-9的规定。

表8-9 人员所需最小新风量

房间名称	新风量/[m³/(h·人)]
活动室	20
寝室	20
保健观察室	38
多功能活动室	20

(二)采暖

严寒季节,既要保持室内一定的气温,又要维持室内空气新鲜,因此,托幼机构在注意通风换气的同时,还必须考虑合理的采暖。

托幼机构的采暖方式一般有集中式采暖和局部采暖两种。

1.集中式采暖

包括热水式采暖和蒸汽式采暖。

蒸汽式采暖时,散热片表面温度较高,容易引起儿童的烫伤,并由于有机尘埃的燃烧产生臭味;停止供气时,散热片很快冷却,使室温波动较大。

热水式采暖,经锅炉加热的水温不超过95℃,散热片表面温度不高于70℃,停止供热时,散热片中的热水逐渐冷却,使室内温度波动较小。所以,儿童活动室内以集中的热水式采暖为宜。

集中式采暖所用的散热片应平滑以便清扫,安装在外墙下的墙壁凹处,使室内形成良好的气流条件;散热片外应设有木栏或围挡,避免儿童烫伤。

如果幼儿园经济条件许可,可采取效果较好的空调设备取暖。

2.局部式采暖

规模较小的或经济条件较差的幼儿园可进行局部式采暖,如北方的火墙和地坑、火炉等都属于局部采暖方式。其中,火墙和地炕较好。烧炕在室外,要防止墙面和地面漏烟而使烟和灰尘进入室内。用火炉采暖时要安装烟筒,以便排烟,防止一氧化碳中毒。火炉周围应安放隔热铁板或栏杆,注意防止儿童烫伤。电热取暖器、电热油汀等也属于局部式采暖的方式,相对比较卫生,但也应注意防止触电和烫伤。

局部采暖的缺点是室内的气温不均匀,不同部位温差较大,空气干燥,应采取适当的措施加以克服。

室内采暖,应能达到使儿童感觉舒适的目的。活动室和寝室的气温以 16~18℃为宜,相对湿度为 40%~60%,50% 较佳,风速不超过 0.3 m/s。年龄越小,室内气温可略高些。室内温度应尽量保持均匀,水平面各点的气温差及垂直各点(足部和头部)的气温差最好不超过 2℃,一昼夜气温差不应超过 2~6℃。

幼儿园房间的供暖设计温度宜符合表 8-10 的规定。

表 8-10　幼儿园房间的供暖设计温度

房间名称	室内设计温度/℃
活动室、寝室、保健观察室、晨检室、办公室	20
乳儿室	24
盥洗室、厕所	22
门厅、走廊、楼梯间、厨房	16
洗衣房	18
淋浴室、更衣室	25

第二节 幼儿园的设备及教具、玩具卫生

幼儿园的基本设备是组织儿童开展生活与教育活动的物质前提,各项设备只有符合一定的卫生要求,才能有利于儿童身心健康发展。

一、家具的卫生

(一)桌椅

桌椅是儿童在游戏、学习、进餐、饮水时都要使用的家具,也是儿童在幼儿园使用最多的家具之一。桌椅的构造是否符合一定卫生要求,与儿童身体的正常发育有着密切的关系。合乎卫生要求的桌椅是培养儿童良好坐姿的重要条件,有利于控制脊柱弯曲异常及近视的发生。桌椅的卫生要求:适合儿童的身材,有利于形成良好坐姿,减少疲劳的产生,有助于保护视力,不妨碍儿童正常的生长发育;安全、坚固、美观、造价经济,不妨碍教室的清扫。其中,以良好的坐姿为最基本的卫生要求。

2014年,国家卫生和计划生育委员会修订了《学校课桌椅功能尺寸及技术要求》(GB/T3976-2014)。该标准对"学前儿童桌椅"做了详细规定,具体如下。

1.儿童桌

桌面不应倾斜角度,四角呈圆弧形。桌面可为方形、长方形、圆形、梯形、扇形等。桌面下不设放置书物用的搁板、抽屉等,桌下净空内也不设踏板及其他构件。

2.儿童椅

座面平,或向后下倾斜2°以内。椅面的四角呈圆弧形。靠背从垂直面向后倾斜6°以内。

3.产品技术要求和试验方法

(1)桌面高、座面高的允许误差范围为±2mm;(2)儿童桌椅为木制品;(3)座面和靠背面不加装软垫;(4)幼儿园、托儿所不采用钢木结构桌椅,也不采用折叠式或翻板式桌椅;(5)儿童桌椅的外表和内表以及儿童手指可触及的隐蔽处,均不得有锐利的棱角、毛刺以及小五金部件露出的锐利尖端;(6)儿童桌椅的涂层、漆膜、可迁移元素的最大限量应符合GB6675.4的规定。甲醛释放量及试验方法应符合GB18584的要求。色调浅淡,柔和;(7)一把儿童椅的质量,在幼儿园不超过2.5 kg,在托儿所不超过2.0 kg。

(二)橱柜

为了儿童生活方便及活动室的整洁,幼儿园内可设有多种橱柜,如玩具柜、教具柜、衣帽柜、鞋柜、书包柜、饮水杯子柜、碗具柜和被褥橱等。

为了给儿童留有更大的活动空间,留给儿童更大的活动余地并避免儿童在活动时碰撞,室内的橱柜不可设置过多,亦可将柜橱等家具设置在墙内。

为方便儿童自己去放置和整理物品,儿童用橱柜的高度和深度应适合儿童的身材。橱柜高度应相当于儿童的平均身高,一般为100~115 cm;深度相当于前臂加手长,为35~50 cm。各种橱柜在设计和制作时应注意避免可能伤害儿童的棱角,表面应光滑,避免有木刺或钉子露出。橱柜门上的拉手也应注意安全性。

橱柜可设置为落地式,既便于清扫,又稳固安全。橱柜里外应经常打扫,定期曝晒,防止蛀虫。

(三)儿童床

寄宿制幼儿园和有条件的全日制幼儿应给每位儿童配备专用的小床和寝具,以避免传染病的传播。

床的大小应适合儿童的身材,床长应为身高加15~25 cm,一般为150 cm左右,床宽应为儿童肩宽的2~2.5倍,一般为70 cm。为了儿童的安全以及便于儿童自己整理被褥,床不应过高,一般为30~40 cm。儿童床四周应有栏杆。

儿童用床必须坚固结实,还应注意床绷的通气性和软硬度。条形木板床透气性好又有利于儿童脊柱正直,最为适宜;棕绷、藤绷床也较好,但使用时间长了后,绷床有可能松弛,应及时修理;帆布床具轻便、便宜,也可使用,但必须扯紧帆布,否则,时间一长,易造成儿童脊柱弯曲异常。

为了方便儿童就寝,保证儿童安全,要尽量避免使用双层床,尤其是小班不宜采用。

床的排列应避免床头对床头,以防传染疾病;床与床之间应留有过道,以便保教人员能够照顾与维保。

(四)更衣室的家具

幼儿园的更衣室应有挂衣架和镜子。

挂衣架的样式很多,一般常用的有隔离式挂衣架和敞开式挂衣架两种。隔离式挂衣架,每名儿童一格,无门,分上、中、下3层,上层可放帽子、手套等,中层挂放外衣,下层放鞋,衣架安装在中层后壁的上方。敞开式挂衣架不分格子,可将若干个挂衣钩安

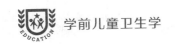

装在架子的上部,挂衣架无后壁,也无门,架底离地 1~15 cm 处可设一层隔板放置鞋子。

幼儿园的更衣室内还应设有镜子,便于儿童自己穿脱衣服和检查自身的整洁状况,镜子可离地高 25~30 cm,最好是安在墙体内。

(五)盥洗室的家具及用具

幼儿园盥洗使用的卫生用品种类很多,包括肥皂、毛巾、牙刷、牙膏、护肤剂、手纸等。除肥皂外,其他所有盥洗用具都要专人专用。

要选用刺激性小的肥皂。学前儿童皮肤薄嫩,保护机能差,易损伤,因此要防止碱性重的肥皂损伤儿童的皮肤。用肥皂洗手后要用清水冲洗干净。药皂中含有适量的消毒剂,除能去污外,还有一定的消毒作用;硼酸浴皂适合学前儿童洗澡使用;香皂含碱很少,多属中性,适合儿童洗脸用。

要选用质地柔软的纯棉毛巾。毛巾不宜太大、太厚,应便于学前儿童自己盥洗。每次使用后应立即搓洗干净并分开晾挂,以保持毛巾的清洁和干燥。因此,盥洗室内应设有毛巾架,毛巾架一般是敞开式的,离地 100~120 cm,搁置在靠近窗户空气流通的地方,轻便并且可以自由挪动。平时要多利用太阳光对毛巾架和毛巾进行曝晒消毒。

要为学前儿童选用儿童型牙刷和牙膏。刷牙后要将牙刷冲洗干净、甩干,刷头朝上放在杯子里或牙刷架上,以保持牙刷的干燥。牙刷还要定期更换,最好是每个月换一次。为儿童选用普通儿童型牙膏,刷牙要提醒儿童将牙膏沫刷洗干净,不要吞食。牙刷杯应定期清洗和消毒。

要为学前儿童选用卫生、柔软的手纸,要教会儿童便后正确使用手纸的方法。

二、教具和文具卫生

(一)黑板

黑板最好是可移动的磁性黑板。磁性黑板既平整、无裂缝又无反光,使用方便卫生。黑板表面应由耐磨材料制成、无眩光,书写流畅,容易擦拭,书写时不产生噪声。而普通木制黑板易膨胀造成表面凹凸不平,且易脱色,书写困难,字迹不清晰,不宜采用。在使用黑板时,要注意字体、图片和贴绒教具等的颜色与黑板颜色之间的反差度,以及避免反光,以便儿童能看得清楚。另外,书写时应尽量少用彩色粉笔,因其中多含有毒物质。擦黑板适宜用湿布或吸粉尘的黑板擦。

（二）文具

文具的规格与造型应尽量适合儿童的生理特点,使用方便,不会因使用增加视力负担。

供儿童阅读的图书、图片等,其画面和文字印刷应清晰,不宜过小,文字、插图、符号等与纸张颜色之间要有鲜明的对比,色调柔和、色彩协调,避免给儿童视觉造成过度刺激。书本大小适宜,厚薄和重量适中,纸质结实、质地致密,纸面平滑而不反光。图书应注意装订质量,防止因装订质量差造成订书钉等刺伤儿童。图书在翻阅时书页应平整,不会自动卷曲,以免儿童阅读时经常需要用手按住书页而疲劳。图书容易磨损和受污染,因此要及时修补,定期消毒,可将图书放在太阳下翻晒4~6 h。太过破旧和肮脏的图书应及时废弃。

学前儿童使用的油画棒、水彩笔、蜡笔、铅笔及绘画颜料等均不能含有毒色素或其他有毒物质。笔杆上所涂颜料应有不易脱落、不溶于水和唾液的透明漆膜。笔杆粗细应适中,直径为0.8 cm为好,过粗或过细的笔杆会使儿童握笔时的手动作不协调,手指关节和肌肉过分紧张。

儿童书写和绘画时所用的纸张以白色或浅色为宜,要求质地结实、坚韧。

（三）背包

幼儿园一般不要求儿童来园时背书包。如为儿童准备书包,不宜选择单肩背包,长期左肩右腰式携带单肩背包,会使左侧肩背部的肌肉过度紧张和痉挛,成为引发脊柱左凸弯曲异常的原因之一,而单纯采用右肩左腰式背包,也不利于肩背部肌肉协调发育。双肩背包最为适宜,有利于儿童正常发育且能减轻疲劳,它可以使书包的重量平均分配在肩背部肌肉上,书包重量一般不宜超过儿童体重的1/10。

三、玩具卫生

玩具是儿童进行游戏活动的基本物质材料,是幼儿园必备的物品。按照卫生要求选择玩具和管理玩具,是托幼机构卫生保健的一项重要工作。

（一）无毒

托幼机构选用的玩具应是无毒的,有毒材料制作的玩具会对其健康造成伤害。

禁止使用有毒材料制作的玩具,如含有未充分缩合的酚和醛的酚醛塑料、加入大量有毒增塑剂的聚氯乙烯塑料等都不能用作玩具材料。

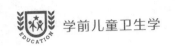

由于儿童常喜欢将玩具放入口中,玩具所涂颜料含有的铅,汞、砷及其他有毒物质都必须低于有关卫生指标,在有色颜料的上层还应涂抹2~3层透明漆,以形成牢固的保护薄膜。颜料和透明漆都必须无臭无味,不溶于唾液、胃液和水。

(二)安全

托幼机构选用的玩具应是安全的,对儿童身体容易产生危害的玩具应禁用。

玩具的表面应光滑,无尖刺,无裂缝,无锐利的棱角或锯齿。如果金属玩具破损后出现锐利的棱角,必须经过修理才能使用。

玩具不宜过小,玩具的小零件如娃娃的眼睛、螺丝、钉子等应牢固,不易脱落,体积过小的串珠、拼板等玩具不宜选用,以免儿童误吞或放入耳道、鼻孔中。

玩具不能过重,以免砸伤儿童。

有些玩具性能不适合儿童,如玩具钢珠手枪、喷水手枪等,对儿童的眼睛会直接造成威胁,幼儿园不应购买。有些玩具能产生噪声,如口哨类,易损害儿童的听觉,应避免使用。此外,在外形和功能上有恐怖色彩的,易引起儿童视觉、听觉或触觉不安的玩具,以及具有赌博、迷信色彩的玩具,都不宜给学前儿童使用。

◉ 拓展阅读

玩具安全标准

玩具安全标准,是针对各种玩具的安全性制定的标准,以法规的形式强制玩具企业执行。

由于某些玩具存在不安全因素,因此世界许多国家都制定了玩具安全标准。玩具须经检验,符合安全标准的,在产品上注明标记,否则不准生产、销售和进口。

我国于2003年10月由国家质量监督检疫总局国家标准化管理委员会发布了一个强制性国家标准——《国家玩具安全技术规范》(GB 6675-2003),并于2004年10月1日正式实施。

2014年,《国家玩具安全技术规范》修订为《玩具安全》(GB 6675-2014),规定了玩具产品必须遵循的机械物理性能、燃烧性能、小零件要求、可迁移化学元素、标识和说明等强制性技术要求。

2005年,国家质量监督检验检疫总局、国家认证认可监督管理委员会联合发布第198号公告,对部分玩具产品实施强制性产品认证,即玩具CCC(China

Compulsory Certification)认证,包括对童车、电玩具、弹射玩具、金属玩具、娃娃玩具、塑胶玩具等6类玩具实施强制性认证、强制性产品认证。CCC认证是国家依法对涉及人类健康安全、动植物生命安全和健康,以及环境保护和公共安全的产品实行统一的强制性产品认证制度,它要求产品必须符合国家标准和技术法规。

在幼儿园教育实践活动中,《玩具安全》是最重要、最基础的安全标准,但不是唯一的标准。

(三)易于清洗和消毒

由于玩具使用频率高,容易弄脏,需要定期清洗和消毒,一般来说,聚乙烯塑料玩具最易清洗,经过太阳曝晒即可达到消毒目的。其他玩具可根据材料性质,用温水清洗。或用0.2%的漂白粉溶液浸泡,或选择湿布或酒精棉擦拭、曝晒、蒸煮等方法清洁消毒。

幼儿园应建立玩具定期消毒制度。一般而言,要保证一周两次。在消毒方式上,可以采用温水和肥皂清洗,或使用消毒液清洗,也可以根据玩具材料的性质采用蒸煮或日光暴晒等方法进行消毒。托幼机构新添置的玩具都应经过消毒处理后方可使用。

(四)结实耐用

使用幼儿园玩具的儿童数量比较多,容易损坏的玩具不仅造成经济损失,而且会影响儿童的活动,甚至给儿童的身体和心理健康造成潜在危害。

玩具还应有规定的存放场所,要指导儿童正确使用,并培养儿童爱护玩具、保持玩具情节的良好习惯。对于已损坏的玩具,应及时修复;对于过分陈旧的、无法修复的玩具,应报废处理。

四、体育设备卫生

学前儿童体育锻炼以发展动作为主,体育设备大多为平衡设备、攀登设备、跳跃设备及投掷设备。其中大型体育器械有攀登架、平衡木、荡床、转椅、滑滑梯、秋千等,小型体育器械有木马、手推车、大小皮球、沙包、藤圈、哑铃、体操棒等。幼儿园体育用具要适合学前儿童身心发展的特点,促进儿童动作的平衡性、协调性及灵敏性。

(一)体育用品

各种体育器械应坚固、耐用、安全;体育用具要简单、轻巧、美观,便于修理和保养。大型体育器械一般安置在草坪上,并有专门的保护措施,如设有沙坑或软垫,以确保儿

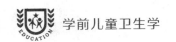

童的安全。体育用具应指定专人定期检查维修,尤其是关键部位,以加强安全和清洁管理;如有破损、脱落、生锈等现象时,应立即停止使用,并及时处理。

(二)体育活动场地

学前儿童体育活动场地以草地或泥地为宜,必须清洁、平坦,不得留有玻璃、石块、碎砖、木桩等会给儿童带来损伤的异物,场地内也不得留有积水。在儿童进行体育活动时,保教人员应在一旁指导和保护,防止发生意外事故。

✎ 本章小结

本章核心内容总结如下:

1.幼儿园园址的选择应符合以下要求:环境安静、空气清新、园址安全、日照充分、地势适宜、面积充足。

2.幼儿园各室配置的卫生原则:便利性原则、预防性原则、安全性原则。

3.采光和照明的目的,是为了形成良好的视觉环境,保证安全和卫生,提高生活和学习的效率。幼儿园的房舍,尤其是活动室的采光充分,照明良好,能减少学前儿童的视觉疲劳,保持儿童情绪愉快。

4.由于季节和天气的变化影响着室内的气温、湿度和气流,而儿童的身体调节机能不够完善,需要在室内得到必要的新鲜空气,在适宜的微小气候中生活和活动,因此幼儿园必须有科学合理的通风和采暖。

◎ 思考与实训

1.幼儿园室内采光有哪些要求?

2.幼儿园桌椅有什么卫生要求?

3.请观察所见习幼儿园,分析室内外环境和设施设备的卫生安全保障和安全隐患。

📖 专题探讨

幼儿园教育装备常见问题有哪些,如何解决?

幼儿园教育装备包括学龄前儿童在幼儿园一日生活中与各项活动密切相关的玩教具材料、设施设备。

中国幼儿园教育装备发展与研究课题组抽取了185所幼儿园进行调查研究,通过生均占地面积、建筑面积、户外场地面积、绿化地面积、活动室面积、睡眠室面积、图书室面积、生活用房面积等指标衡量幼儿园的办学条件。实证调查发现,幼儿园教育装备使用中存在的问题主要是:部分玩教具的投放和收纳困难;部分玩教具的耐用性相对不足;自制玩教具的地方特色反映不足;信息化设备更新换代快,功能重复。

　　请根据你的幼儿园见习实习所观察到的幼儿园教育装备现状,结合本章节理论知识,讨论有哪些常见问题? 并试着提出解决策略。

📝 参考文献

　　1.董旭花,韩冰川,张海豫.幼儿园户外环境创设与活动指导[M].北京:中国轻工业出版社,2019.

　　2.王霖.不同视角下的环境设计研究[M].长春:吉林人民出版社,2019.

　　3.中国幼儿园教育装备发展与研究报告课题组.中国幼儿园教育装备发展与研究报告课题组[M].武汉:华中科技大学出版社,2019.

托儿所幼儿园卫生保健工作规范(有删改)

为贯彻落实《托儿所幼儿园卫生保健管理办法》(以下简称《管理办法》),加强托儿所、幼儿园(以下简称托幼机构)卫生保健工作,切实提高托幼机构卫生保健工作质量,特制定《托儿所幼儿园卫生保健工作规范》(以下简称《规范》)。

托幼机构卫生保健工作的主要任务是贯彻预防为主、保教结合的工作方针,为集体儿童创造良好的生活环境,预防控制传染病,降低常见病的发病率,培养健康的生活习惯,保障儿童的身心健康。

第一部分 卫生保健工作职责

一、托幼机构

(一)按照《管理办法》要求,设立保健室或卫生室,其设置应当符合本《规范》保健室设置基本要求。根据接收儿童数量配备符合相关资质的卫生保健人员。

(二)新设立的托幼机构,应当按照本《规范》卫生评价的要求进行设计和建设,招生前应当取得县级以上卫生行政部门指定的医疗卫生机构出具的符合本《规范》的卫生评价报告。

(三)制订适合本园(所)的卫生保健工作制度和年度工作计划,定期检查各项卫生保健制度的落实情况。

(四)严格执行工作人员和儿童入园(所)及定期健康检查制度。坚持晨午检及全日健康观察工作,卫生保健人员应当深入各班巡视。做好儿童转园(所)健康管理工作。定期开展儿童生长发育监测和五官保健,将儿童体检结果及时反馈给家长。

(五)加强园(所)的传染病预防控制工作。做好入园(所)儿童预防接种证的查验,配合有关部门按时完成各项预防接种工作。建立儿童传染病预防控制制度,做好晨午检,儿童缺勤要追查,因病缺勤要登记。明确传染病疫情报告人,发现传染病病人或疑似传染病病人要早报告、早治疗,相关班级要重点消毒管理。做好园(所)内环境卫生、各项日常卫生和消毒工作。

（六）加强园（所）的伤害预防控制工作，建立因伤害缺勤登记报告制度，及时发现安全隐患，做好园（所）内伤害干预和评估工作。

（七）根据各年龄段儿童的生理、心理特点，在卫生保健人员参与下制订合理的一日生活制度和体格锻炼计划，开展适合儿童年龄特点的保育工作和体格锻炼。

（八）严格执行食品安全工作要求，配备食堂从业、管理人员和食品安全监管人员，制订各岗位工作职责，上岗前应当参加食品安全法律法规和儿童营养等专业知识培训。做好儿童的膳食管理工作，为儿童提供符合营养要求的平衡膳食。

（九）卫生保健人员应当按时参加妇幼保健机构召开的工作例会，并接受相关业务培训与指导；定期对托幼机构内工作人员进行卫生保健知识的培训；积极开展传染病、常见病防治的健康教育，负责消毒隔离工作的检查指导，做好疾病的预防与管理。

（十）根据工作要求，完成各项卫生保健工作记录的填写，作好各种统计分析，并将数据按要求及时上报辖区内妇幼保健机构。

二、妇幼保健机构

（一）配合卫生行政部门，制订辖区内托幼机构卫生保健工作规划、年度计划并组织实施，制订辖区内托幼机构卫生保健工作评估实施细则，建立完善的质量控制体系和评估制度。

（二）依据《管理办法》，由卫生行政部门指定的妇幼保健机构对新设立的托幼机构进行招生前的卫生评价工作，并出具卫生评价报告。

（三）受卫生行政部门委托，妇幼保健机构对取得办园（所）资格的托幼机构每3年进行1次卫生保健工作综合评估，并将结果上报卫生行政部门。

（四）地市级以上妇幼保健机构负责对当地托幼机构卫生保健人员进行岗前培训及考核，合格者颁发培训合格证。县级以上妇幼保健机构每年至少组织1次相关知识的业务培训或现场观摩活动。

（五）妇幼保健机构定期对辖区内的托幼机构卫生保健工作进行业务指导。内容包括一日生活安排、儿童膳食、体格锻炼、健康检查、卫生消毒、疾病预防、伤害预防、心理行为保健、健康教育、卫生保健资料管理等工作。

（六）协助辖区内食品药品监督管理、卫生监督和疾病预防控制等部门，开展食品安全、传染病预防与控制宣传教育等工作。

（七）对辖区内承担托幼机构儿童和工作人员健康检查服务的医疗卫生机构进行相关专业技术的指导和培训。

（八）负责定期组织召开辖区内托幼机构卫生保健工作例会，交流经验、学习卫生保健知识和技能。收集信息,掌握辖区内托幼机构卫生保健情况,为卫生行政部门决策提供相关依据。

三、相关机构

(一)疾病预防控制机构负责定期为托幼机构提供疾病预防控制的宣传、咨询服务和指导。

(二)卫生监督执法机构依法对托幼机构的饮用水卫生、传染病预防和控制等工作进行监督检查。

(三)食品药品监督管理机构中负责餐饮服务监督管理的部门依法加强对托幼机构食品安全的指导与监督检查。

(四)乡镇卫生院、村卫生室和社区卫生服务中心(站)应通过妇幼卫生网络、预防接种系统以及日常医疗卫生服务等多种途径掌握辖区中的适龄儿童数,并加强与托幼机构的联系,取得配合,做好儿童的健康管理。

第二部分 卫生保健工作内容与要求

一、一日生活安排

(一)托幼机构应当根据各年龄段儿童的生理、心理特点,结合本地区的季节变化和本托幼机构的实际情况,制订合理的生活制度。

(二)合理安排儿童作息时间和睡眠、进餐、大小便、活动、游戏等各个生活环节的时间、顺序和次数,注意动静结合、集体活动与自由活动结合、室内活动与室外活动结合,不同形式的活动交替进行。

(三)保证儿童每日充足的户外活动时间。全日制儿童每日不少于2 h,寄宿制儿童不少于3小时,寒冷、炎热季节可酌情调整。

(四)根据儿童年龄特点和托幼机构服务形式合理安排每日进餐和睡眠时间。制订餐、点数,儿童正餐间隔时间3.5~4 h,进餐时间20~30 min/餐,餐后安静活动或散步时间10~15 min。3~6岁儿童午睡时间根据季节以2~2.5 h/日为宜,3岁以下儿童日间睡眠时间可适当延长。

(五)严格执行一日生活制度,卫生保健人员应当每日巡视,观察班级执行情况,发现问题及时予以纠正,以保证儿童在托幼机构内生活的规律性和稳定性。

二、儿童膳食

(一)膳食管理。

1.托幼机构食堂应当按照《食品安全法》《食品安全法实施条例》以及《餐饮服务许可管理办法》、《餐饮服务食品安全监督管理办法》、《学校食堂与学生集体用餐卫生管理规定》等有关法律法规和规章的要求,取得《餐饮服务许可证》,建立健全各项食品安全管理制度。

2.托幼机构应当为儿童提供符合国家《生活饮用水卫生标准》的生活饮用水。保证儿童按需饮水。每日上、下午各1~2次集中饮水,1~3岁儿童饮水量50~100 mL/次,3~6岁儿童饮水量100~150 mL/次,并根据季节变化酌情调整饮水量。

3.儿童膳食应当专人负责,建立有家长代表参加的膳食委员会并定期召开会议,进行民主管理。工作人员与儿童膳食要严格分开,儿童膳食费专款专用,账目每月公布,每学期膳食收支盈亏不超过2%。

4.儿童食品应当在具有《食品生产许可证》或《食品流通许可证》的单位采购。食品进货前必须采购查验及索票索证,托幼机构应建立食品采购和验收记录。

5.儿童食堂应当每日清扫、消毒,保持内外环境整洁。食品加工用具必须生熟标识明确、分开使用、定位存放。餐饮具、熟食盛器应在食堂或清洗消毒间集中清洗消毒,消毒后保洁存放。库存食品应当分类、注有标识、注明保质日期、定位储藏。

6.禁止加工变质、有毒、不洁、超过保质期的食物,不得制作和提供冷荤凉菜。留样食品应当按品种分别盛放于清洗消毒后的密闭专用容器内,在冷藏条件下存放48 h以上;每样品种不少于100 g以满足检验需要,并做好记录。

7.进餐环境应当卫生、整洁、舒适。餐前做好充分准备,按时进餐,保证儿童情绪愉快,培养儿童良好的饮食行为和卫生习惯。

(二)膳食营养。

1.托幼机构应当根据儿童生理需求,以《中国居民膳食指南》为指导,参考"中国居民膳食营养素参考摄入量(DRIs)"和各类食物每日参考摄入量(见表),制订儿童膳食计划。

2.根据膳食计划制订带量食谱,1~2周更换1次。食物品种要多样化且合理搭配。

3.在主副食的选料、洗涤、切配、烹调的过程中,方法应当科学合理,减少营养素的损失,符合儿童清淡口味,达到营养膳食的要求。烹调食物注意色、香、味、形,提高儿童的进食兴趣。

4.托幼机构至少每季度进行1次膳食调查和营养评估。儿童热量和蛋白质平均摄入量全日制托幼机构应当达到"DRIs"的80%以上,寄宿制托幼机构应当达到"DRIs"的90%以上。维生素A、B1、B2、C及矿物质钙、铁、锌等应当达到"DRIs"的80%以上。三大营养素热量占总热量的百分比是蛋白质12%~15%,脂肪30%~35%,碳水化合物50%~60%。每日早餐、午餐、晚餐热量分配比例为30%、40%和30%。优质蛋白质占蛋白质总量的50%以上。

5.有条件的托幼机构可为贫血、营养不良、食物过敏等儿童提供特殊膳食。不提供正餐的托幼机构,每日至少提供1次点心。

儿童各类食物每日参考摄入量

食物种类	1~3岁	3~6岁
谷类	100~150 g	180~260 g
蔬菜类	150~200 g	200~250 g
水果类	150~200 g	150~300 g
鱼虾类		40~50 g
禽畜肉类	100 g	30~40 g
蛋类		60 g
液态奶	350~500 mL	300~400 mL
大豆及豆制品	—	25 g
烹调油	20~25 g	25~30 g

注:《中国孕期、哺乳期妇女和0~6岁儿童膳食指南》(中国营养学会妇幼分会,2010年)

三、体格锻炼

(一)托幼机构应当根据儿童的年龄及生理特点,每日有组织地开展各种形式的体格锻炼,掌握适宜的运动强度,保证运动量,提高儿童身体素质。

(二)保证儿童室内外运动场地和运动器械的清洁、卫生、安全,做好场地布置和运动器械的准备。定期进行室内外安全隐患排查。

(三)利用日光、空气、水和器械,有计划地进行儿童体格锻炼。做好运动前的准备工作。运动中注意观察儿童面色、精神状态、呼吸、出汗量和儿童对锻炼的反应,若有不良反应要及时采取措施或停止锻炼;加强运动中的保护,避免运动伤害。运动后注意观察儿童的精神、食欲、睡眠等状况。

(四)全面了解儿童健康状况,患病儿童停止锻炼;病愈恢复期的儿童运动量要根据身体状况予以调整;体弱儿童的体格锻炼进程应当较健康儿童缓慢,时间缩短,并要对儿童运动反应进行仔细的观察。

四、健康检查

(一)儿童健康检查。

1.入园(所)健康检查

(1)儿童入托幼机构前应当经医疗卫生机构进行健康检查,合格后方可入园(所)。

(2)承担儿童入园(所)体检的医疗卫生机构及人员应当取得相应的资格,并接受相关专业技术培训。应当按照《管理办法》规定的项目开展健康检查,规范填写"儿童入园(所)健康检查表(见附件1)",不得违反规定擅自改变健康检查项目。

(3)儿童入园(所)体检中发现疑似传染病者应当"暂缓入园(所)",及时确诊治疗。

(4)儿童入园(所)时,托幼机构应当查验"儿童入园(所)健康检查表""0~6岁儿童保健手册""预防接种证"。

发现没有预防接种证或未依照国家免疫规划受种的儿童,应当在30日内向托幼机构所在地的接种单位或县级疾病预防控制机构报告,督促监护人带儿童到当地规定的接种单位补证或补种。托幼机构应当在儿童补证或补种后复验预防接种证。

2.定期健康检查

(1)承担儿童定期健康检查的医疗卫生机构及人员应当取得相应的资格。儿童定期健康检查项目包括:测量身长(身高)、体重,检查口腔、皮肤、心肺、肝脾、脊柱、四肢等,测查视力、听力,检测血红蛋白或血常规。

(2)1~3岁儿童每年健康检查2次,每次间隔6个月;3岁以上儿童每年健康检查1次。所有儿童每年进行1次血红蛋白或血常规检测。1~3岁儿童每年进行1次听力筛查;4岁以上儿童每年检查1次视力。体检后应当及时向家长反馈健康检查结果。

(3)儿童离开园(所)3个月以上需重新按照入园(所)检查项目进行健康检查。

(4)转园(所)儿童持原托幼机构提供的"儿童转园(所)健康证明"、"0~6岁儿童保健手册"可直接转园(所)。"儿童转园(所)健康证明"有效期3个月。

3.晨午检及全日健康观察

(1)做好每日晨间或午间入园(所)检查。检查内容包括询问儿童在家有无异常情况,观察精神状况、有无发热和皮肤异常,检查有无携带不安全物品等,发现问题及时处理。

(2)应当对儿童进行全日健康观察,内容包括饮食、睡眠、大小便、精神状况、情绪、行为等,并作好观察及处理记录。

(3)卫生保健人员每日深入班级巡视2次,发现患病、疑似传染病儿童应当尽快隔离并与家长联系,及时到医院诊治,并追访诊治结果。

(4)患病儿童应当离园(所)休息治疗。如果接受家长委托喂药时,应当做好药品交接和登记,并请家长签字确认。

(二)工作人员健康检查。

1.上岗前健康检查

(1)托幼机构工作人员上岗前必须按照《管理办法》的规定,经县级以上人民政府卫生行政部门指定的医疗卫生机构进行健康检查,取得《托幼机构工作人员健康合格证》后方可上岗。

（2）精神病患者或者有精神病史者不得在托幼机构工作。

2.定期健康检查

（1）托幼机构在岗工作人员必须按照《管理办法》规定的项目每年进行1次健康检查（见附件2）。

（2）在岗工作人员患有精神病者，应当立即调离托幼机构。

（3）凡患有下列症状或疾病者须离岗，治愈后须持县级以上人民政府卫生行政部门指定的医疗卫生机构出具的诊断证明，并取得"托幼机构工作人员健康合格证"后，方可回园（所）工作。

1）发热、腹泻等症状；

2）流感、活动性肺结核等呼吸道传染性疾病；

3）痢疾、伤寒、甲型病毒性肝炎、戊型病毒性肝炎等消化道传染性疾病；

4）淋病、梅毒、滴虫性阴道炎、化脓性或者渗出性皮肤病等。

（4）体检过程中发现异常者，由体检的医疗卫生机构通知托幼机构的患病工作人员到相关专科进行复查和确诊，并追访诊治结果。

五、卫生与消毒

（一）环境卫生。

1.托幼机构应当建立室内外环境卫生清扫和检查制度，每周全面检查1次并记录，为儿童提供整洁、安全、舒适的环境。

2.室内应当有防蚊、蝇、鼠、虫及防暑和防寒设备，并放置在儿童接触不到的地方。集中消毒应在儿童离园（所）后进行。

3.保持室内空气清新、阳光充足。采取湿式清扫方式清洁地面。厕所做到清洁通风、无异味，每日定时打扫，保持地面干燥。便器每次用后及时清洗干净。

4.卫生洁具各班专用专放并有标记。抹布用后及时清洗干净，晾晒、干燥后存放；拖布清洗后应当晾晒或控干后存放。

5.枕席、凉席每日用温水擦拭，被褥每月曝晒1~2次，床上用品每月清洗1~2次。

6.保持玩具、图书表面的清洁卫生，每周至少进行1次玩具清洗，每2周图书翻晒1次。

（二）个人卫生。

1.儿童日常生活用品专人专用，保持清洁。要求每人每日1巾1杯专用，每人1床位1被。

2.培养儿童良好卫生习惯。饭前便后应当用肥皂、流动水洗手，早晚洗脸、刷牙，饭后漱口,做到勤洗头、洗澡、换衣,勤剪指(趾)甲,保持服装整洁。

3.工作人员应当保持仪表整洁,注意个人卫生。饭前便后和护理儿童前应用肥皂、流动水洗手;上班时不戴戒指,不留长指甲;不在园(所)内吸烟。

(三)预防性消毒。

1.儿童活动室、卧室应当经常开窗通风,保持室内空气清新。每日至少开窗通风2次,每次至少10~15 min。在不适宜开窗通风时,每日应当采取其他方法对室内空气消毒2次。

2.餐桌每餐使用前消毒。水杯每日清洗消毒,用水杯喝豆浆、牛奶等易附着于杯壁的饮品后,应当及时清洗消毒。反复使用的餐巾每次使用后消毒。擦手毛巾每日消毒1次。

3.门把手、水龙头、床围栏等儿童易触摸的物体表面每日消毒1次。坐便器每次使用后及时冲洗,接触皮肤部位及时消毒。

4.使用符合国家标准或规定的消毒器械和消毒剂。环境和物品的预防性消毒方法应当符合要求。

六、传染病防控

(一)督促家长按免疫程序和要求完成儿童预防接种。配合疾病预防控制机构做好托幼机构儿童常规接种、群体性接种或应急接种工作。

(二)托幼机构应当建立传染病管理制度。托幼机构内发现传染病疫情或疑似病例后,应当立即向属地疾病预防控制机构(农村乡镇卫生院防保组)报告。

(三)班级老师每日登记本班儿童的出勤情况。对因病缺勤的儿童,应当了解儿童的患病情况和可能的原因,对疑似患传染病的,要及时报告给园(所)疫情报告人。园(所)疫情报告人接到报告后应当及时追查儿童的患病情况和可能的病因,以做到对传染病人的早发现。

(四)托幼机构内发现疑似传染病例时,应当及时设立临时隔离室,对患儿采取有效的隔离控制措施。临时隔离室内环境、物品应当便于实施随时性消毒与终末消毒,控制传染病在园(所)内暴发和续发。

(五)托幼机构应当配合当地疾病预防控制机构对被传染病病原体污染(或可疑污染)的物品和环境实施随时性消毒与终末消毒。

(六)发生传染病期间,托幼机构应当加强晨午检和全日健康观察,并采取必要的预防措施,保护易感儿童。对发生传染病的班级按要求进行医学观察,医学观察期间该班与其他班相对隔离,不办理入托和转园(所)手续。

（七）卫生保健人员应当定期对儿童及其家长开展预防接种和传染病防治知识的健康教育，提高其防护能力和意识。传染病流行期间，加强对家长的宣传工作。

（八）患传染病的儿童隔离期满后，凭医疗卫生机构出具的痊愈证明方可返回园（所）。根据需要，来自疫区或有传染病接触史的儿童，检疫期过后方可入园（所）。

七、常见病预防管理

（一）托幼机构应当通过健康教育普及卫生知识，培养儿童良好的卫生习惯；提供合理平衡膳食；加强体格锻炼，增强儿童体质，提高对疾病的抵抗能力。

（二）定期开展儿童眼、耳、口腔保健，发现视力低常、听力异常、龋齿等问题进行登记管理，督促家长及时带患病儿童到医疗卫生机构进行诊断及矫治。

（三）对贫血、营养不良、肥胖等营养性疾病儿童进行登记管理，对中重度贫血和营养不良儿童进行专案管理，督促家长及时带患病儿童进行治疗和复诊。

（四）对先心病、哮喘、癫痫等疾病儿童，及对有药物过敏史或食物过敏史的儿童进行登记，加强日常健康观察和保育护理工作。

（五）重视儿童心理行为保健，开展儿童心理卫生知识的宣传教育，发现心理行为问题的儿童及时告知家长到医疗保健机构进行诊疗。

八、伤害预防

（一）托幼机构的各项活动应当以儿童安全为前提，建立定期全园（所）安全排查制度，落实预防儿童伤害的各项措施。

（二）托幼机构的房屋、场地、家具、玩教具、生活设施等应当符合国家相关安全标准和规定。

（三）托幼机构应当建立重大自然灾害、食物中毒、踩踏、火灾、暴力等突发事件的应急预案，如果发生重大伤害时应当立即采取有效措施，并及时向上级有关部门报告。

（四）托幼机构应当加强对工作人员、儿童及监护人的安全教育和突发事件应急处理能力的培训，定期进行安全演练，普及安全知识，提高自我保护和自救的能力。

（五）保教人员应当定期接受预防儿童伤害相关知识和急救技能的培训，做好儿童安全工作，消除安全隐患，预防跌落、溺水、交通事故、烧（烫）伤、中毒、动物致伤等伤害的发生。

九、健康教育

（一）托幼机构应当根据不同季节、疾病流行等情况制订全年健康教育工作计划，并组织实施。

（二）健康教育的内容包括膳食营养、心理卫生、疾病预防、儿童安全以及良好行为习惯的培养等。健康教育的形式包括举办健康教育课堂、发放健康教育资料、宣传专栏、咨询指导、家长开放日等。

（三）采取多种途径开展健康教育宣传。每季度对保教人员开展1次健康讲座，每学期至少举办1次家长讲座。每班有健康教育图书，并组织儿童开展健康教育活动。

（四）做好健康教育记录，定期评估相关知识知晓率、良好生活卫生习惯养成、儿童健康状况等健康教育效果。

十、信息收集

（一）托幼机构应当建立健康档案，包括：托幼机构工作人员健康合格证、儿童入园（所）健康检查表、儿童健康检查表或手册、儿童转园（所）健康证明。

（二）托幼机构应当对卫生保健工作进行记录，内容包括：出勤、晨午检及全日健康观察、膳食管理、卫生消毒、营养性疾病、常见病、传染病、伤害和健康教育等记录。

（三）工作记录和健康档案应当真实、完整、字迹清晰。工作记录应当及时归档，至少保存3年。

（四）定期对儿童出勤、健康检查、膳食营养、常见病和传染病等进行统计分析，掌握儿童健康及营养状况。

（五）有条件的托幼机构可应用计算机软件对儿童体格发育评价、膳食营养评估等卫生保健工作进行管理。

0~6岁儿童发展的里程碑：儿童发育异常的自查手册

一、从出生到1个月，孩子将这样逐渐成长

头可以从一边转向另一边；醒着时，目光能追随距眼睛20 cm左右的物体；在新生儿身边摇响铃，孩子的手脚会向中间抱紧；与陌生人的声音相比，婴儿更喜欢听母亲的声音；能分辨味道，喜欢甜味；对气味有感觉，当闻到难闻的气味时会转开头；当听到轻音乐、人的说话声时会安静下来；会微笑，会模仿人的表情。

有以下状况，请赶快送孩子去看医生：

对大的声音没有反应；对强烈的光线没有反应；不能轻松地吸吮或吞咽；身高、体重不增加。

二、从1~3个月，孩子将这样逐渐成长

俯卧时能抬头，抱坐时头稳定；能把小手放进嘴里，能手握手；喜欢看妈妈的脸，看到妈妈就高兴；眼睛盯着东西看；会笑出声，会叫，能应答性发声；能以不同的哭声表达不同的需要；喜欢让熟悉的人抱，吃奶时发出高兴的声音。

有以下状况，请赶快送孩子去看医生：

孩子的身高、体重和头围不能逐渐增加；不能对别人微笑；两只眼睛不能同时跟随移动的物体；不能转头找到发出声音的来源；抱坐时，头不能稳定。

三、从4~6个月，孩子将这样逐渐成长

能翻身，靠着东西能坐或能独坐；会紧握铃铛，主动拿玩具，拿着东西就放嘴里咬；玩具能在两只手间交换；喜欢玩脚和脚指头；喜欢看颜色鲜艳的东西，会盯着移动的物体看；会大声笑，会自己发出"o""a"等声音，喜欢别人跟他说话；开始认生，认识亲近的人，见生人就哭；会故意扔摔东西；喜欢与大人玩"藏猫猫"游戏；对周围各种东西都感兴趣；能区别别人说话的口气，受到批评会哭；有明显的害怕、焦虑、哭闹等反应。

有以下状况,请赶快送孩子去看医生:

不会用手抓东西;体重、身高不能逐渐增长;不会翻身;不会笑。

四、从7~9个月,孩子将这样逐渐成长

能自己坐,扶着大人或床沿能站立,扶着大人的手能走几步;会爬;能用一个玩具敲打另一个玩具;能用手抓东西吃,能用拇指、食指捏起细小物品;能发出"ba ba"等音;能听懂大人的一些话,如听到"爸爸"这个词时能把头转向爸爸;喜欢要人抱,会对着镜子中的自己笑;学拍手,能按大人的指令用手指出灯、门等常见物品等;大人表扬自己时有高兴的表示;喜欢与大人玩"藏猫猫"的游戏。

有以下状况,请赶快送孩子去看医生:

不能用拇指和食指捏取东西;对新奇的声音或不寻常的声音不感兴趣;不能独坐;不会吞咽菜泥、饼干等固体食物。

五、从10~12个月,孩子将这样逐渐成长

长出6~8颗乳牙;能熟练地爬;扶着家具或别的东西能走;能滚皮球;喜欢反复拾起东西再扔掉;会找到藏起来的东西,喜欢玩藏东西的游戏;理解一些简单的指令,如拍手和"再见";会用面部表情、手势、单词与大人交流,如:微笑、拍手、伸出一个手指表示1岁等,会随着音乐做动作;能配合大人穿脱衣服;会搭1~2块积木;能模仿叫"爸爸""妈妈";喜欢跟小朋友一起玩。

有以下状况,请赶快送孩子去看医生:

当快速移动的物体靠近眼睛时,不会眨眼;还没有开始长牙;不会模仿简单的声音;不能根据简单的口令做动作,如"再见"等;不能和父母、家人友好地玩。

六、从1岁到1岁半,孩子将这样逐渐成长

有8~14颗乳牙;能独站、独走、蹲下再起来,会抬一只脚做踢的动作;走路时能推、拉或者搬运玩具;能玩简单的打鼓、敲瓶等音乐器械;能重复一些简单的声音或动作;能听懂和理解一些话,能说出自己的名字;喜欢听儿歌、故事,听大人的指令能指出书上相应的东西;能用一二个字表达自己的意愿;能从杯子中取出或放进小玩具;能有意识地叫"爸爸""妈妈";能辨别家人的称谓和家庭里熟悉的东西;能认出镜子中的自己;能堆起2~3块积木;能自己用杯子喝水,用勺吃饭;能指出身体的各个部位;能短时间和小朋友一起玩。

有以下状况,请赶快送孩子去看医生:

囟门仍较大;不能表现多种情感:愤怒、高兴、恐惧;不会爬;不会独站。

七、从1岁半到2岁,孩子将这样逐渐成长

能向后退着走;能扶栏杆上下楼梯;在大人照顾下,能在宽的平衡木上走;在大人帮助下,能自己用勺吃饭;能踢球、扔球;喜爱童谣、歌曲、短故事和手指游戏;模仿大人,试图拉开和闭合普通的拉链;模仿做家务(如,给干活的大人拿个小凳子,大人做面食时跟着捏);能手口一致说出身体各部位的名称;能主动表示想大小便;知道并运用自己的名字,如,"宝宝要";能自己洗手;会说3个字的短句;喜欢看书,学着大人的样子翻书;模仿折纸,能试图堆4~6块积木;能识2种颜色,能识简单形状,如圆、方块、三角等;喜欢玩沙、玩水;能认出照片上的自己,笑或用手指;表现出多种情感(同情、爱、不喜欢等)。

有以下状况,请赶快送孩子去看医生:

不会独立走路;不试着讲话或者重复词语;对一些常用词不理解;对简单的问题,不能用"是"或"不是"回答。

八、从2岁到3岁,孩子将这样逐渐成长

乳牙出齐20颗;会骑三轮车;能两脚并跳;能爬攀登架;能独自绕过障碍物(如,门槛);能用手指捏细小的物体,能解开和扣上衣服上的大纽扣,会折纸、洗手会擦干;能走较宽的平衡木;能自己上下楼梯;会拧开或拧紧盖子;能握住大的蜡笔在大纸上涂鸦,如玩沙、玩水;开始有目的地运用东西,如,把一块积木当作一艘船到处推;能把物体进行简单的分类,如,把衣服和鞋子分开;熟悉主要交通工具及常见动物;说出图画书上东西的名称;

喜欢有人给他念书,能一页一页地翻书,并假装"读书";能说出6~10个词的句子,能比较准确地使用"你""我""他";脾气不稳定,没有耐心,很难等待或者轮流做事。

喜欢"帮忙"做家务;爱模仿生活中的活动,如,喂玩具娃娃吃饭;喜欢和别的孩子一起玩,相互模仿言行。

有以下状况,请赶快送孩子去看医生:

不能自如地走,经常会摔倒;不能在成人帮助下爬台阶;不能提问题;不能指着熟悉的物品并说出它的名称;不能说2~3个字的句子;不能根据一个特征把熟悉的物品分类,如,把吃的东西和玩具分开;不喜欢和小朋友玩。

九、从3岁到4岁,孩子将这样逐渐成长

能交替迈步上下楼梯;能倒着走,能原地蹦跳;能短时间单脚站立;能画横线、竖线、圆圈;喜欢堆积木;认真听适合他年龄的故事,喜欢看书;认识三角形、圆形、正方形;至少能说出红、黄、蓝色的名称;能用简短的话表达自己的愿望和要求;问越来越多的问题,如"是什么""为什么"等;能简单讲述看到和发生的事情;能记住家人的姓名、单位、电话和家庭住址等；能使用筷子、勺等餐具，能独立进餐；知道家里常用物品的位置；能独立穿衣；能按"吃的""穿的""用的"将物品分类；能用手指着东西数数；能与他人友好相处，懂得一些简单的规则，但常常不能坚持做；能参加一些简单的游戏和小组活动；会表达恐惧、喜欢等强烈的感觉；非常重视看护自己的玩具；有时会变得有侵略性，如，抢玩具，把玩具藏起来。

有以下状况，请赶快送孩子去看医生：

听不懂别人说的话；不能说出自己的名字和年龄，不能说3~4个字的句子；不能自己一个人玩三四分钟；不会原地跳。

十、从4岁到5岁，孩子将这样逐渐成长

能熟练地单脚跳；能沿着一条直线行走；能轻松地起跑、停下、绕过障碍物；能正确地握笔，能画出简单的图形和人物；能串较小的珠子；认识10以内的数；能按照物体的颜色、形状等特征分类并进行有规律的排列；能独自看懂并说出简单图画的意思；喜欢听有情节的故事、猜谜语；理解日常生活的顺序："我早上起床，穿衣服，刷牙，然后上幼儿园"；能回答"谁""为什么""多少个"等问题；能说比较复杂的话，如，"我还没看清楚猫的颜色，它就跑过去了"；能比较清楚地表达自己的意愿；能努力控制自己的情绪，不乱发脾气，但有时会因为小挫折（如，搭积木无法搭成自己想要的形状）而发脾气；喜欢与小伙伴玩；开始有"最好"的朋友，乐于参加集体活动；喜欢大人的表扬，对取得的成绩很骄傲。

有以下状况，请赶快送孩子去看医生：

无法说出自己的全名；无法辨认简单的形状：圆形、正方形、三角形；说出的话别人听不懂；不能单脚跳跃；不能独立上厕所，不能控制大小便，经常尿裤子。

十一、从5岁到6岁，孩子将这样逐渐成长

学习交替单脚跳；会翻跟头；能快速、熟练地骑三轮车或有轮子的玩具；能使用笔，能画许多形状和写简单的汉字；能用各种图形的材料拼图；能把各种各样的物体分类，能按从短到长、从小到大等顺序为物体排序；数数能数到20或20以上，许多孩子能数到100；能把时间和日常生活联系起来：如"5点钟了，该看电视了"；能辨认一元、五元等钱币；能边看图画，边讲熟悉的故事；能正确地转告简短的口信，能接电话；喜欢伙伴，经常会有一两个要好的伙伴；能与小朋友分享玩具、轮流玩、一起玩；爱参加团体游戏和活动；情感丰富、关心别人，尤其是对比自己年龄小的孩子、受伤的孩子和动物特别体贴；有更强的自我约束能力；情绪大起大落的情况减少。

有以下状况，请赶快送孩子去看医生：

不能交替迈步上下楼梯;不能安静地听完一个5~7 min的小故事;不能独立地完成一些自理技能,如刷牙、洗手等.

0-6岁孩子体重、身高(身长)参考表

年龄		体重/kg				身长/cm			
		男孩		女孩		男孩		女孩	
年	月	下等	上等	下等	上等	下等	上等	下等	上等
0	0	2.5	4.3	2.5	4.0	45.9	55.1	45.5	54.2
	1	2.9	5.6	2.8	5.1	49.7	59.5	49.0	58.1
	3	4.1	7.7	3.9	7.0	55.8	66.4	54.6	64.5
	6	5.9	9.8	5.5	9.0	62.4	73.2	60.6	71.2
	9	7.2	11.3	6.6	10.5	67.0	77.6	65.0	75.9
1	0	8.1	12.4	7.4	11.6	70.7	81.5	68.5	80.0
	6	9.1	13.9	8.5	13.1	76.3	88.5	74.8	87.1
2	0	9.9	15.2	9.4	14.5	80.9	94.4	79.9	93.0
	6	10.8	16.4	10.3	15.9	85.4	99.2	84.5	98.1
3		11.4	18.3	11.2	18.0	87.3	102.5	86.5	101.4
4		12.9	20.8	12.6	20.7	94.4	111.5	93.5	109.7
5		14.4	23.5	13.8	23.2	100.7	119.1	99.5	117.2
6		16.0	26.6	15.0	26.2	106.4	125.8	104.8	124.5

体重、身高(身长)记录卡

测量日期	实足年龄	体重/kg		身长/cm	
		本次	与上次比较	本次	与上次比较

注:正常的测量值应在上等和下等之间。如同年龄、同性别的孩子,体重测量值在上等和下等之间为正常,小于下等为体重不足,大于上等为超重;同年龄、同性别的孩子,身高测量值在上等和下等之间为正常,小于下等为生长迟缓,大于上等为异常。当孩子发育不正常时,应请医生查明原因,及时治疗。

《中国儿童发展纲要（2021—2030年）》节选

儿童是国家的未来、民族的希望。当代中国少年儿童既是实现"第一个百年奋斗目标"的经历者、见证者，更是实现"第二个百年奋斗目标"、建设社会主义现代化强国的生力军。促进儿童健康成长，能够为国家可持续发展提供宝贵资源和不竭动力，是建设社会主义现代化强国、实现中华民族伟大复兴中国梦的必然要求。党和国家始终高度重视儿童事业发展，先后制定实施三个周期的中国儿童发展纲要，为儿童生存、发展、受保护和参与权利的实现提供了重要保障。

党的十八大以来，以习近平同志为核心的党中央把培养好少年儿童作为一项战略性、基础性工作，坚持儿童优先原则，大力发展儿童事业，保障儿童权利的法律法规政策体系进一步完善，党委领导、政府主责、妇女儿童工作委员会（以下简称妇儿工委）协调、多部门合作、全社会参与的儿童工作机制进一步巩固，儿童发展环境进一步优化。截至2020年底，婴儿、5岁以下儿童死亡率分别从2010年的13.1‰、16.4‰下降到5.4‰、7.5‰；学前教育毛入园率从2010年的56.6%上升到85.2%，九年义务教育巩固率从2010年的91.1%上升到95.2%，高中阶段毛入学率从2010年的82.5%上升到91.2%；农村留守儿童、困境儿童等弱势群体得到更多关爱和保护。儿童发展和儿童事业取得了历史性新成就。

受经济社会发展水平制约，我国儿童事业发展仍然存在不平衡不充分问题。贯彻儿童优先原则的力度需要进一步加大，儿童思想引领需要进一步增强，保障儿童权利的法制建设需要持续推进，儿童发展的城乡、区域和群体之间差距需要进一步缩小，基层儿童保护和服务机制需要进一步健全，科技进步和生活方式变革给做好儿童工作带来新挑战，儿童事业发展使命艰巨、任重道远。

当前，我国正处于实现"两个一百年"奋斗目标的历史交汇期。坚持党的全面领导，坚持以人民为中心，坚持新发展理念，统筹推进"五位一体"总体布局，协调推进"四个全面"战略布局,推进国家治理体系和治理能力现代化,构建人类命运共同体,为儿童事业发展提供了重大机遇、擘画了美好前景。站在新的历史起点上,需要进一步落实儿童优先原则,全面提高儿童综合素质,培养造就德智体美劳全面发展的社会主义建设者和接班人,引领亿万儿童勇担新使命、建功新时代。

依据宪法和未成年人保护法等有关法律法规,按照国家经济社会发展的总体目标和要求,结合我国儿童发展的实际情况,参照联合国《儿童权利公约》和2030年可持续发展议程等国际公约和文件宗旨,制定本纲要。

一、指导思想、基本原则和总体目标

(一)指导思想

高举中国特色社会主义伟大旗帜,深入贯彻党的十九大和十九届二中、三中、四中、五中全会精神,坚持以马克思列宁主义、毛泽东思想、邓小平理论、"三个代表"重要思想、科学发展观、习近平新时代中国特色社会主义思想为指导,坚定不移贯彻新发展理念,坚持以人民为中心的发展思想,坚持走中国特色社会主义儿童发展道路,坚持和完善最有利于儿童、促进儿童全面发展的制度机制,落实立德树人根本任务,优化儿童发展环境,保障儿童生存、发展、受保护和参与权利,全面提升儿童综合素质,为实现第二个百年奋斗目标、建设社会主义现代化强国奠定坚实的人才基础。

(二)基本原则

1.坚持党的全面领导。把握儿童事业发展的政治方向,贯彻落实党中央关于儿童事业发展的决策部署,切实把党的领导贯彻到儿童事业发展的全过程和各方面。

2.坚持对儿童发展的优先保障。在出台法律、制定政策、编制规划、部署工作时优先考虑儿童的利益和发展需求。

3.坚持促进儿童全面发展。尊重儿童的人格尊严,遵循儿童身心发展特点和规律,保障儿童身心健康,促进儿童在德智体美劳各方面全面发展。

4.坚持保障儿童平等发展。创造公平社会环境,消除对儿童一切形式的歧视,保障所有儿童平等享有发展权利和机会。

5.坚持鼓励儿童参与。尊重儿童主体地位,鼓励和支持儿童参与家庭、社会和文化生活,创造有利于儿童参与的社会环境。

(三)总体目标

保障儿童权利的法律法规政策体系更加健全,促进儿童发展的工作机制更加完善,儿童优先的社会风尚普遍形成,城乡、区域、群体之间的儿童发展差距明显缩小。儿童享有更加均等和可及的基本公共服务,享有更加普惠和优越的福利保障,享有更加和谐友好的家庭和社会环境。儿童在健康、安全、教育、福利、家庭、环境、法律保护等领域的权利进一步实现,思想道德素养和全面发展水平显著提升,获得感、幸福感、安全感明显增强。展望2035年,与国家基本实现社会主义现代化相适应,儿童优先原则全面贯彻,儿童全面发展取得更为明显的实质性进展,广大儿童成长为建设社会主义现代化强国、担当民族复兴大任的时代新人。

二、发展领域、主要目标和策略措施

(一)儿童与健康

主要目标:

1.覆盖城乡的儿童健康服务体系更加完善,儿童医疗保健服务能力明显增强,儿童健康水平不断提高。

2.普及儿童健康生活方式,提高儿童及其照护人健康素养。

3.新生儿、婴儿和5岁以下儿童死亡率分别降至3.0‰、5.0‰和6.0‰以下,地区和城乡差距逐步缩小。

4.构建完善覆盖婚前、孕前、孕期、新生儿和儿童各阶段的出生缺陷防治体系,预防和控制出生缺陷。

5.儿童常见疾病和恶性肿瘤等严重危害儿童健康的疾病得到有效防治。

6.适龄儿童免疫规划疫苗接种率以乡(镇、街道)为单位保持在90%以上。

7.促进城乡儿童早期发展服务供给,普及儿童早期发展的知识、方法和技能。

8.5岁以下儿童贫血率和生长迟缓率分别控制在10%和5%以下,儿童超重、肥胖上升趋势得到有效控制。

9.儿童新发近视率明显下降,小学生近视率降至38%以下,初中生近视率降至60%以下,高中阶段学生近视率降至70%以下。0~6岁儿童眼保健和视力检查覆盖率达到90%以上。

10.增强儿童体质,中小学生国家学生体质健康标准达标优良率达到60%以上。

11.增强儿童心理健康服务能力,提升儿童心理健康水平。

12.适龄儿童普遍接受性教育,儿童性健康服务可及性明显提高。

策略措施:

1.优先保障儿童健康。将儿童健康理念融入经济社会发展政策,儿童健康主要指标纳入政府目标和责任考核。完善涵盖儿童的基本医疗卫生制度,加强儿童医疗保障政策与公共卫生政策衔接。加大对儿童医疗卫生与健康事业的投入力度,支持革命老区、民族地区、边疆地区和欠发达地区的儿童健康事业发展,逐步实现基本妇幼健康服务均等化。建设统一的妇幼健康信息平台,推动妇幼健康信息平台与电子健康档案的互联互通和信息共享,完善妇幼健康统计调查制度,推行"互联网+妇幼健康"服务模式,完善妇幼健康大数据,加强信息互联共享,实现儿童健康全周期全过程管理和服务的信息化、智能化。开展"儿童健康综合发展示范县"创建活动。

2.完善儿童健康服务体系。构建国家、区域、省、市、县级儿童医疗保健服务网络,以妇幼保健机构、儿童医院和综合医院儿科为重点,统筹规划和配置区域内儿童健康服务资源。省、市、县级均各设置1所政府举办、标准化的妇幼保健机构,每千名儿童拥有儿科执业(助理)医生达到1.12名、床位增至3.17张。建立完善以区县妇幼保健机构为龙头,乡镇卫生院、社区卫生服务中心为枢纽,村卫生室为基础的基层儿童保健服务网络,每所乡镇卫生院、社区卫生服务中心至少配备1名提供规范儿童基本医疗服务的全科医生,至少配备2名专业从事儿童保健的医生。完善儿童急救体系。加快儿童医学人才培养,提高全科医生的儿科和儿童保健专业技能,提高儿科医务人员薪酬待遇。

3.加大儿童健康知识宣传普及力度。强化父母或其他监护人是儿童健康第一责任人的理念,依托家庭、社区、学校、幼儿园、托育机构,加大科学育儿、预防疾病、及时就医、合理用药、合理膳食、应急避险、心理健康等知识和技能宣传普及力度,促进儿童养成健康行为习惯。构建全媒体健康知识传播机制。发挥健康科普专家库和资源库作用。推进医疗机构规范设置"孕妇学校"和家长课堂,鼓励医疗机构、医务人员、相关社会组织等开展健康科普活动。预防和制止儿童吸烟(含电子烟)、酗酒,保护儿童远离毒品。

4.保障新生儿安全与健康。深入实施危重新生儿筛查与评估、高危新生儿专案管理、危急重症救治、新生儿死亡评审等制度。加强新生儿规范化访视工作,新生儿访视率保持在90%以上。完善医疗机构产科、新生儿科质量规范化管理体系,加强新生儿保健专科建设。依托现有机构加强危重新生儿救治中心建设,强化危重新生儿救治保障。

5.加强出生缺陷综合防治。建立多部门联动防治出生缺陷的工作机制,落实出生缺陷三级防治措施,加强知识普及和出生缺陷防控咨询,推广婚姻登记、婚育健康宣传教育、生育指导"一站式"服务。强化婚前孕前保健,提升产前筛查和诊断能力,推动围孕期、产前产后一体化和多学科诊疗协作,规范服务与质量监管。扩大新生儿疾病筛查病种范围,建立筛查、阳性病例召回、诊断、治疗和随访一体化服务模式,促进早筛早诊早治。加强地中海贫血防治。健全出生缺陷防治网络,加强出生缺陷监测,促进出生缺陷防治领域科技创新和成果转化。

6.加强儿童保健服务和管理。加强儿童保健门诊标准化、规范化建设,提升儿童保健服务质量。扎实开展0—6岁儿童健康管理工作,3岁以下儿童系统管理率和7岁以下儿童健康管理率保持在90%以上。推进以视力、听力、肢体、智力及孤独症等五类残疾为重点的0—6岁儿童残疾筛查,完善筛查、诊断、康复、救助相衔接的工作机制。提高儿童康复服务能力和水平。增强学校、幼儿园、托育机构的常见病预防保健能力,按标准配备校医、幼儿园及托育机构卫生保健人员和必要保健设备。加强对孤儿、流动儿童、留守儿童和困境儿童等重点人群的健康管理。

7.强化儿童疾病防治。以早产、低出生体重、贫血、肥胖、心理行为异常、视力不良、龋齿等儿童健康问题为重点,推广儿童疾病防治适宜技术,建立早期筛查、诊断和干预服务机制。加强儿童口腔保健,12岁儿童龋患率控制在25%以内。加强儿童重大传染性疾病、新发传染病管理以及艾滋病、梅毒、乙肝母婴阻断工作。完善儿童血液病、恶性肿瘤等重病诊疗体系、药品供应制度、综合保障制度,开发治疗恶性肿瘤等疾病的特效药。科学合理制定罕见病目录,加强罕见病管理。推广应用中医儿科适宜技术。

8.加强儿童免疫规划疫苗管理和预防接种。扩大国家免疫规划,维持较高水平的国家免疫规划疫苗接种率。支持多联多价等新型疫苗研制。加强疫苗研制、生产、流通和预防接种管理。完善预防接种异常反应补偿相关政策。

9.加强儿童早期发展服务。建立健全多部门协作的儿童早期发展工作机制,开展涵盖良好健康、充足营养、回应性照护、早期学习、安全保障等多维度的儿童早期发展综合服务。加强对家庭和托育机构的婴幼儿早期发展指导服务。促进儿童早期发展服务进农村、进社区、进家庭,探索推广入户家访指导等适合农村边远地区儿童、困境儿童的早期发展服务模式。

10.改善儿童营养状况。关注儿童生命早期1000天营养,开展孕前、孕产期营养与膳食评价指导。实施母乳喂养促进行动,强化爱婴医院管理,加强公共场所和工作场所母婴设施建设,6个月内婴儿纯母乳喂养率达到50%以上。普及为6月龄以上儿童合理添加辅食的知识技能。开展儿童生长发育监测和评价,加强个性化营养指导,保障儿童营养充足。加强食育教育,引导科学均衡饮食、吃动平衡,预防控制儿童超重和肥胖。加强学校、幼儿园、托育机构的营养健康教育和膳食指导。加大碘缺乏病防治知识宣传普及力度。完善食品标签体系。

11.有效控制儿童近视。加强0~6岁儿童眼保健和视力检查工作,推动建立儿童视力电子档案。减轻学生学业负担,指导监督学生做好眼保健操,纠正不良读写姿势。保障学校、幼儿园、托育机构室内采光、照明和课桌椅、黑板等达到规定标准。指导家长掌握科学用眼护眼知识并引导儿童科学用眼护眼。教育儿童按需科学规范合理使用电子产品。确保儿童每天接触户外自然光不少于1 h。

12.增强儿童身体素质。推进阳光体育运动,开足开齐体育与健康课。保障儿童每天至少1 h中等及以上强度的运动,培养儿童良好运动习惯。全面实施《国家学生体质健康标准》,完善学生健康体检和体质监测制度。鼓励公共体育场馆设施免费或优惠向周边学校和儿童开放,落实学校体育场馆设施在课余和节假日向学生开放政策,支持学校向体育类社会组织购买课后体育服务。进一步加大户外运动、健身休闲等配套公共基础设施建设力度。合理安排儿童作息,保证每天睡眠时间小学生达到10 h、初中生达到9 h、高中生达到8 h。

13.加强儿童心理健康服务。构建儿童心理健康教育、咨询服务、评估治疗、危机干预和心理援助公共服务网络。中小学校配备心理健康教育教师。积极开展生命教育和挫折教育,培养儿童珍爱生命意识和自我情绪调适能力。关注和满足孤儿、事实无人抚养儿童、留守儿童和困境儿童心理发展需要。提高教师、家长预防和识别儿童心理行为异常的能力,加强儿童医院、精神专科医院和妇幼保健机构儿童心理咨询及专科门诊建设。大力培养儿童心理健康服务人才。

14.为儿童提供性教育和性健康服务。引导儿童树立正确的性别观念和道德观念,正确认识两性关系。将性教育纳入基础教育体系和质量监测体系,增强教育效果。引导父母或其他监护人根据儿童年龄阶段和发展特点开展性教育,加强防范性侵害教育,提高儿童自我保护意识和能力。促进学校与医疗机构密切协作,提供适宜儿童的性健康服务,保护就诊儿童隐私。设立儿童性健康保护热线。

15.加强儿童健康领域科研创新。围绕儿童重大疾病的预防、诊断、治疗、康复和健康管理开展基础研究和应用研究。加强儿科科技创新基地、平台建设,发挥儿科医学领域国家临床医学研究中心重要作用。鼓励儿童用药研发生产,加快儿童用药申报审批工作。完善儿童临床用药规范,药品说明书明确表述儿童用药信息。扩大国家基本药物目录中儿科用药品种和剂型范围,探索制定国家儿童基本药物目录,及时更新儿童禁用药品目录。推动儿童健康科技国际交流合作。